V&R

Burkhard Plemper

... und nichts vergessen?!

Die gesellschaftliche Herausforderung Demenz

Vandenhoeck & Ruprecht

Bibliografische Information der Deutschen Nationalbibliothek:
Die Deutsche Nationalbibliothek verzeichnet diese Publikation in der
Deutschen Nationalbibliografie; detaillierte bibliografische Daten sind
im Internet über http://dnb.de abrufbar.

Umschlagabbildung: © Nordreisender – Adobe Stock 67252750

Satz: SchwabScantechnik, Göttingen
Druck und Bindung: ⊕ Hubert & Co. BuchPartner, Göttingen
Printed in the EU

Vandenhoeck & Ruprecht Verlage | www.vandenhoeck-ruprecht-verlage.com

ISBN 978-3-525-71148-4

Inhalt

Wäre es einfach, wäre es keine Herausforderung

Es ist nahezu unmöglich, dem Thema Demenz zu entgehen. Allerorten wird die alternde Gesellschaft beschworen, wird das Bild einer zunehmend verwirrten und pflegebedürftigen Bevölkerung der Öffentlichkeit präsentiert, für die immer weniger Pflegepersonen bereitstehen werden, geschweige denn das Geld, sie als Dienstleister zu bezahlen.

Neben den anderen Formen der Demenz versetzt vor allem das, was als *Morbus Alzheimer* bezeichnet wird, älter werdende Menschen und ihre Angehörigen in Angst und Schrecken. Es herrscht weitgehend Konsens darüber, das Phänomen der längeren Lebenszeit und der damit eventuell einhergehenden Abnahme kognitiver Fähigkeiten der Medizin und Pflege zu überantworten. Mittlerweile hat sich ein ständig wachsender Markt entwickelt, auf dem enorme Summen umgesetzt und noch größere Erwartungen geweckt werden.

Dem möchte ich einen anderen Blickwinkel entgegensetzen: Mit der Frage *NICHTS vergessen?* stelle ich die gesellschaftlichen Reaktionen in den Mittelpunkt. Seit Jahren beschäftige ich mich als Journalist mit diesem Thema, bin kreuz und quer durch die Republik gereist und habe Stimmen und Eindrücke gesammelt – für Dokumentationen und Reportagen, Features und Berichte.

Ich versuche nicht die Fragen zu beantworten, woher die Demenz kommt, wie sie entsteht, wie sie sich heilen oder vermeiden lässt. Das versuchen viele andere – ohne nennenswerten Erfolg, auch wenn sie gern das Gegenteil behaupten. Wenn Sie mich als Leser begleiten, werden Sie nicht am Ende der Lektüre *die Lösung für das Demenzproblem* haben. Sie werden einige Menschen kennenlernen, die etwas tun. Hier und jetzt. Ganz konkret. Es geht nicht um die Utopie einer Gesellschaft ohne Demenz, sondern um Versuche, mit ihr zu leben.

Menschen mit Demenz kommen zu Wort, ihre Angehörigen und viele der ehrenamtlich und professionell Engagierten. Die sorgen in ihrem jeweiligen Umfeld dafür, dass Menschen mit Demenz nicht ausgegrenzt werden.

Sie lesen es gerade und vielleicht irritiert es Sie: Für mich gibt es nicht *die Dementen*, sondern *Menschen mit Demenz*. Das ist mehr als das Vermeiden einer als diskriminierend empfundenen Vokabel. Es ist eine grundsätzliche Haltung, diese Menschen nicht auf vermeintliche oder tatsächliche Defizite zu reduzieren. Es ist der Anspruch, nicht *über sie* zu reden, sondern *mit ihnen.*

Meine Überlegungen halte ich nicht für so einmalig, als dass sie niemand vor mir angestellt haben könnte. Wo ich mir dessen bewusst bin, habe ich es kenntlich gemacht. Wo nicht, bitte ich um einen entsprechenden Hinweis. Und sollten Sie der Meinung sein, das, was ich beschrieben habe, sei bei Ihnen doch schon seit langer Zeit alltäglich, sollten wir auch darüber miteinander ins Gespräch kommen.

Burkhard Plemper, Juli 2018

Ich rede für mich selbst

Heute sag ich meinen Namen.
Das Outing *der Demenzaktivistin Helga Rohra*

Von allen Gespenstern, die umgehen in Europa, verbreitet eins besonderen Schrecken: das Gespenst der Demenz. Es erscheint als Schicksal des Einzelnen, dem zunächst der Alltag entgleitet, bevor er, seiner Persönlichkeit beraubt, nur mit Hilfe anderer überlebt. Dieses Gespenst der Demenz ist das Zerrbild einer Gesellschaft, von der es heißt, sie sei allmählich überaltert und werde die Hilfe für die vielen Verwirrten nicht mehr lange leisten können. Rund 1,7 Millionen Menschen sollen es derzeit in Deutschland sein, schätzt man bei der Deutschen Alzheimer-Gesellschaft.[1]

Ihre Zahl könnte sich – nach dieser Schätzung – bis zum Jahr 2050 auf drei Millionen fast verdoppeln. Mit zunehmendem Alter – so werden vorliegende Daten interpretiert – soll die Wahrscheinlichkeit einer Einschränkung kognitiver Fähigkeiten steigen.[2] Es mag Sie, die Leserin und den Leser[3], ängstigen, dass bei über einem Drittel der Menschen über neunzig Jahren eine Demenz angenommen wird. Vielleicht lässt es Sie aber auch optimistisch in die Zukunft blicken, dass dies bei fast zwei Dritteln dieser Hochaltrigen nicht der Fall ist. Nun sagen Sie vielleicht, in einem solchen Alter sei das ja auch nicht so schlimm, aber wenn es einen schon in jüngeren Jahren erwischt …

»Ich heiße Helga Rohra – heute sag ich meinen Namen …« Eine zierliche Frau steht auf der Bühne, den Blick ins Publikum gerichtet, das Mikrophon fest in der Hand. Sorgsam wählt sie ihre Worte. Das Thema ist heikel und es fällt ihr schwer, den richtigen Ausdruck zu finden. »Vor einem Jahr – jetzt im März ist es ein Jahr – da bekam ich diese Diagnose …« fährt sie fort. Helga Rohra, damals 56, hat eine spezielle Form der Demenz. Wie die ihr Leben verändert

---

1 Deutsche AlzHG Infoblatt 1 Die Häufigkeit von Demenzerkrankungen. Stand: Juni 2018. https://www.deutschealzheimer.de/fileadmin/alz/pdf/factsheets/infoblatt1_haeufigkeit_ demenzerkrankungen_dalzg.pdf – abgerufen am 09.07.2018.

2 Deutsche AlzHG Infoblatt 1 – Tabelle 1: Prävalenzrate in der Altersgruppe 90 und älter 41 Prozent. Bezug auf Daten von Alzheimer Europe, EuroCoDe Prevalence of dementia in Europe und des Statistischen Bundesamtes.

3 Im Folgenden verwende ich der Einfachheit halber die männliche Form; selbstverständlich sind alle Geschlechtsidentitäten gemeint.

hat, berichtet sie erstmals vor großem Publikum und mir im anschließenden Interview.[4] Über 200 Interessierte sitzen in einem Saal in Stuttgart. Aus ganz Deutschland sind sie angereist. Angehörige, professionelle Helfer, vor allem aber Menschen mit Demenz, die nicht wollen, dass nur ÜBER sie geredet wird. Demenz – diese *Geißel der alternden Gesellschaft* – wie es oft heißt, dieser *Zerfall der Persönlichkeit,* bis nur noch *eine leere Hülle zurückbleibt,* der man eine *baldige Erlösung* wünscht. Dieses Vokabular des Grauens ist in Stuttgart nicht zu hören, auf dem Kongress, den sie mit *Stimmig* überschrieben haben. Die Veranstalter finden es stimmig, dass Menschen mit Demenz sich zu Wort melden. Und stimmig war es für die Münchnerin auch, sich mit ihrer Situation auseinanderzusetzen: »Die Diagnose erhielt ich einfach so. Ich saß da vor meinem Neurologen und er fragte, Wollen Sie's wissen? Und ich sagte ›Ja, ich will es wissen‹«. Der Spezialist attestierte ihr eine sogenannte *Lewy-Körperchen-Demenz.*[5]

Bekannt sind Demenzen als eine Erscheinung des hohen Alters: Zwischen dem 70. und 75. Lebensjahr wird nur bei knapp jedem dreißigsten eine solche Beeinträchtigung angenommen; bei den unter 65-Jährigen noch nicht einmal bei jedem sechzigsten. (Deutsche AlzHG Infoblatt 1 – Tabelle 1) Die häufigste Form ist das, was *Morbus Alzheimer – Alzheimersche Krankheit* – genannt wird. Benannt ist dieses Phänomen nach Alois Alzheimer, der zu Beginn des zwanzigsten Jahrhunderts nach dem Tod seiner verwirrten Patientin Adele D. Veränderungen in deren Hirnsubstanz festgestellt hat.[6] Selten kommt es vor, dass jemand in relativ jungen Jahren Symptome einer Verwirrtheit zeigt. Helga Rohra war erst vierundfünfzig, als die ersten Symptome auftraten:

Ich bemerkte Ausfälle … und das geht … mit so kognitiven Einschränkungen, Sie verlieren ein Vokabular, das Sie immer parat hatten. Sie meinen zuerst, Sie sind erschöpft und mein Arzt sagte, das ist ein Burnout.

Das war es aber nicht, wie am Ende einer umfangreichen medizinischen Diagnostik feststand, durch die ihre Ärzte auch Durchblutungsstörungen, eine Depression und andere behandelbare Krankheiten ausgeschlossen hatten.

---

4   Angaben zu den Interviews finden Sie im Verzeichnis der Gesprächspartner. Informationen zu ihrer Geschichte: Rohra, H. (2011).
5   Informationen zur Lewy-Körperchen-Demenz: https://www.deutsche-alzheimer.de/die-krankheit/andere-demenzformen/lewy-koerper-demenz.html – abgerufen am 08.06.2018.
6   Zur Biografie des Arztes Alois Alzheimer siehe z. B. Jürgs 2006. Kritisch beleuchten die Entstehung und Karriere des Morbus Alzheimer Whitehouse 2009, Kap. 3 Das beunruhigende Erbe des Dr. Alois Alzheimer und der Auguste D., und Stolze 2011, S. 16 ff. Die Karriere einer Epidemie.

Derartige Veränderungen treten nicht von einem Moment auf den anderen auf, aber irgendwann ist in der Selbstwahrnehmung eine Schwelle überschritten, und es fällt auf, dass etwas nicht stimmt.

Ich habe noch keinen passenden Ausdruck, ich sage einfach, im Frühstadium sind Sie etwas schwächer, ich sage einfach, ich schwächel etwas, wenn ich in der Gruppe bin, ja, wir sind eine große Familie, die etwas schwächelt.

Diese *große Familie* ist ihre Selbsthilfegruppe. Regelmäßig treffen sie sich und tauschen Erfahrungen aus, Menschen im Frühstadium einer Demenz wie die frühere Simultandolmetscherin.

Ihren Zustand bezeichnet die immer noch eloquente Mittfünfzigerin also als *Schwächeln*: »Vor einem Jahr schwächelte ich sehr sprachlich, ich konnte die Sätze nicht richtig bilden, ich wollte etwas sagen und ich musste umschreiben, den Begriff.« Es war für sie eine Katastrophe: Jahrzehnte hatte sie, in mehreren europäischen Sprachen zuhause, als Dolmetscherin gearbeitet, vor allem auf medizinischen Kongressen simultan übersetzt. Und dann fehlten ihr die Worte:

Ich sage, ich will meine Hausschuhe und ich sage, ich such meine Hosenschuhe, also diese Wortverstellungen, die Orientierung ist sehr eingeschränkt, vor allem räumlich, und dieses Kurzzeitgedächtnis.

Wobei sie sich aber durchaus auf unser Gespräch konzentrieren kann. Auf dem Kongress in Stuttgart redet sie mit anderen Teilnehmern, zum Beispiel mit einem Neurologen und Psychiater, den ich Jahre zuvor als engagierten Chefarzt einer Klinik für Geriatrie und Rehabilitation kennengelernt habe. Neugierig sucht er das Gespräch:

Ich bin sozusagen jetzt sehr enthusiastisch, was ich hier mithöre, mitbegleite und miterfahre, welche gute Stimmung hier ist, es ist sozusagen mitreißend, es macht richtig Spaß, hier 'rumzugehen und zu hören, dass Menschen mit Demenzen sehr wohl zurechtkommen. Sie müssen sich erheblich mühen, müssen erheblich mehr aufwenden, aber sie machen mit, und das ist noch mal begeisternd.[7]

---

7 Dieser Gesprächspartner bleibt anonym wie alle, die nicht ausdrücklich – wie Helga Rohra – ihrer Namensnennung zugestimmt haben.

Gemeinsam mit einer Sozialarbeiterin, Anleiterin einer Selbsthilfegruppe, ist er nach Stuttgart gereist:

> Die hat mich auch mit dazu gebracht, mitzugehen, das ist noch mal unterstützt worden von meiner Ehefrau, die gesagt hat, Nein mach das, ich freu mich, wenn du hingehst. Und wenn du dich in die Gesellschaft mit einbringst.

Es war nämlich nicht der volle Terminkalender, der den Endfünfziger hätte abhalten können, sich mit Helga Rohra und den anderen auf dem Kongress zu treffen: »Ich bin selber Demenzkranker auch, also ich hab mich untersuchen lassen und die Diagnose war eindeutig«, nachdem andere Ursachen für seine Störungen ausgeschlossen waren. Das, was die Kollegen bei ihm als Krankheitsbild erkannten, war ihm vertraut; er hatte es bei seinen Patienten oft genug erlebt. Aber nun war er der Patient, erinnert sich der Arzt:

> Das ist etwa ein halbes Jahr, ich hab einen großen Schrecken gekriegt, als ich die Diagnose kriegte, war sehr deprimiert auch. Ich hab 'ne sehr gute Familie, mit vier Kindern und 'ner sehr toughen Ehefrau, und die hat gesagt, du machst weiter da. Also du bleibst dabei und läufst nicht weg. Du stellst dich dieser Diagnose und versuchst, damit zurechtzukommen, du wirst damit zurechtkommen.

Er ist damit zurechtgekommen, aber seine Karriere als Arzt und Klinikchef war beendet, lange vor dem Zeitpunkt der regulären Pensionierung. In Stuttgart macht er auf mich nicht den Eindruck eines bemitleidenswerten Opfers eines furchtbaren Schicksalsschlages – oder wie auch immer man im allgemeinen Sprachgebrauch eine derartige Diagnose bezeichnen mag: »Das, was ich jetzt hier mitbekommen hab, die sind ja noch viel schwerer betroffen, ich bin ja noch am Anfang, und das macht Mut.«

»Was ist das Problem?«, habe ich mich zunächst gefragt, als ich mit ihm und Helga Rohra ins Gespräch gekommen bin und sie interviewt habe. Das gelegentliche Ringen um Worte, die mitunter unklare Ausdrucksweise, das Versiegen des Redeflusses mitten im Satz ist etwas, das mich auch im Gespräch mit anderen Menschen bisweilen irritiert. Die immer noch beeindruckende Eloquenz dieser beiden Unter-Sechzig-Jährigen hätte sicherlich auch manch Jüngerer gern – im Vollbesitz seiner geistigen Kräfte. Natürlich ist es einfacher, sich zu Wort zu melden, wenn man am Ende eines Satzes den Anfang nicht verloren hat. Aber auch daran kann man sich gewöhnen – wie Helga Rohra:

Mitten im Redefluss weiß man dann nicht mehr, weiß ich dann nicht mehr, was ich sagen, weitersagen möchte, aber wenn Sie den richtigen Gesprächspartner haben, der, ›ah, du hast ja davon gesprochen‹ sagt. Dann ist es so wie ein Link, wissen Sie, und dann kann es wieder weitergehen.

Diese schlichte Berücksichtigung von Schwierigkeiten in der Kommunikation – ohne dem Gegenüber mit demonstrativer Rücksichtnahme das Gefühl zu geben, es nicht ernst zu nehmen – präge den Kongress, erklärt der Veranstalter Peter Wißmann:

Wir wollen dem Gedanken eine Tür öffnen, dass Menschen mit Demenz nicht nur das sind, was sich die meisten Menschen vorstellen, Kranke, Hilfebedürftige etc., sondern viele, viele Hunderttausende Menschen, die durchaus in der Lage sind, ihre Interessen selber zu vertreten. Zu sagen, was sie sich wünschen, wie sie ihre Situation erleben.

Das bedeutet, dass trotz aller kommunikativen Schwierigkeiten Menschen mit Demenz das Programm mitgestaltet haben. Dabei war es – wie bei anderen Veranstaltungen auch – die Aufgabe der Profis, ihnen die Bühne zu bereiten, ihnen zu helfen, mit ihrem Anliegen an die Öffentlichkeit zu gehen. Das können nur wenige; wenige Menschen *mit,* aber auch nur wenige Menschen *ohne* Demenz – was bei denen allerdings selten zu kritischen Fragen führt. Aber einfach denen zuzuhören, die für uns verwirrt sind oder uns verwirren, scheint für viele unzumutbar zu sein. Da steht uns, die wir für uns in Anspruch nehmen, normal zu sein, das Bild im Weg, das wir uns von Menschen mit Demenz machen: alt, hinfällig, kommunikationsunfähig. Dabei betonen Fachleute, dass man vom Erscheinungsbild eines einzelnen Menschen mit Demenz nicht auf die mittlerweile geschätzten 1,7 Millionen in Deutschland[8] schließen kann. Genauso unvorstellbar wie die maßgebliche Beteiligung der sogenannten *Betroffenen* an der Planung eines Kongresses – immerhin über *ihre* Situation – war es bis vor Kurzem, dass Menschen mit einer landläufig sogenannten geistigen Behinderung mit der Hilfe von Veranstaltungsprofis ein inklusives Filmfestival organisieren. Das haben sie bisher dreimal erfolgreich getan. (Informationen: www.klappe-auf.com)
Die Wahrnehmung von Menschen mit Demenz ist oft auf die Betrachtung eines weit fortgeschrittenen Stadiums beschränkt, auf einen Zustand, in dem

---

8 Von dieser Zahl geht die Deutsche Alzheimer Gesellschaft inzwischen aus: https://www.deutsche-alzheimer.de/fileadmin/alz/pdf/factsheets/infoblatt1_haeufigkeit_demenzerkrankungen_dalzg.pdf – abgerufen am 09.07.2018.

tatsächlich eine verbale Kommunikation mit ihnen schwerfällt oder gar unmöglich ist. Dabei lassen wir außer Acht, dass es bis dahin ein weiter Weg ist und viele von ihnen – ob mit oder ohne ärztliche Diagnose – mehr können, als wir ihnen zutrauen. Wir isolieren sie, und sie ziehen sich zurück.

Nicht Christian Zimmermann. Der mittelständische Unternehmer aus München hat vier Jahre zuvor, vor dem sechzigsten Geburtstag, Symptome entwickelt und die Diagnose *Alzheimer* erhalten (beschrieben in Zimmermann/Wißmann 2011). Für den Stuttgarter Kongress hat er die Schirmherrschaft übernommen, erklärt er mir:

> Weil ich mich irgendwo verpflichtet fühle, des zu verbreiten, und da es wenig Leute/Menschen gibt in Deutschland, die Demenz haben und die den Mut haben oder so, dass sie einfach des outen und des öffentlich machen. Und mein Bestreben ist es, dass diese Krankheit einfach nicht … nicht so hässlich ist, formuliert wird, formuliert werden oder so, wie eigentlich so anrüchig, ›der ist ja blöd‹ und so, das ist sicher so. Dass das einfach eine Krankheit ist wie jede andere Krankheit, und die tut auch nicht, die schmerzt nicht, und man kann mit dieser Krankheit eigentlich … gut leben. Es gibt Menschen, die haben zehn Jahre die Diagnose und des ist also dann, das mildert einfach so 'ne Angst, weil ich hab jetzt heute, auf so 'ne, man spricht Event, erst erfahren, dass es welche gibt, die zehn Jahre bereits die Diagnose haben.

Es ist den Kongressbesuchern in Stuttgart wichtig, ihre Beeinträchtigung nicht zu verheimlichen, zu bagatellisieren oder gar in ein romantisches Licht zu tauchen, wenn sie betonen, dass auch mit einer Demenz ein gutes Leben möglich sei. Trotz der Angst, die natürlich für viele eine geradezu beherrschende Rolle spielt. Auch für Christian Zimmermann:

> Weil des is ne Krankheit, die kann man auch äh besiegen, des is ganz schwer, so des zu überwinden, die erste Stufe daro, die Krankheit net, des, den Dings des Grauen von der Krankheit wegnimmt. Und da halt muss sich jeder irgendwie so seine Technik erfinden. Dass er's, wie er's macht. Also ich bin mit meiner Fähigkeit, dass i gsagt hab, die Krankheit is in mir und ich drück sie und die nimmt mir ja niemand ab, auch nicht meine Frau oder so, ich hab sie und sie wird mich mein ganzes Leben begleiten.

Eine Krankheit?

Eine Ursache ist, glaube ich, dass man alleine ist.
Milofa, 52, Passantin

Was ist das nun, was Christian Zimmermann und Helga Rohra schildern und viele andere genauso erleben?

Fachleute sagen: Kennst du einen Menschen mit Demenz, kennst du *einen.* Im Kölner Volksmund heißt es: Jeder Jeck ist anders – wenn auch nicht auf das Phänomen bezogen, das wir Demenz nennen. Vom Lateinischen hergeleitet klingt es nach wissenschaftlicher Expertise:

Eine **Demenz** ([deˈmɛns], lateinisch *dementia*) ist ein psychiatrisches Syndrom, das bei verschiedenen degenerativen und nichtdegenerativen Erkrankungen des Gehirns auftritt. Der Begriff leitet sich ab von lat. *demens* ›unvernünftig‹, ohne *mens,* das heißt, ohne Verstand, Denkkraft oder Besonnenheit seiend und kann mit ›Nachlassen der Verstandeskraft‹ übersetzt werden […] (https://de.wikipedia.org/wiki/Demenz abgerufen am 18.01.18)

Das klinische Wörterbuch Pschyrembel erklärt in seiner Online-Ausgabe:

Alltagsaktivitäten beeinträchtigende, erworbene, in der Regel chronisch-progrediente Störung des Gedächtnisses und weiterer kognitiver Funktionen, die über mindestens 6 Monate und nicht im Rahmen eines Delirs besteht.

Symptome werden unter dem Stichwort ›Alzheimer-Krankheit‹ aufgeführt:

Primär degenerative Hirnerkrankung mit progredienter Demenz (häufigste Demenzursache). Mischformen mit vaskulärer Demenz sind möglich. Initial treten subjektive, dann objektivierbare Gedächtnisstörung auf, im weiteren Verlauf zunehmend kognitives Defizit und Demenzsyndrom (Unruhe, Orientierungsstörung, Wortfindungsstörung, Agnosie, Apraxie, Stimmungslabilität, Wahn) […][9]

---

9 Pschyrembel online, Stichworte Demenz und Alzheimer-Krankheit – abgerufen am 24.01.2018.

In der Terminologie von Medizin und Pflege werden verschiedene Formen der Demenz unterschieden. Das, was *Morbus Alzheimer* genannt wird, also Alzheimer-Krankheit, ist nur *eine* Form, wenn auch die häufigste. Wenn nach längerem Vorhandensein bestimmter Symptome und am Ende aufwendiger Untersuchungen keine Pick'sche Krankheit festgestellt wurde, wie die Frontotemporale Demenz auch genannt wird, keine Durchblutungsstörungen, die eine sogenannte Vaskuläre Demenz zur Folge haben, keine Beeinträchtigung durch Lewy-Körperchen vorliegt usw., dann nennt man es eben *Alzheimer*.[10]

Was Alois Alzheimer bei seiner Patientin Auguste Deter zu Beginn des zwanzigsten Jahrhunderts gefunden hat, physiologische Veränderungen der Hirnsubstanz, kann man zu Lebzeiten nicht feststellen, sondern erst durch einen Gehirnschnitt nach dem Tod. Selbst die Deutsche Alzheimer Gesellschaft schränkt ihre zuvor optimistisch verkündete Botschaft »Auch die Alzheimer-Krankheit kann mit geringem diagnostischen Aufwand gut erkannt werden« wie folgt ein: »Mit endgültiger Gewissheit lässt sich die Diagnose der Alzheimer-Krankheit nur durch die Untersuchung des Gehirns nach dem Tod stellen.« (https://www.deutsche-alzheimer.de/fileadmin/alz/pdf/factsheets/FactSheet03_2012.pdf)

Immer noch. Auch deshalb gibt es harsche Kritik an der als vorschnell empfundenen Behauptung, ein Patient habe diese Krankheit. Etwa im Buch *Vergiss Alzheimer!* von Cornelia Stolze, die im Untertitel *Die Wahrheit über eine Krankheit, die keine ist,* kundtut. Oder bei den Soziologen Reimer Gronemeyer und Rüdiger Dammann, die provozierend fragen: *Ist Altern eine Krankheit?*

Aber was ist das nun: Eine mögliche – wenn auch seltene und unangenehme – Form des Alterns? Oder ist es eine Krankheit? Diese Frage mag erstaunen, wenn ein Nicht-Mediziner die gesellschaftliche Herausforderung Demenz thematisiert. Aber die Überantwortung dieses Phänomens an Experten in Medizin und Pflege ist Teil des Problems, das ich hier darstellen möchte.

> Ich bin von meinen Kollegen schon mal sehr, sehr gescholten worden, als ich mich öffentlich geäußert habe zu dieser Frage und behauptet hab, man könne es eigentlich nicht als Krankheit bezeichnen, da es so regelhaft im Alter auftritt.

… hat sich der Direktor einer großen Psychiatrischen Klinik vorgewagt, Professor Hans Förstl. Als *regelhaft im Alter* erkennt der Nervenarzt das Auftreten von Demenzen – je älter jemand wird, desto größer ist die Wahrscheinlich-

---

10 Für Informationen dazu siehe z. B. die Seite der Deutschen Alzheimer Gesellschaft https://www.deutsche-alzheimer.de/die-krankheit.html – abgerufen am 08.06.2018.

keit, Anzeichen von Verwirrung zu zeigen. Bei einem Alter über neunzig Jahren werden sie bei mehr als jedem Dritten beobachtet (Deutsche AlzHG Infoblatt 1 – Tabelle 1).

> Andererseits ist es natürlich so, dass ich schon zugeben muss, nicht alle erleben ihre Demenz, den Morbus Alzheimer, und ich sehe Chancen, dass man es eines Tages verhindern oder – besser noch – wird behandeln können […] vielleicht sollte man da keinen akademischen Streit vom Zaun brechen,

… formuliert der Nervenarzt mit professionellem Optimismus seine Utopie. Es geht aber nicht nur darum, wer in einer wissenschaftlichen Kontroverse Recht behält. Die Definition hat erhebliche Konsequenzen im Alltag: »Es ist eine schwere Krankheit, die vor allem alte Menschen trifft«, widerspricht auf Grund seiner praktischen Erfahrung Jan Wojnar dem Münchner Klinikdirektor. Lange Jahre hat der Gerontopsychiater als Heimarzt die Bewohner in den damals städtischen Pflege-Einrichtungen Hamburgs betreut.

> … und ich finde das unverantwortlich, wenn man versucht, die Demenz nur als eine Alterserscheinung zu bagatellisieren, weil man dadurch auch dem Kostenträger gute Argumente liefert, eventuell weniger Geld in diesen Bereich zu investieren und dadurch das Leben der Demenzkranken viel schlimmer [zu] gestalten als es möglich wäre.

Ein nachvollziehbares Argument aus der Alltagssicht des Heimarztes, dessen Patienten meist an einer Vielzahl von Krankheiten leiden – *Multimorbidität* genannt. Seine Auffassung ist wahrlich kein Argument in einem akademischen Streit, sondern darin begründet, wie wir unser Versorgungssystem organisiert haben: Mit der Definition als Krankheit werden Menschen mit Demenz zu Patienten und haben Anspruch auf Leistungen des medizinischen Systems – und seit Januar 2017 auch der Pflegeversicherung.

Ist das sinnvoll? Mancher wird sich erinnern, wie lange es gedauert hat, Alkoholabhängige als therapiebedürftig anzusehen und nicht mehr als liederliche Trunkenbolde, die es trockenzulegen oder zu verwahren galt. Im Jahr 1952 hat die Weltgesundheitsorganisation WHO Alkoholismus als Krankheit anerkannt; erst im Jahr 1968 hat das Bundessozialgericht diese Definition übernommen.[11]

---

11 Kurze prägnante Darstellung unter https://www1.wdr.de/stichtag/stichtag3330.html, Sendung vom 18. Juni 2008 zum Anlass des vierzigsten Jahrestages der Gerichtsentscheidung – abgerufen am 08.06.2018.

Andererseits war noch bis 1992 Homosexualität im internationalen Klassifikationssystem *ICD 9* unter der Nummer *302.0* als eine Krankheit verzeichnet, die behandelt werden sollte. Heutzutage mutet das grotesk an – außer für Menschen mit einem entsprechenden Weltbild.

Für die Deutsche Alzheimer Gesellschaft steht fest:

> Die Alzheimer-Krankheit ist eine fortschreitende hirnorganische Erkrankung, die zur Zeit nicht heilbar ist. Sie ist die häufigste Form einer Demenzerkrankung und keine zwangsläufige Alterserscheinung. [...] Die Erkrankten haben sowohl ein Recht auf Diagnostik und Behandlung als auch auf umfassende Versorgung und Begleitung. (https://www.deutsche-alzheimer.de/ueber-uns/leitbild.html, abgerufen am 22.01.2018)

Die Selbsthilfeorganisation der Menschen mit Demenz, in der Anfangszeit vor allem ein Zusammenschluss ihrer Angehörigen, unterwirft sich der medizinischen Sichtweise und Definition. In ihrem Leitbild betonen die – wenn man sie salopp so nennen darf – Lobbyisten der Verwirrten vor allem aber ihre gesellschaftliche Verantwortung:

> Wir werben in der Öffentlichkeit um Verständnis, indem wir über das Krankheitsbild der Alzheimer-Krankheit und anderer Demenzerkrankungen aufklären und die Berichterstattung über die Krankheit und der von ihr Betroffenen fördern. Als Lobbyorganisation nehmen wir im politischen Umfeld Stellvertreterfunktion wahr.

Professor Reimer Gronemeyer, emeritierter Soziologe an der Universität Gießen und Vorsitzender der *Aktion Demenz*, lehnt den Begriff *Krankheit* als *Pathologisierung* und *Medikalisierung* dieses Phänomens in einer Gesellschaft mit wachsender Zahl alter Menschen strikt ab. *Demenz ist keine Krankheit,* hat er deshalb sein Buch genannt, in dem er den Medizinern die Deutungshoheit streitig macht:

> Die Medikalisierung der Demenz ist ein Irrweg, der – angesichts der Hilflosigkeit der Medizin im Umgang mit der Demenz – mehr zum Elend der Menschen mit Demenz beiträgt, als dass er aus dem Elend herausführt oder es mildert. (Gronemeyer 2013, S. 39)

Die Biologin Cornelia Stolze hat ihren Rat *Vergiss Alzheimer!* mit dem *Geschäft mit der Angst vor dem Vergessen* begründet – neben der Kritik an der nach ihrer

Ansicht mangelnden Sorgfalt der Wissenschaftler in diesem Bereich der medizinischen Forschung. (Stolze 2011, S. 30 ff.)

Die Auseinandersetzung um die Einordnung der Demenz ist in der Tat ein Streit nicht nur um die Deutungshoheit. Es geht um Geld, viel Geld, um die Kosten für und die Einnahmen aus Diagnostik und Behandlung, Betreuung, Versorgung und Pflege der Betroffenen, um lockende Etats für die Forschung, um einen Markt, der viel verspricht: »Die Zahl der Demenzkranken steigt rasant – doch nur wenige Unternehmen erkennen die Geschäftschancen«, bedauerte *medbiz Magazin für Gesundheitswirtschaft* der *Financial Times Deutschland* in seinem Schwerpunktheft *Vorsorge, Alter, Pflege*. Diese Wirtschafts-Zeitung, die es längst nicht mehr gibt, verbreitete daraufhin Hoffnung für wenigstens einen Teil ihrer jung-dynamischen Leserschaft: »Die Pharmazeutische Industrie hat die Demenzpatienten längst entdeckt«, frohlockte die Autorin über die Vorreiter und mahnte eine ähnliche Entwicklung in anderen Zweigen der Wirtschaft an, etwa bei Unternehmen, die technische Überwachungssysteme entwickeln: »In Singapur spricht man von einem silbernen Tsunami. Auch in Deutschland wird die Gesellschaft immer älter.« (Spanner 2009) Zweifellos. Und mit dieser Entwicklung lassen sich gute Geschäfte machen. Für die Kanalisierung der gewaltigen Geldströme geht es dann natürlich um die Definition dessen, was als Problem gesehen wird.

Was haben die Ärzte da zu bieten? In der Reihe der systematisch erarbeiteten oder zufällig entdeckten Erkenntnisse der Medizin steht Alois Alzheimer mit seiner Arbeit neben den ganz Großen wie dem Erforscher der Tuberkulose Robert Koch oder dem ›Retter der Mütter‹ Ignaz Semmelweis, der die Ursache des Kindbettfiebers fand. Die Erfolgsgeschichte der nach ihm benannten Krankheit begann mit einem Vortrag Alzheimers im Jahre 1906 vor einer Versammlung damals sogenannter Irrenärzte über seine Patientin *Auguste D.* Die hatte bereits mit 51 Jahren die Auffälligkeiten gezeigt, die heute bei einer Reihe vor allem älterer Menschen festgestellt werden. (Beschrieben u. a. in Jürgs 2006, S. 47 ff.)

Zwei Phänomene der Moderne mussten dazu kommen, um *Morbus Alzheimer* den heutigen Boom zu bescheren: Die Tatsache, dass immer mehr Menschen in den Industrie-Nationen durch verbesserte Lebensbedingungen relativ gesund ein Alter erreichen, das in früheren Zeiten nur wenigen vergönnt war. Dazu kommt die enorme Leistungsfähigkeit der Medizin. Die hilft vielen, Krankheiten zu überstehen, die ihre Großeltern noch dahingerafft hätten. Aber dann gibt es Probleme bei den Synapsen, schlagen Plaques und Fibrillen im Hirn gnadenlos zu – verkünden Neurologen und Psychiater. Die lassen Alte erst wunderlich und dann für ihre Umgebung oft unerträglich werden. Das mag schon immer so gewesen sein, fällt aber der Öffentlichkeit erst auf, seitdem die Zahl der Hochbetagten so enorm zugenommen hat. Wenn das, was gemeinhin als *Alzheimer* bezeichnet wird, tatsächlich eine Krankheit ist, sollte ein als Ursache festgestelltes Merkmal die Gruppe der Kranken von der der Gesunden trennen.

Im Jahr 2001 hat die sogenannte *Nonnenstudie* (Snowdon 2001) Aufsehen erregt, jüngst auch entdeckt vom Neurobiologen Gerald Hüther (Hüther 2017): Von einem gut kontrollierten Kollektiv – Nonnen des Ordens *School Sisters of Notre Dame* – sind Lebensumstände, Lebens-Äußerungen und biologische Befunde nach dem Tod ausgewertet worden. Es zeigte sich, dass die Verwirrten unter ihnen nicht unbedingt die berüchtigten Fibrillen und Plaques im Hirnschnitt zeigten und andere, bei denen das Präparat mit eben diesen Veränderungen eine fortgeschrittene Demenz vermuten ließ, ohne Verhaltensauffälligkeiten ein hohes Alter erreicht hatten, gar als hochintelligent galten. Vielleicht ist es eine Frage der Perspektive.

Ich bin mir aus meiner nervenheilkundlichen Sicht einigermaßen sicher, dass es so etwas wie – in Anführungszeichen – normales Altern, gesundes Altern geben könnte. Aber alles, was ich kenne, beruflich, ist krankhaftes Altern. Und auch, wenn jemand die Stadien der eindeutigen … Jetzt habe ich mir gerade widersprochen, wie ich merke … Also, alles, was ich an Altersveränderungen wahrnehme, was die Leistung betrifft, was die Hirnveränderung betrifft, das ist nicht vorteilhaft im höheren Alter,

… bekennt der Psychiater Förstl freimütig die Schwierigkeiten, *Alzheimer* richtig einzuordnen. Dagegen wartet der Soziologe Gronemeyer mit einer ganz anderen Art von Erklärung auf:

Ich erinnere mich an meine Kindheit, an eine Frau, die nach heutigen Maßstäben und Diagnosen wahrscheinlich alzheimerkrank wäre, wo damals, auf der Nordseeinsel, gesagt wurde, ›die ist eben tüttelig‹. Und dafür hatte man auch seine Erklärung: Der war nach Ansicht der Kinder eine Fliege ins Ohr gekrochen und die war ins Gehirn gelangt und summte da herum. Nicht unbedingt ein naturwissenschaftlich haltbares Argument, aber es war die Folge, dass sie in ihrem sozialen Kontext sehr gut weiterleben konnte und mit den Aufgaben betraut war, die sie bewältigen konnte.

Sozialwissenschaftler wie Gronemeyer kritisieren, dass alte Menschen, die ein bestimmtes Verhalten zeigen, deshalb etikettiert werden. Eine Überlegung, die für viele naturwissenschaftlich orientierte Mediziner eine Zumutung ist, zumindest etwas, das sie nicht ernst nehmen.

Aber vielleicht lassen die sich durch die Bedenken eines Vordenkers ihrer Zunft verunsichern. Als solchen kann man Peter J. Whitehouse getrost bezeichnen, Psychiater und Neurologe in den USA; er forscht und lehrt an der *Case Western Reserve University* in Cleveland/Ohio. Für mehr als drei Jahrzehnte war er dem gängigen Erklärungsmuster verhaftet, hat multinationale Pharmafirmen beraten und Millionen Dollar an Forschungsmitteln verbraucht. Diesem Star seines Berufsstandes ist irgendwann aufgefallen, dass sein wissenschaftliches Fundament höchst fragil war. Den gängigen Versuch, die Verwirrtheit alter Menschen zu erklären, führt er auf einen Mythos zurück und ist bemüht, die diesem zugrunde liegenden Annahmen zu erschüttern.

Er betont, dass »die sogenannte Alzheimerkrankheit sich vom normalen Alterungsprozess nicht wirklich unterscheiden lässt und dass kein Krankheitsverlauf mit einem anderen identisch ist« (Whitehouse 2009, S. 34). Im Interview, das ich mit ihm geführt habe, drückt er es so aus:

> Wenn wir altern, laufen bei uns allen einige der biologischen Prozesse ab, die unser Gedächtnis beeinflussen. Einige von uns haben das Glück zu sterben, bevor wir ernste Schwierigkeiten bekommen, und unglücklicherweise haben andere erhebliche Gedächtnisprobleme.

Die Folge für den Neurologen und Psychiater ist, »dass wir nicht einmal wissen, wie wir die Alzheimerkrankheit diagnostizieren sollen, geschweige denn, wie die Zahlen der von der Krankheit Betroffenen darzustellen sind« (Whitehouse 2009, S. 34). Er bezieht sich selbstverständlich auch auf die berühmte *Nonnenstudie* Snowdons (S. 101/107), die auch bei ihm Zweifel am Zusammenhang zwischen nach dem Tode festgestellten physiologischen Veränderungen der Hirnsubstanz und dem Auftreten von Verwirrtheit genährt hat. So zieht er mir gegenüber den Schluss: »Es ist überhaupt keine Krankheit!« Mit dem, was Mediziner heute als *Alzheimer* bezeichnen, erst recht, was sie zur Bekämpfung oder Behandlung der *Alzheimer-Krankheit* veranstalten, werde dem Namensgeber »schweres Unrecht« (S. 47) angetan. Dazu komme, führt er im Gespräch aus, dass der Begriff *Alzheimer* mysteriös sei, schließlich liege die Macht dieses Wortes in der Angst:

> Wir haben damit klar gemacht, dass es schlimmer ist als der Tod und die Leute sich davor fürchten sollten. Und sie sollten auf eine magische Antwort auf ihre Angst hoffen.

Ein solches Argument würden die Vertreter der herkömmlichen Medizin normalerweise nicht einmal achselzuckend zur Kenntnis nehmen. Einen der ihren, der Whitehouse zweifellos ist, können sie aber nicht einfach ignorieren.

> Der Peter Whitehouse ist ein sehr erfahrener Alzheimerforscher, auch ein Mann der ersten Stunde, der früher grundlagenmäßig gearbeitet hat, auch ein sehr ethisch interessierter Kollege,

… möchte ihm der Direktor eines namhaften Südwestdeutschen Forschungsinstituts den Respekt nicht versagen – beim Symposion eines großen Pharmaherstellers. Deshalb – vielleicht könnte jemand seine Unabhängigkeit bezweifeln – sei zum Schutz seiner Reputation sein Name hier verschwiegen. Das kennt der Amerikaner Whitehouse von seinen Kollegen, dass die seine Argumente aus fachlicher Sicht nachvollziehen können, aber davor zurückscheuen, es zu tun, auch weil sie fürchten, Gelder für die Forschung zu verlieren:

> So ist es beides: in der persönlichen Begegnung freundlich sein, mich öffentlich ignorieren, aber gleichzeitig mit vielem übereinstimmen, was ich sage – hinter vorgehaltener Hand.

Von seinem deutschen Kollegen kann Whitehouse auf dieser Tagung des Pharma-Unternehmens allerdings noch nicht einmal so etwas wie klammheimliche Zustimmung erwarten:

> Ich bin weit davon entfernt, ihm zu unterstellen, dass er da eine Verschwörung konstruiert. […] Aber das ist – sagen wir mal – eine sehr abstrakte Sicht der Dinge, dass […] so ein Kartell zwischen Alzheimer-Gesellschaften, Alzheimer-Forschern und Industrie bestünde, was ja ein Teil seiner These da ist, krankheitserfindend quasi, ja. Das ist, glaube ich, eine Verkennung der Realität.

Peter J. Whitehouse geistert mit der Kritik an seinen Berufs- und Standeskollegen keineswegs durchs Dunkel obskurer Verschwörungstheorien. Die für die Gesundheit der Patienten oft unheilvolle Verquickung wirtschaftlicher Interessen mit ärztlichem Handeln im Bereich der Demenz schildert mit bemerkenswerter Detailgenauigkeit die Biologin und Wissenschaftsjournalistin Cornelia Stolze (2011). Und wie sich geschäftliche Interessen auf die Definition von möglichen psychischen Krankheiten auswirken, zeigt Whitehouses renommierter Kollege Allan Frances, Psychiater in den USA. Lange Jahre hat der das

Diagnostic and Statistical Manual of Mental Disorders, den sogenannten DSM herausgebracht. Dieses Handbuch ist die Grundlage für die Behandlung psychischer Krankheiten. Die Definitionen gehen ein in die Liste gesundheitlicher Störungen der Weltgesundheitsorganisation WHO: ICD – *International Classification of Diseases.* Von der dritten Fassung des DSM 1980 – die erste stammt aus dem Jahr 1952 – bis zur revidierten vierten im Jahr 2000 war Allan Frances dabei. Danach hat er sich in den Ruhestand verabschiedet und ist entsetzt, was seine Nachfolger daraus gemacht haben (Frances 2013): Er wirft ihnen vor, den Wünschen der Vertreter pharmazeutischer Unternehmen gefolgt zu sein, die ein Interesse daran haben, möglichst viele zuvor als störend, aber nicht gravierend eingeschätzte Beeinträchtigungen als Krankheiten zu klassifizieren. Ist das geschehen, eröffnen diese neuen Krankheiten enorme Chancen, Medikamente dagegen auf den Markt zu bringen. Ein Beispiel, das in Psychotherapeutenkreisen auch in Deutschland für Empörung gesorgt hat, ist der Umgang mit Trauer: Gab es früher – je nach kulturellem Hintergrund – so etwas wie ein *Trauerjahr,* so ist das im Laufe der Zeit geschrumpft. Künftig soll – nach DSM 5 – die Trauer nach dem Verlust einer nahestehenden Person nach zwei Wochen abgeklungen sein, sonst wird sie als psychische Störung und damit als behandlungsbedürftig eingeschätzt.

Mit der neu eingeführten Diagnose *Disruptive Mood Dysregulation Disorder – DMDD* werden bisher als alterstypisch eingeschätzte Wutausbrüche von Kindern und Jugendlichen als psychische Krankheit und damit ebenfalls als behandlungsbedürftig definiert. Es ist keinesfalls beruhigend, dass die USA weit weg sind und die Bevölkerung dort vielleicht einen anderen Umgang mit Medikamenten pflegt. Über den ICD – demnächst die Fassung 11 – setzt sich eine solche Sichtweise weltweit durch, bis in Diagnose- und Behandlungspläne bei uns. Psychotherapeuten sind deshalb in Aufruhr und fürchten, ihren Patienten mit schwerwiegenden Beeinträchtigungen künftig noch weniger als jetzt schon gerecht werden zu können: Die müssten längere Wartezeiten in Kauf nehmen, wenn die Praxen von Menschen überrannt werden, die ihre Befindlichkeitsstörungen behandeln lassen wollen, die zwar durchaus nervig sein können, aber von Experten bisher nicht als Krankheit angesehen werden.[12]

Der Wunsch von Wissenschaftlern, auch der Demenz als einem Geheimnis des Lebens auf die Spur zu kommen, ist verständlich, auch ihr Ehrgeiz, eine bahnbrechende Entdeckung zu machen und den eigenen Namen in der Ruhmeshalle der Medizin zu verewigen. Noch wichtiger dürfte auch ihnen die da-

---

12 So die Kritik anlässlich des Hamburger Psychotherapeutentages am 21.06.2014, dazu die Presse-Information der Psychotherapeutenkammer Hamburg vom 16.06.2014.

rauf aufbauende Suche nach einem Impfstoff oder einer wirksamen Therapie sein, deren Entdeckung neben Ruhm auch sehr viel Geld verspricht. Und da sind die eifrigen Forscher – wie sie selbst zugeben – noch sehr, sehr weit entfernt von dem, was den Menschen helfen könnte, die auf Heilung hoffen oder darauf, irgendwie das im Alter drohende Unheil abzuwenden.

Was aber sagt der Kritiker Peter Whitehouse den Patienten, ihren Angehörigen und all den anderen, die fürchten, irgendwann einmal eine Demenz zu entwickeln – schließlich forscht er nicht nur als Wissenschaftler, sondern ist auch Arzt?

> Erst einmal sage ich, dass ich hoffe, falsch zu liegen: Morgen lese ich vielleicht ein Paper und es gibt *die Heilung*. So muss ich ehrlicherweise sagen, ich weiß die Antwort auch nicht. Aber ich bin misstrauisch genug zu sagen, dass diese Geschichte wohl nicht wahr ist, dass wir über andere Wege nachdenken müssen, um Hoffnung zu schöpfen. Für mich liegt diese Hoffnung nicht in Zauberpillen, nicht in Versprechungen für die Zukunft. Sie liegt in den Gemeinden, in denen wir alle leben.

Es kommt nicht allzu oft vor, dass ein sogenannter Schulmediziner so selbstkritisch die Möglichkeiten seiner Profession einschätzt und, statt auf individuelle Diagnostik und Therapie zu setzen, die gesellschaftliche Herausforderung benennt.

Die Befürchtung, die westlichen Industriegesellschaften könnten wegen der stetig steigenden Lebenserwartung irgendwann von einem unüberschaubaren Heer verwirrter Alter überfordert werden, versucht der Münchner Klinik-Direktor Förstl zu zerstreuen. Möglicherweise sind die Schätzungen, wie viele Menschen in einigen Jahren eine Demenz entwickeln, übertrieben, setzt er im Gespräch der aufkommenden Panik etwas entgegen:

> Vielleicht müsste man eine Überlegung anstellen, wodurch der Mensch so alt wird in unserer westlichen Gesellschaft. Und das gibt dann auch wieder etwas Hoffnung. Denn wir werden ja so alt, weil wir so lang so gesund bleiben, und davon profitiert natürlich auch das Gehirn. Das zeigt sich auch an den Zahlen aus der Epidemiologie: Man erkennt, dass die Demenzrate pro Altersstufe etwas absinkt. Dieser Effekt konkurriert damit, dass die Lebenserwartung steigt. Und wie das Rennen ausgeht, zwischen den Organsystemen, zwischen diesen beiden Rechengrößen, das ist heute noch gar nicht entscheidbar. Es ist sicher vernünftig, mit hohen Zahlen zu rechnen und entsprechend motiviert an die Sache heranzugehen.

Aber eben ohne in Panik zu verfallen oder hoch motiviert der Versuchung zu erliegen, mit dem Kniff der Dramatisierung die eigene Demenz-Studie in der Prioritätenliste der Forschungsfinanzierung ein wenig nach oben zu schieben. Wie es den Forschern bisher nicht gelungen ist, schlüssig zu erklären, was bei *Alzheimer* eigentlich vor sich geht, leuchtet ihnen auch nicht ein, dass offensichtlich weniger alte Menschen überhaupt eine Demenz entwickeln. Ein »rätselhafter Demenz-Rückgang« sei das, was US-Forscher jüngst festgestellt haben, meldete die Ärzte-Zeitung online im September 2017.[13]

Es sind nicht nur rein naturwissenschaftlich orientierte Schulmediziner und sogenannte Leistungserbringer des Versorgungssystems, denen die Definition der Demenz als Krankheit ein Anliegen ist. So empfinden viele Angehörige die ärztliche Diagnose *Demenz vom Typ Alzheimer* – oder einer anderen Variante – als eine Entlastung. Das ist ein Widerspruch: Einerseits ist es ein Urteil, gegen das keine Berufung möglich ist; schließlich gibt es kein Heilmittel. Andererseits liefert ein solches Urteil eine schmerzliche, aber irgendwie nachvollziehbare Erklärung für die als unerträglich empfundene Veränderung im Verhalten eines geliebten Menschen. Er oder sie spinnt nicht einfach, ist nicht plötzlich gemein geworden, sondern ist – *krank*. »Gott sei Dank habe ich ihr damals keine Vorwürfe gemacht. Sie wusste bereits: Es ist kein böser Wille. Auch keine Schusseligkeit. Es ist Alzheimer.« So zitiert der *Tagesspiegel* die Angehörige einer alten Frau mit Demenz.[14]

Wie sich die so diagnostizierte Frau mit dieser Einschätzung gefühlt hat, ist nicht überliefert. Zahlreich sind die Berichte von Menschen, die als Angehörige bei der Mitteilung der Untersuchungsergebnisse dabei waren und erlebt haben, wie es dem Patienten oder der Patientin in diesem Augenblick und danach ergangen ist. Die Münchener Simultandolmetscherin Helga Rohra erinnert sich:

Nachdem mir der Arzt die Diagnose so gerade heraus ins Gesicht gesagt hatte [...], war mir, als ob ich falle. Ich sah mich selbst auf einer Rutsche, die in einem schwarzen Tunnel steil nach unten führte, immer weiter nach unten ... Ich fing an zu weinen. Jetzt, wo ich darüber schreibe, ist dieses Gefühl wieder da. (Rohra 2011, S. 37)

Das Verkünden einer schwerwiegenden Diagnose ist immer eine Herausforderung für diejenigen, die diese schlechte Nachricht überbringen. Und oft ist zu

---

13 https://www.aerztezeitung.de/medizin/krankheiten/demenz/article/943972/studie-raetsel-haft-demenz-rueckgang-kardiovaskulaer-hypothese.html – abgerufen am 08.06.2018.
14 Tagesspiegel Nr. 20603 30.04./01.05.2010, S. 16 ›Margarete Bottin. Geb. 1926‹ – Nachruf.

hören, dass sie damit überfordert sind. »Die Aufklärung muss [...] in einer auf die Befindlichkeit und Aufnahmefähigkeit des Patienten abgestimmten Form erfolgen«, stellt das Klinische Wörterbuch[15] klar, worunter sich der medizinische Laie ein Mindestmaß an Zeit, verständlicher Sprache und Einfühlungsvermögen vorstellt. Aber an dieser Stelle geht es mir nicht um die Kommunikation von Ärzten mit ihren Patienten, sondern um die gesellschaftliche Wirkung der Mitteilung, jemand habe eine Demenz von diesem oder jenem Typus:

> Eine Alzheimer-Diagnose kann in vielerlei Hinsicht wie eine geistige Todesstrafe wirken, die viele noch funktionsfähige Menschen in einen mentalen Todestrakt einschließt. Unser Versuch, kognitiven Abbau dadurch von seinem Stigma zu befreien, dass man ihn als Krankheit bezeichnet, welche die Last von der Person nimmt, hat die Ausgrenzung der Betroffenen in Wirklichkeit noch verschlimmert. Die Worte, die wir verwenden, um Krankheiten zu beschreiben, besitzen das Potential, emotionalen und sozialen Schaden zu verursachen.[16]

Nun kann man annehmen, dass sich durch die Zuschreibung *Es ist Alzheimer* die Herausforderungen des Alltags nicht verändert haben dürften. Die Belastungen, die sie für die Betroffenen und die Menschen in ihrer Umgebung mit sich bringen, dürften gleichgeblieben sein. Aber die bekommen einen Sinn, werden – bei allem Unverständnis für das, was man in Fachkreisen inzwischen als *herausforderndes Verhalten* bezeichnet – durch diese Deutung vielleicht erträglicher. Denn Ausgangspunkt eines solchen Definitionsprozesses ist ein als absonderlich empfundenes Verhalten, das als herausfordernd und erklärungsbedürftig erlebt wird. Es scheint immer noch so zu sein, dass viele Menschen sich – wenn auch nicht unbedingt von religiösen Würdenträgern – so doch von anderen Autoritäten Orientierung, die Erklärung der Welt, Rat und Hilfe erwarten. Auch in Bereichen, die nicht unbedingt etwas mit deren Profession zu tun haben. Michael Hakeem beschrieb schon in den Fünfzigerjahren des vergangenen Jahrhunderts irritiert, welch gläubiges Vertrauen Psychiatern entgegengebracht wurde, die das damals in den USA heiß diskutierte Problem der Jugenddelinquenz erklären wollten:

---

15 Pschyrembel online Stichwort Aufklärung, https://www.pschyrembel.de/Aufkl%C3 %A4rung/ P03V0/doc/ – abgerufen am 25.01.2018.
16 Whitehouse 2009, S. 26, siehe auch Gronemeyer 2013, S. 39.

Man kann dies nur verstehen, wenn man sich das enorme Prestige vergegenwärtigt, dessen sich der Arzt in unserer Gesellschaft erfreut. Als Arzt verdient er sicherlich Lob. Man hat sich jedoch schon immer nicht nur in medizinischen Angelegenheiten an den Arzt gewandt, sondern ebenso wegen aller möglicher anderer Probleme, selbst in solchen Dingen, die weit jenseits des medizinischen Gebiets liegen. Der Arzt pflegte als der Weisheit Quell in ökonomischen Dingen, Familienschwierigkeiten und Gemeindeproblemen angesehen zu werden. Zu einem gewissen Grade spielt er diese Rolle noch immer, selbst nach dem Heranwachsen einer Schar anderer Disziplinen, die sich mit Gebieten befassen, auf denen früher auch der Arzt als Experte galt. Die Psychiatrie hat wie keine andere Richtung in der Medizin die alte Rolle beibehalten. (Hakeem 1979, S. 282)

Zu fragen bleibt allerdings, ob das ein Problem der Mediziner, speziell der Psychiater war und ist oder eines des gläubig zu ihnen aufschauenden Publikums. Jedenfalls kritisierte Hakeem damit eine Ausrichtung von Medizinern, die sich – nach seiner Einschätzung – eben nicht auf rein naturwissenschaftliche Erklärungsmodelle reduziert hatten. Damit haben die von ihm kritisch betrachteten Psychiater einen Ansatz verfolgt, den der Psychiater Klaus Dörner – bezogen auf Phänomene wie Demenz – grundsätzlich auf einer Veranstaltung in Dresden für richtig hält:

Wir Ärzte, wir Mediziner sind ja [...] früher mal – ich sag mal: vor zweihundert Jahren – davon ausgegangen [...], dass Menschen aus Beziehungen bestehen, [...] vom ersten Atemzug bis zum letzten Atemzug [...] Dann erkrankt nicht ein Individuum, sondern dann werden Beziehungen gestört. Ein völlig anderes Modell – erst mal auch diese negative Bewertung: Das ist ein Defekt, ein Defizit, das muss bekämpft, besiegt werden, dann ist das so ein militaristisches Bild, und das führt natürlich total in die Irre. Insbesondere [...], wenn es sich um Behinderung handelt oder um psychische Störungen oder eben auch um so etwas wie Demenz.

Festzuhalten bleibt: Für ihn ist eine Demenz also kein Defizit, das in bisher aussichtsloser Schlacht bekämpft werden muss – was andererseits nicht bedeutet, dass die davon Betroffenen sich fatalistisch ihrem Schicksal ergeben. Deshalb möchte ich wie er den grundsätzlichen Streit nicht weiter verfolgen: Schließlich wüssten wir nicht, ob Alzheimer eine Krankheit oder »pures Altern« ist, erklärt er mir. »Und solange wir das nicht wissen, sollten wir uns da auch vornehm zurückhalten«, mahnt uns Klaus Dörner – salopp gesagt –, den Ball flach zu halten. Statt sich wie im Streit der Gläubigen mit den Atheisten gegenseitig auf den Scheiterhaufen bringen zu wollen – oder modern: in die Luft zu sprengen – bietet sich die Haltung der Agnostiker an: *Wir wissen es einfach nicht.* Und wir verschwenden unsere Energie nicht darauf, es zu beweisen oder zu widerlegen.

Allemal interessanter als die Diskussion in Medizinerkreisen ist die Reaktion der Gesellschaft insgesamt: Wie betrachten wir das Phänomen Demenz und Menschen mit Demenz, wenn wir sie nicht einfach den Profis aus Pflege und Medizin überlassen oder im Alltag versuchen, deren Ansprüchen gerecht zu werden? Wie gehen wir mit diesen Menschen um, wie verhindern wir, dass sie und ihre Angehörigen sich zurückziehen und in die soziale Isolation gedrängt werden?

Zu einem solchen Perspektivwechsel gibt es eine Parallele. Spannend finde ich einen Blick auf die kriminologische Forschung: Traditionell haben Kriminologen nach den Ursachen für abweichendes, delinquentes Verhalten gesucht. Die einen sahen den *geborenen Verbrecher* wie Lombroso 1876, psychische Probleme, auch mit Krankheitswert, angelernte Problemlösungsmuster, schlechten Umgang, Vernachlässigung im Elternhaus und so weiter.[17] Der Deutsche Soziologe Fritz Sack eröffnete dagegen – angeregt durch die Diskussion in den USA – 1968 *Neue Perspektiven in der Kriminologie:*

> Abweichendes Verhalten ist als ein Prozeß zu begreifen, bei dem sich die beteiligten Partner, der sich abweichend Verhaltende auf der einen Seite und diejenigen, die dieses Verhalten als solches definieren, auf der anderen Seite, gegenüberstehen. […] In diesem Sinne ist abweichendes Verhalten das, was andere als abweichend definieren. Es ist keine Eigenschaft oder ein Merkmal, das dem Verhalten als solches zukommt, sondern das an das jeweilige Verhalten herangetragen wird. (Sack 1979, S. 470)

Diese Zuschreibung des Etiketts *abweichend* ist abhängig von der Macht, eine solche Definition durchzusetzen. Andersherum: Das Risiko, mit diesem Attribut versehen zu werden, ist ungleich in der Gesellschaft verteilt. Je weniger Definitionsmacht eine Person besitzt, desto größer ist ihr Risiko, so etikettiert zu werden. Und je mehr Macht eine Person besitzt, desto mehr kann sie sich erlauben – und sich gegen eventuelle Etikettierungsversuche zur Wehr setzen.[18]

---

17 Einen guten Überblick liefern – immer noch – Kerscher 1977 und Springer 1973.
18 Dazu z.B. Keckeisen 1974, Kap. 3.4, S. 93 ff. Die Dimension der Macht.

Mag dieser Ansatz nun einleuchten oder nicht, entscheidend ist, dass dessen Vertreter nicht mehr die Ursache für ein Verhalten gesucht, sondern die gesellschaftlichen Zuschreibungsprozesse und Reaktionen untersucht haben. Genauso möchte ich das Phänomen betrachten, das wir gemeinhin als Demenz bezeichnen: Ein Verhalten, das von Normen und Erwartungen abweicht. Interessant für mich als Sozialwissenschaftler ist, die Definition eines solchen Verhaltens als Abweichung zu betrachten und den gesellschaftlichen Umgang mit diesem – gegenwärtig häufiger als früher wahrgenommenen – Phänomen. Der Aspekt der Interaktion kommt ja auch im Begriff *herausforderndes Verhalten* zur Geltung: Offensichtlich ist das, was ein Mensch mit Demenz tut, eine Herausforderung für sein Gegenüber. Wenn dieses Gegenüber gelassen reagiert, müsste die Herausforderung damit eigentlich geringer sein. Also auch die Demenz?

Die Dämonisierung der Demenz

Das Leben, kein Mensch mehr zu sein.
Heinrich Grebe, Lieber tot als dement?
Diskussion im Deutschen Hygienemuseum Dresden.

Wird die Herausforderung durch Demenz tatsächlich geringer? Zu beobachten ist eher das Gegenteil: Nicht die nüchterne Analyse unseres Umgangs mit dem Phänomen Demenz ist festzustellen, sondern eine Dramatisierung, gar Dämonisierung der Demenz. Es scheint allgemeine Ansicht zu sein – darauf werde ich später eingehen –, dass Demenzen ungeheuer zunehmen, kein Kraut dagegen gewachsen ist und sie so ziemlich das Schlimmste sind, was einem Menschen im Alter passieren kann. Es ist für mich bei den vielen Menschen, die eine solche Angst äußern, nicht nachzuvollziehen, auf welchen Wegen sie zu dieser Erkenntnis oder zumindest diesem Gefühl der Bedrohtheit gelangt sind. Ich will aber der Frage nachgehen, ob diese Bedrohung, wie sie in weiten Teilen der Öffentlichkeit wahrgenommen wird, ein Konstrukt ist. Das klingt nach einer gewagten These, die gegen alles spricht, was an Wissen nicht unbedingt gesichert, aber doch weit verbreitet ist.

Ein solches Wissen zu hinterfragen, sich anzusehen, wer es generiert und auf welchen Wegen verbreitet, ist weder neu noch originell, sondern anerkannte wissenschaftliche Praxis – auch in der Soziologie. So fragen etwa Peter L. Berger und Thomas Luckmann, welche Bedingungen bei dem eine Rolle spielen, was sie *Die gesellschaftliche Konstruktion der Wirklichkeit* nennen:

> Der Mann auf der Straße kümmert sich normalerweise nicht darum, was wirklich für ihn ist und was er weiß, es sei denn, er stieße auf einschlägige Schwierigkeiten. (Berger/Luckmann 1970, S. 2)

Auf die stößt auch, wer sich dem Thema Demenz nähert, falls er oder sie es zulassen kann, den Boden vermeintlich gesicherten Wissens zu verlassen. Und auch wenn Mediziner sich gern auf naturwissenschaftliche Gegebenheiten berufen, setzt sich bei etlichen von ihnen die Erkenntnis durch, dass man viele Dinge auch ganz anders sehen kann:

> Gesundheit und Krankheit, Sterben und Tod sind nicht nur biologische Vorgänge, auch nicht nur psychische Phänomene, sie sind, wie M. Pflanz

ausgeführt hat, ›wichtige Bausteine im Wertgefüge jeder Gesellschaft; das heißt, sie sind nicht, wie es die individualistische Medizin sieht, extrakulturell und außerhalb der Gesellschaft liegend, sondern sie liegen im Gegenteil im Zentrum der Gesellschaft. Sie sind daher abhängig von den vorherrschenden Ideologien, von den Glaubenshaltungen, vom sozialen Wandel. (v. Uexküll 1973, S. XII)

So zitiert der Begründer der psychosomatischen Medizin, Thure von Uexküll, seinen ehemaligen Schüler Manfred Pflanz mit dessen Werk *Medizinsoziologie als Selbstreflexion des Arztes*. Mit seiner Aussage stützt v. Uexküll die Thesen des amerikanischen Soziologen David Sudnow. Der – ein Schüler von Erving Goffman,[19] hat etwas für viele Menschen Verwirrendes getan: Er hat das vorherrschende Verständnis von Tod und Sterben in Frage gestellt: Sudnow unterscheidet in seiner Untersuchung des Sterbens in Krankenhäusern drei Kategorien:

Den ›klinischen Tod‹, der vom Arzt anhand bestimmter Symptome konstatiert wird, den ›biologischen‹ Tod, der sich durch das völlige Erlöschen des Zellmetabolismus definieren ließe, und den ›sozialen Tod‹, der sich […] durch den Zeitpunkt bestimmen lässt, von dem ab der – ›klinisch‹ und ›biologisch‹ noch lebende – Patient im wesentlichen als Leiche behandelt wird. (Sudnow 1973, S. 98)

Das klingt ungeheuerlich und ruft bei dem einen oder anderen vielleicht Schreckensbilder von vernachlässigten Patienten in einem heruntergekommenen Krankenhaus mit überfordertem Personal hervor. Das ist nicht gemeint, sondern: Ein Patient in der Klinik gilt nicht als tot – außer er weist die sogenannten *sicheren Todeszeichen* auf – bevor ihn nicht jemand, der dazu befugt ist, für tot erklärt hat. Ich habe das in einem Film gezeigt: Ein Patient, von dem mehrere aus dem Team annahmen, er sei aufgrund der einige Zeit andauernden Anzeige auf den Überwachungsmonitoren bereits verstorben, wurde so lange weiter reanimiert, bis zwei leitende Oberärzte sich davon überzeugt hatten, dass wirklich kein Funken Leben mehr in ihm war.[20] Sudnow betrachtet das Ergebnis eines solchen Vorgangs als *sozialen Tod*:

Man könnte sagen: der ›soziale Tod‹ tritt in dem Augenblick ein, in dem die sozial relevanten Attribute des Patienten für den Umgang mit ihm keine

---

19 Autor z. B. von Stigma. Über Techniken der Bewältigung beschädigter Identität. Goffman 1967.
20 Plemper, B.: ANITA ist kein Ort zum Sterben, NDR-Fernsehen 1999.

Rolle mehr spielen und er im wesentlichen schon als ›tot‹ betrachtet wird. (Sudnow 1973, S. 98)

Inzwischen hat in der Öffentlichkeit eine gewisse Verunsicherung in der Definition des Zeitpunkts weiter um sich gegriffen, zu dem ein Mensch denn nun *tatsächlich* tot ist – was auch immer das bedeuten mag. Noch aus dem 20. Jahrhundert sind schauerliche Geschichten in Erinnerung von Menschen, die unvermutet aus dem Scheintod wieder ins Leben zurückgekehrt sind.[21] In der Diskussion um die Entnahme von Organen zur Transplantation und der bangen Frage, ob der Spender denn nun *wirklich* tot sei, zeigt sich ein tiefes Misstrauen denen gegenüber, die darüber zu entscheiden haben. Es hat den Anschein, als traue man ihnen ziemlich viel Schlechtes zu.

Erstaunlich ist dann, welches Vertrauen diejenigen genießen, die von den wenigen Kritikern dem *Alzheimerimperium* zugerechnet werden, wie etwa Wißmann die Szene der Experten nennt (Wißmann 2016, S. 52 ff., Bezug auf Whitehouse).

›Alzheimer‹ ist eine milliardenschwere Industrie und die Kennzeichnung wird zu einem großen Teil von der Pharmaindustrie und ein paar akademischen und anderen Experten gesteuert, welche die überzogene Charakterisierung Alzheimerkrankheit unternehmerisch nutzen, um eine größtmögliche Beunruhigung um Demenz zu begünstigen. (Whitehouse 2009, S. 26)

Peter J. Whitehouse, den seine Kollegen in die Nähe von Verschwörungstheorien rücken, sieht diese seinerseits als Teil des Problems, da sie von diesem System profitieren.

Die medizinische Erzählung der Alzheimer-Demenz erzeugt Furcht, Paranoia, *Angst* (Hervorh. i. Orig., d. Ü.) und Stigmatisierung und ruft zugleich wirkmächtige soziale und affektive Bilder hervor. (S. 26)

Diese Einschätzung dürften auch diejenigen teilen, die diese Furcht und Angst nutzen und mit zweifelhaften Mitteln versuchen, ihrer gut betuchten Kundschaft zu versichern, dass keine Gefahr drohe. Auf die naheliegende Idee, stattdessen die Mechanismen der Produktion von Angst zu thematisieren, kommt kaum

---

21 Z. B. DER SPIEGEL 48/1967, Klingel im Sarg, u. a. mit der Geschichte eines im Vietnamkrieg verletzten Soldaten, http://magazin.spiegel.de/EpubDelivery/spiegel/pdf/46196251 – abgerufen am 12.02.2018.

jemand. Warum? Dieser Frage möchte ich hier nachgehen. Um die *gesellschaftliche Herausforderung* der Demenz zu beleuchten, beschränke ich mich auf den Aspekt der Vermittlung über die Medien. Es liegt mir fern, in den Chor derer einzustimmen, die *die Medien* für vieles verantwortlich machen, was ihnen an der gesellschaftlichen Entwicklung nicht gefällt. Es lohnt aber die Frage, woher die *wirkmächtigen sozialen und affektiven Bilder* kommen, von denen Whitehouse spricht.

Zeit des Niedergangs in den Medien

Über die Bilder, die mit dem Begriff *Alter* verbunden sind, über Zuschreibungen, über die soziale Konstruktion ist viel geschrieben worden – etwa in den zahlreichen Veröffentlichungen aus dem Institut für Gerontologie der Universität Heidelberg.[22] Unterschiedliche Antworten hört man auf die Frage, mit welchem Geburtstag die Phase des *Alters* beginnt.[23] So gibt es Institutionen, die gezielt die Altersgruppe *50 plus* ansprechen.[24] Andere legen ein paar Jahre drauf und landen mit ihrer *Spätlese* bei *55 plus*.[25] Für die einen mag das den gleitenden Übergang in den *Ruhestand* bedeuten, während es für andere ein geradezu absurdes Ansinnen ist, sie allmählich auf Wassergymnastik, Ausfahrten ins Grüne und besinnliche Nachmittage einstimmen zu wollen. Die Frage, ob *das Alter* nun mit Mitte Fünfzig beginnt, mit dem Ausscheiden aus dem Erwerbsleben oder bei denen, die es sich zuvor leisten konnten, wenn die Jahre der weiten Reisen vorbei sind, ist bereits Teil der gesellschaftlichen Konstruktion des Alters.

Im Folgenden will ich auf einige empirische Befunde zur Präsentation des Alters in Medien eingehen und auf die Darstellung von Menschen mit Demenz.

In einer umfangreichen Untersuchung weist Matthias Vollbracht nach, dass alte Menschen allgemein – salopp gesagt – nicht gerade gut wegkommen in der öffentlichen Darstellung (Vollbracht 2015). Über 400.000 (!). Beiträge in Zeitungen, Zeitschriften, Radio- und Fernsehsendungen des Jahres 2014 hat er im Schweizer Institut *Mediatenor* ausgewertet, erklärt im Vorwort dieser Studie der Auftraggeber, Stephan Brandenburg, Hauptgeschäftsführer der *Berufsgenos-*

---

22 Z. B. Kruse 2010. Siehe auch http://www.gero.uni-heidelberg.de/personen/kruse.html – abgerufen am 08.06.2018.

23 Den Begriff Alter setze ich gleichbedeutend mit einer höheren Zahl an Jahren ein; gemeint ist natürlich nicht das Alter z. B. eines Dreijährigen.

24 Haus im Park in Hamburg-Bergedorf der Körber-Stiftung, https://www.koerber-stiftung.de/haus-im-park.html – abgerufen am 25.01.2018.

25 Z. B. der Eimsbüttler Turnverband in Hamburg, einer der größten Breitensportvereine in Deutschland: http://web.etv.hamburg/verein/spaetlese-55plus/ – abgerufen am 25.01.2018.

senschaft für Gesundheitsdienst und Wohlfahrtspflege – BGW. Ziel der Untersuchung war, in den Medien transportierte Altersbilder im Zusammenhang mit Medienbildern der Altenpflege und deren Berufsprestige zu analysieren. Vollbracht streift u. a. Mechanismen der Medienproduktion, etwa die *Selbstreferenzialität* des Journalismus: Journalisten schreiben oft, was andere Journalisten auch schon geschrieben haben (S. 6).

Vollbracht untersucht die Sichtbarkeit alter Menschen in den Medien, schätzt die in den Darstellungen enthaltenen Wertungen – positiv/negativ – ein und betrachtet, mit welchen Themen sie überhaupt in einen Zusammenhang gebracht werden. Im Mittelpunkt steht für ihn – entsprechend seinem Auftrag – die Fokussierung auf das Feld der professionellen Altenpflege. Ihn interessiert also weniger das Bild alter Menschen allgemein als vielmehr dessen Auswirkung auf das Image derer, die sich *professionell* um die Alten kümmern, sie pflegen. Dabei bezieht er sich auf die sogenannte *Agenda-Setting-Theorie,* deren Gegenstand die Beziehung zwischen Realität, Medienberichterstattung und öffentlicher Meinung ist. Große Bedeutung hat dabei das Narrativ, also die Frage, ob die Geschichte der Protagonisten in einer problematischen Lebenssituation als die von Versagern erzählt wird, oder ob sie nicht beeinflussbaren äußeren Umständen ausgesetzt sind (S. 5).

Anhand seines ausgewerteten Materials findet er heraus, dass »Senioren als Gruppe der Gesellschaft nur am Rande vorkommen«, nämlich mit 0,1 Prozent als Hauptakteure in der Berichterstattung, während ihr Anteil zum Zeitpunkt der Untersuchung 20,63 Prozent der Gesamtbevölkerung beträgt (S. 28). Eine stärkere mediale Präsenz sieht er bei sogenannten *Promis,* Menschen, denen zumindest ein Teil der Öffentlichkeit großes Interesse entgegenbringt – unabhängig von ihrem Alter. »Der Ton der Berichterstattung über Senioren als Gruppe ist überwiegend kritisch«: Er erkennt in seiner Auswertung einen Anteil ausgeprägt *negativer Wertungen* von 35 Prozent, der Anteil *positiver Darstellungen* liegt nach seiner Erkenntnis bei 18 Prozent (S. 28). Entscheidend für diese Einschätzung ist für Vollbracht der Zusammenhang, in dem über Alte überhaupt berichtet wird: »Die Probleme und kritischen Themen überwiegen […] deutlich«, etwa »Zahlungen an die Senioren, Rente und Rentensystem«. (Vollbracht 2015, S. 15 f.) Als Referenz zieht er das Bild heran, das von Menschen mit Behinderung in den Medien gezeichnet wird. Das sei,

> egal ob es sich um körperliche, geistige oder nicht näher bestimmte Behinderungen handelt, […] eindeutig positiv. Dabei steht als Narrativ im Fokus, dass Menschen trotz ihrer Einschränkungen Außergewöhnliches leisten, zum Beispiel als Sportler (Paralympics) oder in der Kunst. (S. 15)

Vollbracht fasst zusammen:

> Damit ist das Bild der Senioren deutlich negativer als das anderer gesellschaftlicher Gruppen, zum Beispiel Sportler oder Behinderter. Es ist allerdings weniger negativ gefärbt als das Bild von Kindern und Jugendlichen. (S. 28)

Eine auf den ersten Blick vielleicht erstaunliche Feststellung, deren empirischer Gehalt aber leicht zu überprüfen ist: Beim Blick in aktuelle Medien fallen Kinder und Jugendliche vor allem mit Problemen auf – seltener mit solchen, die sie haben, als vielmehr mit denen, die sie machen, von den saufenden, kiffenden und kriminellen jungen Männern bis zu den vernachlässigten und zu Tode geprügelten Kindern.

Die Berliner Psychologin Eva-Marie Kessler geht in derselben Veröffentlichung der Berufsgenossenschaft auf das mediale Bild alter Menschen näher ein. Sie bestätigt die Erkenntnis, dass diese »deutlich unterrepräsentiert« seien und differenziert nach der Art der untersuchten Medien. In Informationsmedien erfolge eine eher negative Zuschreibung, während in Unterhaltungsmedien und in der Werbung »ältere Menschen als attraktive, aktive und vitale Gruppe dargestellt« werden (Kessler 2015, S. 147). Das ist nicht weiter verwunderlich: Schließlich soll die Darstellung der Alten ein sympathisches Werbe-Umfeld für die angepriesenen Produkte für sogenannte *Senioren* schaffen. Und Unterhaltungsmedien sollen ja eher zur Entspannung beitragen und den mitunter beschwerlichen Alltag vergessen machen als eben diese Beschwernisse zu thematisieren.

Ihre Erkenntnisse stellt Kessler in einen Zusammenhang mit *Studien zu subjektiven Theorien über Entwicklung im Lebenslauf,* nämlich dem »Glauben, dass es im Alter mehr Verluste als Gewinne gibt« (S. 148, mit weiteren Nachweisen). Zu diesen Verlusten gehören »nachlassende geistige Fähigkeiten, Rigidität, Einsamkeit und schlechte Stimmung«. Als typischer Vertreter steht dafür der *Griesgram,* der »senile, inkompetente, kraftlose Gebrechliche«. Das – wenn auch seltener auftretende – Gegenbeispiel sind die liebevollen und großzügigen Großeltern, geprägt durch ihre positiven Eigenschaften Weisheit, Würde und Gelassenheit (S. 148 f.).

Senil, inkompetent, kraftlos und *gebrechlich.* Ist das eine Beschreibung dessen, was viele Menschen mit zunehmendem Alter erleben? Oder ein Stereotyp – die Zuschreibung von Eigenschaften aufgrund eines Merkmals: Graue Haare – alt – gebrechlich – vergrämt? Diese Bilder machen Angst, erfährt der Hamburger Psychiater und Psychotherapeut Reinhard Lindner tagtäglich als Oberarzt einer Geriatrischen Klinik, wie er im Interview ausführt:

Viele alte Menschen sind, wie jüngere auch, gesellschaftlichen Prozessen ausgesetzt, in denen definiert wird, was Jugend, was das mittlere Alter oder was das Alter angeht. In diesem Zusammenhang sind sie natürlich auch Überlegungen ausgesetzt, die bewertend angestellt werden, nämlich dass das Alter bedeutet, dass man weniger machen kann. Dass man Einschränkungen hinnehmen muss. Dass man im Grunde abbaut, wie so schön gesagt wird. Das macht natürlich vielen Menschen, die vor dem Altwerden stehen oder im Altwerden sind, erhebliche Angst. Diese Angst ist verständlich, denn wir alle wollen nicht in eine schwierige Lebenssituation kommen, in der wir nicht mehr über basale Dinge unseres täglichen Lebens bestimmen können, und genau das wiederum spielt sehr häufig bei dem Altersbild des Abbaus, des Weniger-Werdens und des Einflusslos-Seins eine zentrale Rolle. Insofern sind alte Menschen wie junge Menschen auch gesellschaftlichen Vorurteilen, Urteilen, aber sehr häufig eben auch Vorstellungen, die der Realität nicht entsprechen, ausgesetzt.

Kessler betont, dass nicht bereits die Altersangabe negative Assoziationen heraufbeschwört. Großen Einfluss auf die Zuschreibung positiver oder negativer Eigenschaften habe die Information über Lebensumstände. Ihr Beispiel ist »Herr R., 65 Jahre, Kunsthistoriker« (Kessler 2015, S. 148). Den stellt man sich aufgrund seiner vermuteten Bildung und geistigen Tätigkeit wahrscheinlich als einen klugen, vielseitig interessierten, vielleicht etwas versponnenen, älteren Herrn vor. Die Zuschreibung könnte bei einem Gleichaltrigen mit dem Zusatz *Bauarbeiter* sicherlich anders aussehen, dürfte der doch aufgrund seiner lebenslangen körperlich anstrengenden Arbeit verbraucht und aufgrund seiner vermuteten geringeren Bildung in seinen Interessen etwas eingeschränkt sein. Die Psychologin bestätigt die Einschätzung Vollbrachts, dass ältere Menschen in Medien unterrepräsentiert seien und hebt die Gruppe der Frauen und der Hochaltrigen als in der Darstellung besonders vernachlässigt hervor (S. 155). Die Autorin führt weitere Quellen dafür an, dass *Ältere* in Fernsehserien und der Werbung attraktiv dargestellt werden, »während negative Aspekte des Alterns wie Krankheit, Demenz und Einsamkeit kaum thematisiert werden« (S. 155). Sie sieht in dieser »positiven Verzerrung« eine »Konterkarierung des negativen Altersstereotyps«. In Informationsmedien dagegen – betont sie wie Vollbracht – finden sich vorwiegend »gesellschaftliche Risiko- und Problemkonstellationen«. Stichworte dazu reichen vom *demographischen Wandel,* der *Kostenexplosion im Gesundheits- und Rentensystem* bis hin zu *Generationenkonflikt* und *Überalterung der Gesellschaft.* In diesen Schlagworten erkennt sie »hochgradig negativ assoziierte Begriffe [...], die häufig dazu instrumentalisiert werden, politischen Botschaften zusätzliches Gewicht zu verleihen« (S. 156). Daneben lassen sich einzelne positive Darstellungen außergewöhnlicher alter Menschen finden. Die sind deshalb für die mediale Konstruktion der Demenz von Bedeutung, weil es nicht nur darauf ankommt, was ein Mensch mit einer Demenz *ist,* sondern ebenfalls, was er *nicht ist:* eine Persönlichkeit mit bewunderten Fähigkeiten und Fertigkeiten.

Diese besonderen Menschen mit bewunderten Fähigkeiten und Fertigkeiten hat auch Heinrich Grebe bei seiner Medienrecherche gesehen. »Fit im Turnschuh« sind danach »körperlich oder geistig unbeeinträchtigte Hochbetagte«, die große Beachtung finden durch besondere körperliche Aktivitäten und besondere geistige Leistungen (Grebe 2015 – auch die folgenden Zitate). Gefunden hat er *Größen aus Kunst, Politik, Wissenschaft und Wirtschaft.* Die wären mit dem, was sie tun, im Hinblick auf das Thema Demenz nicht weiter erwähnenswert, hätte der Kulturwissenschaftler aus der Darstellung ihrer Leistungen nicht diesen Schluss gezogen: »Diese spezifischen Aktivitäten finden nicht zuletzt deshalb besondere Beachtung, weil sie zeigen, dass der Wunsch nach einem mehr oder minder unbeeinträchtigten Alterungsprozess realisierbar ist.« Das Ergebnis dieser Lebensgestaltung bis ins hohe Alter ist deshalb – so der Titel seiner kurzen Abhandlung – *Ein gewisser Zustand des Glücks.* Er thematisiert ausdrücklich den *Zustand* des Glücks, nicht etwa die Tatsache, dass, wer lange so leistungsfähig bleibt, einfach *Glück gehabt* habe, ihm also ohne eigenes Zutun etwas zugefallen sei. Diese Alten seien ebenso »diszipliniert wie produktiv«, würden »niemandem zur Last fallen«, sondern »Jüngere […] inspirieren und unterstützen«. Sie haben damit den »Status einer gesellschaftlichen Bereicherung«. Das sei eine weit verbreitete Wertvorstellung und »Gegenbild zu gesellschaftlichen Belastungs- und Verfallsvorstellungen«, wie sie Kessler benannt hat.

»Annehmbar scheint das hohe Alter nur dann zu sein,« stellt Grebe aus kulturwissenschaftlicher Perspektive fest, »wenn es von körperlichen, zumindest aber geistigen Verletzlichkeiten befreit bleibt«. Durch die Beschreibung der aktiven Hochbetagten als disziplinierte Menschen werde suggeriert, dass diese erfolgreichen Alten ihren Erfolg »durch unablässiges präventiv-rehabilitatives Engagement eigenverantwortlich hergestellt« haben. Schließlich – so eine naheliegende Interpretation – ist ihr Wohlergehen »Beleg der großen Gestaltbarkeit des Alterungsprozesses«.

Darin mag man eine besondere Hochachtung und Wertschätzung gegenüber diesen auf ihre Leistungsfähigkeit bedachten Alten sehen – spannend ist aber der Blick auf diejenigen, die nicht in diesem Zustand des Glücks leben. Zu fragen ist, ob die sich das selbst zuzuschreiben haben, weil sie – so der Umkehrschluss – wohl nicht auf ein Leben bedacht waren, das ihnen und vor allem der Gesellschaft die besondere Belastung ihres Alters erspart. Der Begriff der Gesundheit wird somit zu einer Norm, die es um den Preis gesellschaftlicher Wertminderung einzuhalten gilt.[26] Grebe nennt das ein verpflichtendes Leitbild, »das auf eine biopolitische Kontrolle, also eine Regulierung der physisch-kognitiven Konstitution der hochbetagten Bevölkerung hinwirkt«. Denn der Verlust der »Herrschaft über den Körper oder – schlimmer noch über den Geist […] wird hier zum Inbegriff des existenziellen Misserfolgs«.

Interessant ist, wie im Rahmen der Produktion dieser Altersbilder das Thema Demenz aufgegriffen wird. Wie Vollbracht ermittelt hat, »steht neben allgemeinen Aussagen zum Thema Gesundheit und Krankheit […] das Thema Demenz an der Spitze«, wird »in den letzten Jahren zunehmend prominent über Demenz berichtet« (Vollbracht 2015, S. 61). Er konstatiert eine Versechsfachung der Berichterstattung zwischen 2005 und 2014 nach einer Fundstellenrecherche in überregionalen deutschen Medien. »Demenz ist damit nach Darstellung der Medien die dominierende Herausforderung im Zusammenhang mit Altenpflege«. Zu beachten ist dabei der Auftraggeber seiner Studie: die Berufsgenossenschaft für Gesundheitsdienst und Wohlfahrtspflege. Es geht also um die *professionelle* Pflege, nicht um die Tatsache, dass über die Hälfte aller Gepflegten allein von ihren Angehörigen versorgt werden. Die vermehrte Berichterstattung über das Phänomen Demenz und die Situation von Menschen mit Demenz mag auch damit zusammenhängen, dass die als mangelhaft empfundene Berücksichtigung dieser Personengruppe bei den Leistungen der Pflegeversicherung zunehmend kritisiert wurde. Auch in den Medien. Ob sich an der Versorgungslage etwas grundsätzlich durch die Einführung des *Zweiten Pflegestärkungsgesetzes* zum 1. Januar 2017 mit der Umstellung von drei Pflegestufen auf fünf Pflegegrade geändert hat, bleibt abzuwarten. Kritiker sind skeptisch. So hat der Bremer Gesundheitsökonom Heinz Rothgang darauf hingewiesen, dass mit der Neuregelung Menschen mit Demenz zwar einen gesicherten Anspruch auf Unterstützung und Pflege haben, der aber im Alltag insbesondere stationärer Einrichtungen aufgrund der Personalsituation nicht realisierbar sei.[27]

Die Häufigkeit, mit der das Thema Demenz in den Medien in der Berichterstattung über die Gesundheit im Alter aufgegriffen wird, hält Vollbracht für übertrieben und führt zum Beweis Daten einer *Studie zur ärztlichen Versorgung in Pflegeheimen* an:

---

26 Zur Auseinandersetzung um den Begriff der psychischen Gesundheit siehe Frances 2013.
27 NDR-info Redezeit 31.05.2017 Die neuen Pflegegrade – hat sich die Reform bewährt?

Die Rate der Demenzkranken wird mit 53 Prozent angegeben. Demenz scheint damit in der Medienberichterstattung überrepräsentiert und wird grundsätzlich in den Nachrichtenformaten in einem sehr negativen Kontext geschildert (z. B. auch Gewalttätigkeit gegen andere Heimbewohner). (Vollbracht 2015, S. 61)

Für diese Studie waren Pflegedienstleitungen um die Einschätzung gebeten worden, »wie viele der Bewohner an Harn- oder Stuhlinkontinenz, Demenz oder Mobilitätseinschränkungen leiden«.[28] Allerdings stammt diese Studie, präsentiert auf der Seite *Alzheimerinfo* des Pharma-Herstellers *Merz*, aus dem Jahr 2005. Es klingt zudem, als gehe es Vollbracht mehr um die Schwierigkeiten, die Menschen mit Demenz im Heim verursachen – fürs Personal und andere Bewohner – als um ihre Lebensumstände.

Lieber tot als dement?

Deutsches Hygienemuseum in Dresden, vierteilige Veranstaltungsreihe zur gesellschaftlichen Herausforderung Demenz, erster Abend, überschrieben mit: *Lieber tot als dement. Die Angst vor der Demenz und wie man ihr begegnet.* Der Titel ist drastisch, trifft aber offensichtlich das, was viele Menschen denken. Heinrich Grebe war als mein Gesprächspartner dabei, der am Institut für Sozialanthropologie und Empirische Kulturwissenschaft der Universität Zürich zur Darstellung der Demenz in den Medien geforscht hat. An zweihundertfünfzig Pressetexten hat er untersucht, welche Bilder und Deutungen von Demenz durch Publikumsmedien transportiert werden. Eine *defizitorientierte Herangehensweise* hat er gefunden: »Da wird die Situation von Betroffenen sehr düster beschrieben: Demenz als das Leben, kein Mensch mehr zu sein.«

Natürlich fallen ihm wie den aufmerksamen Lesern zuerst die knalligen Überschriften mit den großen Buchstaben ins Auge, etwa in einem Artikel der BILD vom 31. Januar 2012 über den bekannten Fußball-Manager Rudi Assauer:

Erleichterung nach Bekanntwerden des Alzheimer-Dramas. Seine 1982 verstorbene Mutter Else hatte die verdammte Krankheit, sein älterer Bruder wird seit Jahren mit Demenz im Pflegeheim betreut (BILD berichtete). Und nun trifft es ihn.[29]

---

28 Hallauer et al. 2005, S. 17: http://www.alzheimerinfo.de/media/public/pm/pm_2006/SAE-VIP_studie.pdf – abgerufen am 14.02.2018.

29 Bild, 31.01.2012, online: http://www.bild.de/sport/fussball/rudi-assauer/alzheimer-drama-um-den-ex-schalke-manager-22382420.bild.html – abgerufen am 25.01.2018.

Der interessierte Leser erfährt, »Freunde und Weggefährten sind schockiert. Aber einige haben es geahnt.« Insgesamt steht »Fußball-Deutschland unter Schock«. Die berichtete Erleichterung, dass mit der Offenlegung der Demenz ein Verheimlichen nicht mehr nötig und möglich sei, bescherte dem so Bloß-gestellten auch noch *Post von Wagner*. »Lieber Rudi Assauer« überschrieb der BILD-Chefkolumnist seine Botschaft und führte ihm die – vermutete – Zukunft vor Augen:

> Das Frühstadium von Alzheimer ist das Schrecklichste. Es ist wie ein Foto anschauen, das sich auflöst. Was für ein herrliches Foto waren Sie. Libido und Humor intakt, großer Fußballer, großer Manager, an jedem Finger zehn Frauen. Kaschmir-Jacketts, Davidoff-Zigarren. Diese Fotos lösen sich auf. In der Endphase von Alzheimer werden Sie nicht mehr wissen, was ein Fußball ist. Oder ein Schalke-Sieg. Sie gehen nun Schritt für Schritt in die Dunkelheit …[30]

Der fußballinteressierte Leser, der sich auch gern Kaschmir-Jacketts und teure Zigarren geleistet hätte und mit klammheimlichem Neid den sogenannten *Macho der Bundesliga* bewunderte, musste nun zur Kenntnis nehmen, dass es mit dessen Libido vermutlich vorbei ist und die zehn Frauen an jedem Finger über kurz oder lang Betreuungs- und Pflegekräfte sein würden.

> Es gibt ja die Assoziation, die BILD-Zeitung ist tendenziös in bestimmte Richtung. Und dann gibt es die Qualitätspresse wie die Frankfurter Allge-meine Zeitung, die Neue Züricher Zeitung, die Süddeutsche Zeitung usw., da wird doch hochgradig differenziert berichtet […],

gibt Grebe eine oft gehörte Einschätzung wieder. Gepflegter mag es dort zweifel-los zugehen als in Blättern, in denen die schreibenden Kollegen gern mal in die unteren Schubladen greifen. Das kommt – zumindest nach eigenem Anspruch – in der sogenannten Qualitätspresse nicht vor. Etwa in DIE ZEIT: »Früher, das war, als die Krankheit ihr noch nicht langsam ihren Mann Günther entriss«[31], beschreibt die Autorin, was für Irmgard K. und ihren zunehmend verwirrten Mann *Der langsame Abschied* ist. Leserschaft wie Protagonisten kommen aus einer anderen Szene. Eins haben sie gemeinsam: Günter war – wie der Fuß-

---

30 Post von Wagner vom 31.01.2012 online: http://www.bild.de/news/standards/rudi-assauer/post-von-wagner-22389198.bild.html – abgerufen am 25.01.2018.
31 DIE ZEIT: Der langsame Abschied, 7. Dezember 2010, online: http://www.zeit.de/zeit-wis-sen/2011/01/Demenz-Alzheimer – abgerufen am 25.01.2018.

balltrainer – früher erfolgreich. Er »brachte es in der Firma bis zum Direktor«. Heinrich Grebe in Dresden:

> Da wird ein bisschen vorsichtiger formuliert: ›Die Gedächtnisfestplatte wird gelöscht‹, ›das Personsein löst sich auf‹, ›der Mensch wird leer‹. Aber semantisch, in Bezug auf die Bedeutung, ist das alles sehr ähnlich: Der Mensch wird leer, die leere Hülle. Das ist ein Bild, das umgeht in Bezug auf die Situation von Betroffenen.[32]

Es ist selbstverständlich nachvollziehbar, dass Menschen, die tagtäglich erleben, wie sich ein Angehöriger verändert und zunehmend verwirrter wird, das als ungeheure Belastung empfinden. Zu fragen ist jedoch, welches Bild von Menschen mit Demenz in der Öffentlichkeit transportiert wird, wie es entsteht und welche Konsequenzen es hat – oder haben kann. Ein bekanntes Beispiel: »Er lebt und ist doch tot«, urteilte Helmut Karasek im *Hamburger Abendblatt* 2008 über Deutschlands damals prominentesten Menschen mit Demenz, den brillanten Geist aus Tübingen, Rhetorik-Professor Walter Jens. »Jens lebt – lebt? vegetiert? verkümmert? verendet? – in Tübingen«, fragte Karasek angesichts des Verlustes Jens' bisher geschätzter Fähigkeiten (Hamburger Abendblatt, 07.04.2008, S. 1). Der brillante Geist wird auf seine Brillanz reduziert. Ist die verloren, verliert der Mensch Walter Jens offensichtlich seinen Wert. Dabei geht es nicht um die Frage, ob der unter seinem Zustand leidet; vielmehr scheint der alte Bekannte diesen Zustand nicht aushalten zu können. Von da ist es nicht weit zur Beschreibung der Demenz Frank Ochmanns im *stern* ein Jahr zuvor:

> Bis heute […] endet dieses Leiden so entsetzlich, dass kaum mehr von einem Menschen bleibt als eine welke Hülle und Kinder ihren kranken Eltern nur noch den Tod wünschen, damit das tagtägliche Sterben ein Ende hat. (Frank Ochmann, Der Stern 49/2007)

Was ist entsetzlicher: die Demenz oder die Haltung, in den davon Betroffenen nur noch eine *welke Hülle* zu sehen? Was ist das *tagtägliche Sterben*? Im biologischen Sinne ist es wohl kaum gemeint. Hat der Sterbeprozess etwa eingesetzt und wird – wie auch immer, von wem auch immer – aufgehalten? Wohl kaum. Ohne den Kollegen, die Derartiges formulieren, eine entsprechende Absicht zu unterstellen, drängt sich die Frage auf: Ist eine solche Argumentation die

---

32 Siehe auch Grebe 2015 mit zahlreichen Beispielen und Verweisen.

Wegbereitung der Euthanasie für diejenigen, denen angeblich nichts Menschliches mehr eigen ist und die von ihrem Leiden zu erlösen sind? Was ist dieses Menschliche, was macht den Menschen aus?[33]

Grebe stellt insgesamt eine defizitorientierte Darstellung der Situation von Menschen mit Demenz fest. Erstaunlich ist dagegen Kesslers Feststellung:

> In deutschen Wochenzeitungen werden Menschen mit Demenz primär mit positiven Emotionen, guter Gesundheit und in individualisierten Wohnkontexten dargestellt.[34]

Mag sein, dass sie in deutschen *Wochen*zeitungen, deren Zahl überschaubar ist, eine gewisse Milde im Umgang mit der sonst als besonders bedrohlich angesehenen speziellen Gruppe der alten Menschen mit Demenz gefunden hat. In einem gewissen Spannungsverhältnis steht diese Einschätzung zu ihrer zuvor geäußerten Beobachtung. Der zufolge

> … werden in Nachrichten- und Magazinsendungen oder politischen Debatten primär gesellschaftliche Risiko- und Problemkonstellationen angesprochen, die mit dem demographischen Wandel verbunden sind (z. B. Kostenexplosion im Gesundheits- und Rentensystem). In diesem Zusammenhang werden hochgradig negativ assoziierte Begriffe […] verwendet. (S. 156)

Mit denen wird die sogenannte *Überalterung der Gesellschaft* bedacht. Kesslers Ausführungen lassen den Schluss zu, dass nach ihrer Erkenntnis die gesellschaftliche Entwicklung negativ dargestellt wird, das Schicksal Einzelner dagegen positiv. Zudem stellt sie einen erheblichen Unterschied zwischen verschiedenen Arten von Medien fest, wenn sie zwischen *Wochenzeitungen* und *Nachrichten-* und *Magazinsendungen* differenziert:

> Auf Grundlage der empirischen Forschung in diesem Bereich muss die häufig angestellte Vermutung, dass durch die Medien negative Altersbilder befördert werden, als zu einseitig zurückgewiesen werden. (S. 156)

Allerdings, räumt sie ein, sei der Forschungsstand »noch sehr unvollständig«.

---

33 Auf das Menschenbild gehe ich später ein.
34 Kessler 2015, S. 156, mit einem Hinweis auf eine frühere Veröffentlichung.

Der aussichtslose Kampf der Angehörigen

Es ist allgemein bekannt, dass ein Leben mit Demenz sehr anstrengend sein kann, auch für die Menschen im Umfeld, die mit dem sogenannten *herausfordernden Verhalten* umgehen müssen. Die sind ebenfalls Objekte einer Berichterstattung, die der Kulturwissenschaftler Grebe auf meiner Veranstaltung in Dresden kritisiert hat:

> Dann wird neben der Situation der Betroffenen auch noch die Situation der Angehörigen behandelt. Das ist ein ganz entscheidender thematischer Zusammenhang. Und in diesen defizitorientierten Beschreibungen wird auch da ein düsteres Bild gezeichnet: Alzheimer zerstört die Familie.

Nun ist hinlänglich bekannt, wenn auch zu wenig beachtet, dass die meisten Menschen mit Demenz von ihren Angehörigen versorgt werden – wie es auch meistens Familienmitglieder sind, die jemanden *pflegen*. Das ist zweifellos enorm belastend und übersteigt mitunter die Kräfte der Bezugspersonen bei Weitem.

> Pflegen bis zur Erschöpfung: Wer sich intensiv um demente Angehörige kümmert, ist oft am Ende seiner Kräfte. 59 Prozent geben dies an. Selbst im weiteren Umfeld von Menschen mit Demenz sagt jeder Dritte, oft erschöpft zu sein. Neun von zehn fordern mehr Unterstützung.[35]

So meldet die *DAK Gesundheit* im Oktober 2017 das Ergebnis einer Untersuchung, die der Freiburger Jurist und Gerontologe Thomas Klie für die Krankenkasse angefertigt hat. Das Bild, das die Kasse mit dieser Meldung präsentiert, geht über das Beklagen eines Missstandes hinaus:

> ›Ein überraschendes Ergebnis des DAK-Pflegereports ist die positive Haltung vieler Menschen zu Demenz‹, sagt DAK-Chef Andreas Storm. ›Fast jeder zweite der Befragten mit dementen Angehörigen hält ein gutes Leben mit Demenz durchaus für möglich.‹ (ebd.)

In einer differenzierteren Analyse unterscheiden die Autoren dieses Pflegereports zwei Gruppen: »Angehörige, die an der Betreuung beteiligt sind« und »Angehörige, die sich intensiv um die Pflege und Betreuung kümmern«. In bei-

---

35 DAK Gesundheit, Pressemeldung vom 26.10.2017: Demenz – Angehörige am Ende ihrer Kräfte.

den Gruppen gab jede und jeder Fünfte – neben etlichen Problemen – an »Für mich ist/war es gar nicht so eine große Belastung, wie ich zunächst gedacht habe.«[36]

Dieser Aspekt findet sich nur selten in der medialen Darstellung. Der in DIE ZEIT beschriebene Anspruch »Ich wollte für meinen Mann eine Art Mutter Teresa sein« stellt damit das Aufgeben eigener Bedürfnisse als verantwortliche Angehörige in den Vordergrund. Aber auch in dieser aussichtslosen Lage erkennt die überforderte Ehefrau noch etwas Positives: »Jetzt zeigt mein Mann öfter seine Gefühle […]. Ich denke, der Kopf ist jetzt nicht mehr im Weg.«[37] Unterzugehen droht in der alltäglichen Berichterstattung eine Haltung, die offensichtlich in der Bevölkerung vorhanden ist und die der Kassen-Vorstand so ausdrückt:

Mehr als 80 Prozent aller Befragten wünschen sich jedoch auch mehr Anerkennung für Angehörige und mehr Respekt gegenüber Erkrankten. ›Wir müssen die Krankheit als soziale Tatsache akzeptieren und lernen, Betroffene mitsamt ihrer Persönlichkeit zu respektieren‹, sagt Storm. ›Menschen mit Demenz haben das gleiche Recht auf Würde, Selbstbestimmung und ein sinnerfülltes Leben wie wir alle.‹

Und das gilt auch für ihre Angehörigen. Zu fragen ist, ob Pflege und Versorgung für einen nahestehenden Menschen ein Schicksal ist, mit dem eine Familie geschlagen ist, die selbstverständlich die Verantwortung übernimmt, oder eine Herausforderung und Aufgabe für die Gesellschaft. Auch diese Frage kommt zur Sprache – bei meiner Veranstaltung in Dresden. Heinrich Grebe führt zur Berichterstattung der Medien aus:

Der dritte Zusammenhang, der da behandelt wird – erstens die Betroffenen, zweitens die Familie – ist drittens die gesamte Gesellschaft, also Deutschland als Ganzes, die Welt als Ganzes: ›Alzheimer als Bedrohung für die Weltwirtschaft‹. […]. Wenn man so über Demenz schreibt, wenn man sagt ›das ist die Pest des 21. Jahrhunderts‹, wenn man sagt ›die Demenzrepublik‹, wenn man sagt, das ist die ›Gefahr für die Weltwirtschaft‹, dann wird

---

36 Grafik *Demenz beeinträchtigt Angehörige*, abrufbar unter https://www.presseportal.de/pm/50313/3771441 – abgerufen am 08.06.2018.
37 DIE ZEIT, 7. Dezember 2010, http://www.zeit.de/zeit-wissen/2011/01/Demenz-Alzheimer – abgerufen am 25.01.2018.

das als unüberwindliche Herausforderung, als Bedrohung von apokalyptischem Ausmaß […] dargestellt.

Das ist nicht die drastische Ausdrucksweise von nicht sonderlich gut informierten Boulevardjournalisten. »Forscher warnen vor Auswirkungen von Alzheimer auf Weltwirtschaft«, erschreckte auch das Ärzteblatt seine Leser (www.aerzteblatt.de, 24.06.2011 – abgerufen am 15.02.2018). Nun werden auch in anderen Bereichen Phänomene, die als schädlich für die Gesellschaft angesehen werden, mit martialischen Begriffen bedacht: Von der *Gewalt, die sich wie ein Krebsgeschwür ausbreitet* oder vom *Krebsgeschwür des Drogenkonsums* etwa schreiben Journalisten, die mit einfacher Sichtweise und einfachen Erklärungen einfache Leser beeindrucken wollen. Ob ihre Ausdrucksweise dabei drastisch, aber zutreffend ist, oder schlicht unsinnig, mag die jeweilige Zielgruppe für sich entscheiden, oder diejenigen, die sich damit auskennen.

Der vielbeschworene *Krieg gegen die Drogen* ist nicht nur verloren, sondern war von Anfang an der falsche Ansatz, dieses gesellschaftliche Problem zu lösen oder auch nur in den Griff zu bekommen. Jahrzehntelang verhallte diese Einschätzung von Kriminologen ungehört – heute wird sie zumindest diskutiert, angeregt nicht zuletzt durch eine eindeutige Stellungnahme des ehemaligen Generalsekretärs der Vereinten Nationen, Kofi Annan.[38]

Wohlwollend daneben?

Dass auch ein durchaus gut gemeinter, wohlwollender Artikel im Detail problematisch sein kann, zeigt ein Beispiel aus der Wochenendausgabe der Süddeutschen Zeitung vom 19./20. August 2017.[39] Die Autorin beschreibt den Alltag und die Situation von Menschen mit Demenz in der Tagespflegestätte DIE AUE in Berlin. Bemerkenswert ist die Tatsache, dass der – fast – ganzseitige Artikel unter der Rubrik *Gesellschaft, Familie und Partnerschaft* steht und nicht auf einer Medizinseite, auf der das Thema Demenz oft in der Presse abgehandelt wird. Mit der Überschrift *Das Herz vergisst nicht* steuert der Artikel erkennbar weg von der Hoffnung auf und vom Wunderglauben an eine pharmakologische Lösung.

---

38 Darüber wird in vielen Pressemeldungen berichtet, stellvertretend sei genannt: Kofi Annan fordert Legalisierung von Drogen, ZEIT ONLINE vom 19.02.2016, http://www.zeit.de/wissen/gesundheit/2016–02/kofi-annan-drogen-legalisierung – abgerufen am 15.02.2018. Diese Erkenntnis hat sich inzwischen bis in Polizeikreise herumgesprochen: Z. B. Bund Deutscher Kriminalbeamter fordert Ende des Cannabis-Verbots, Süddeutsche Zeitung, 05.02.2018,: http://www.sueddeutsche.de/panorama/cannabis-legal-bdk-1.3854296 – abgerufen am 17.02.2018.

39 Kristina Ludwig, Das Herz vergisst nicht, Süddeutsche Zeitung, 19./20. August 2017, Nr. 190, S. 48.

Es ist zu merken, dass die Autorin beeindruckt ist und mit Empathie beschreibt und interpretiert, was sie sieht, hört oder aus anderen Quellen erfahren hat. Es mag kleinlich erscheinen, einzelne Begriffe zu hinterfragen, ich mache es aber trotzdem, um die Haltung zu verdeutlichen, die Menschen mit Demenz entgegengebracht wird. Es geht dabei nicht um Fakten, die richtig oder falsch wären. Die Auswahl der Stellen, die ich kritisch sehe, ist subjektiv; anderen Lesern mag anderes auffallen – oder auch nicht. Den Begriff, an dem ich mich stoße, habe ich jeweils hervorgehoben.

Die Geschichte beginnt mit der Frühstücksszene in der Tagesstätte und den alltäglichen Querelen, dass der eine nicht neben dem anderen sitzen will, weil der ihm immer was wegnimmt.

Nach einer Weile bringt eine *Krankenschwester* bunte Holzbausteine.

Nun mag es durchaus sein, dass die Frau, die den alten Herrschaften bunte Holzbausteine bringt, Krankenschwester ist oder früher in diesem Beruf gearbeitet hat. Die Autorin macht mir, dem Leser, nicht klar, ob sie in dieser Funktion tätig ist. Es scheint selbstverständlich zu sein, dass eine Krankenschwester für die Betreuung der alten Menschen zuständig ist. Offensichtlich ist deren Zustand ein medizinisches Problem. Denn die sind da,

… weil sie ein *Leiden* teilen.

Vermutlich ist die Voraussetzung für den Besuch dieser Tagesstätte, dass bei ihnen eine Demenz festgestellt worden ist. Dass die »ein Leiden« ist, schätzt die Autorin so ein oder kolportiert eine weit verbreitete Auffassung. Es ist nicht erkennbar, dass die alten Männer, die sich offensichtlich ganz wohl fühlen, tatsächlich leiden. Aber es scheint klar zu sein, dass eine Demenz ein Leiden ist. Denn

… sie sind an Demenz *erkrankt.*

Nun will ich keinesfalls das Vorliegen einer Demenz bezweifeln – zumal die wahrscheinlich medizinisch diagnostiziert und attestiert ist. Es scheint klar zu sein, dass es dafür allein eine medizinische Interpretation und Bewältigung durch Pflege gibt. Denn Menschen, die in dieser Einrichtung einen Teil des Tages verbringen,

… verlieren Stück für Stück die *Erinnerung an ihr Leben …*

Das mag durchaus so sein; den Nachweis bleibt uns die Autorin allerdings schuldig. Sie hätte die Alten fragen können, hätte erfahren, dass die aus ihrem Leben erzählen – oder auch nicht. Vielleicht hat sie es getan. Wir Leser erfahren es nicht. Es scheint unwichtig zu sein, denn es ist ja allgemein verbreitet, dass die Erinnerung verloren geht. Ob das die Erinnerungen an frühere Stationen des Lebens sind oder an das, was im Moment zuvor geschehen ist, bleibt im Dunkeln.

Wir Leser erfahren die Größenordnung, nämlich die Schätzung von 1,6 Millionen Menschen mit Demenz in Deutschland. Und jedes Jahr

… kommen etwa 300 000 *Patienten* hinzu.

Leider wird den Lesern nicht erklärt, wie diese Zahl zustande kommt: Sind es Hochrechnungen, die Fortschreibung des früheren Auftretens von Demenz, betrifft die Zahl alte Menschen mit vermuteten oder tatsächlichen kognitiven Einschränkungen, sind es festgeschriebene Diagnosen? Darauf könnte hindeuten, dass die Autorin wie selbstverständlich den Begriff *Patienten* benutzt. Der Unterschied dürfte in etwa so groß sein wie der zwischen z. B. der Zahl der Opfer von Straftaten und der polizeilichen Kriminalstatistik: Diese spiegelt die Häufigkeit der Delikte wider, die der Polizei bekannt geworden sind – jene lässt sich nur durch eingehende Untersuchungen, die sogenannte Dunkelfeldforschung mit Befragung der Bevölkerung, annähernd einordnen. Eine jährliche Zunahme von *300 000* nennt man auch bei der Deutschen Alzheimer Gesellschaft, sieht sie aber als nicht besonders stichhaltig an. Grundlage seien »die neueren Resultate aus europäischen Feldstudien« und der Schluss, dass es keine nennenswerten Unterschiede zwischen europäischen Ländern in der Häufigkeit des Auftretens von Demenzen gibt. Der Autor kritisiert den geringen Stichprobenumfang deutscher Erhebungen und dass deshalb zu vermuten sei, die so angestellten Schätzungen seien ungenau.[40]

Wir erfahren, dass der beschriebene Tagesstättenbesucher gern fernsieht,

… aber alle paar Minuten einen *anderen Sender*.

Das ist eine weit verbreitete Gewohnheit, die auch bereits als wichtiger Punkt des Nutzerverhaltens von ganz normalen Fernsehzuschauern untersucht wor-

---

40 Horst Bickel, Psychiatrische Klinik und Poliklinik der Technischen Universität München, Die Häufigkeit von Demenzerkrankungen, Deutsche Alzheimer Gesellschaft e. V., Informationsblatt 1, Juni 2016. https://www.deutsche-alzheimer.de/fileadmin/alz/pdf/factsheets/infoblatt1_haeufigkeit_demenzerkrankungen_dalzg.pdf – abgerufen am 15.02.2018.

den ist. Unterschieden haben die Forscher dabei den *Zapper,* der während der Werbung kurz wegschaltet und dann zurückkehrt zu dem, was er gerade gesehen hat, den *Grazer,* der sich jeweils das heraussucht, was ihm im Moment reizvoll erscheint, und den *Switcher,* der sich nicht entscheiden kann und mehrere Sendung parallel ansieht. Für die Autorin scheint diese Art des Medienkonsums aber ein charakteristisches Verhalten von Menschen mit Demenz zu sein.

Spannung erzeugt ein Autor mit der Thematisierung von Gegensätzen, beim Thema Demenz natürlich der zwischen den Menschen mit Demenz und ihren Angehörigen. Angesprochen ist die 68-jährige Ehefrau des Mannes, der tagsüber in der Einrichtung betreut wird: Sie

… liebt Eisschnelllaufen und Inlineskaten […], (er) bestimmt […] die Geschwindigkeit ihres Lebens.

Das ist bemerkenswert, denn die Sportarten Eisschnelllaufen und Inlineskaten dürften unter Endsechzigern nicht allzu weit verbreitet sein. Sie also steht für das temporeiche Leben einer jung gebliebenen Rentnerin, die von ihrem Mann gebremst wird. Ist das schon schlimm genug, scheint sie zudem seine Gefangene zu sein. Denn sie hat diese

… *Freiheit* […] nur noch zweimal in der Woche.

Es ist also eine Gefangenschaft, aus der sie sich zweimal in der Woche befreien kann. Jemand, der eine solche Situation nicht erlebt hat, kann sich kaum vorstellen, was es bedeutet, Tag und Nacht für einen Angehörigen verantwortlich zu sein, der die Verantwortung für sich nicht mehr wie früher tragen kann. Wer das mitmacht, mag den Zustand durchaus als eine Art Gefangenschaft empfinden. Die Leser erfahren allerdings nicht, ob es in diesem Fall so ist. Aber die Autorin empfindet es so, wenn sie der Ehefrau zuschreibt, zweimal in der Woche ihre Freiheit zu haben. In dieser Zeit

… betreuen *Altenpfleger* Menschen, die nicht alleine sein können, vorbildlich.

Es sind also Altenpfleger, die dort arbeiten, aber unter ihnen scheint es – aus welchen guten Gründen auch immer – eine Krankenschwester zu geben. Als Grund für diese Betreuung benennt die Autorin das Problem der Besucherinnen und Besucher: Sie können nicht allein sein.

Der Träger der Tagesstätte AUE bietet einen umfassenden Service, ein Mitarbeiter

> ... holt jeden *Patienten* von zu Hause ab

..., um diese Patienten in eine Einrichtung zu fahren, in der sie unter Anleitung professioneller Helferinnen und Helfer einen Teil des Tages verbringen. Nur wenigen Lesern wird vielleicht auffallen, dass wieder die Rede von *Patienten* ist. Die Alten sind allerdings nicht auf dem Weg zur Diagnostik oder Behandlung, werden nicht in eine Arztpraxis oder Klinik gefahren, sondern in eine Betreuung. Das ist keine medizinische Maßnahme, sondern eine soziale. Sie mögen vielfältige gesundheitliche Probleme haben, die einer medizinischen Maßnahme bedürfen, aber nicht in dieser Tagesstätte. Aber da die Situation alter Menschen gern und bevorzugt unter dem Blickwinkel von Medizin und Pflege betrachtet wird – egal, ob sie gepflegt, betreut oder unterstützt werden – ist es eigentlich nichts Besonderes, dass die Autorin sie als *Patienten* bezeichnet.

Der Leiter der Einrichtung sammelt selbst mit seinem Kleinbus die alten Leute ein und

> ... an der Türschwelle schaut er in ein Leben hinein, das sich die Leute einmal aufgebaut haben. Er sieht, was davon übrig ist.

Es klingt dramatisch: Das Gegenteil von Aufbau ist Zerstörung. Die Autorin macht ihrer Leserschaft klar, dass das Leben von und mit Menschen mit Demenz zerstört ist. Der Bezugspunkt allerdings bleibt im Dunkeln: Ist das Leben alter Menschen *mit* Demenz völlig anders als das Leben alter Menschen *ohne* Demenz? Ist das Leben alter Menschen mit Demenz nichts mehr wert im Vergleich zum Leben jüngerer oder junger Menschen? Es gehört nicht allzu viel Phantasie zu der Vorstellung, dass auch eine 68-Jährige, auf Kufen und mit Inlinern unterwegs, in absehbarer Zeit ihre Geschwindigkeit reduzieren wird. Ist die Implikation, dass wenig von dem Leben übrig ist, die Einschätzung des alten Herrn, die seiner Frau, des Altenpflegers? Oder hält die Autorin diese Lebensumstände für einen nicht altersadäquaten Zustand? Mit diesen kritischen Anmerkungen soll nicht das Leben mit Demenz – ob man sie selbst hat oder ein Angehöriger – verharmlost werden. Zu fragen ist aber, ob die Dramatisierung in der Schilderung ein Mittel ist, den Text zu gestalten, oder ob das dem Empfinden der beobachteten Personen entspricht.

Interessant ist die Beschreibung der häuslichen Alltagsgewohnheiten der Protagonisten:

> Eine Frau hat jeden Tisch und jede Tür in ihrer Wohnung mit kleinen Zetteln beklebt. Telefonnummern stehen darauf, deutsche Wörter und Schriftzeichen aus ihrer Heimat Japan. Gedächtnisstützen.

Leider erfahren wir nicht, ob das ein besonderes Problem mit der erlernten Zweit-Sprache ist, die allmählich verblasst, oder ob der Japanerin allgemein die Begriffe abhandenkommen. Bemerkenswert ist für die Autorin »ein Herr [...] mit *wachem* Blick«. Das macht es natürlich leichter, Kontakt zu ihm aufzunehmen. Mir fällt dieses Detail auf, weil nach weit verbreiteter Ansicht Menschen mit Demenz dumpf vor sich hindämmern.

Hartmut Baumann *soll* heute ein Törtchen belegen.

Ein missgünstiger Leser könnte das so interpretieren, als sei Hartmut Baumann verpflichtet, in der Einrichtung irgendwie mitzuarbeiten. Es gehört zum anerkannten Konzept vieler Einrichtungen, gemeinsam mit den Gästen den Alltag zu bewältigen. Denkbar ist, dass sie eingeladen werden, sich zu beteiligen, vielleicht auch aufgefordert werden – es aber genauso gut lassen können, wenn sie keine Lust haben. Es entsteht zudem das Bild vor meinen Augen, als würden die Alten sich insgeheim gegen den Zwang auflehnen:

Eine Frau mit *grimmigem Blick* nimmt ein Törtchen in den Mund, das nur mit Pudding bestrichen ist. Die Beeren hat sie vergessen [...] Zweimal hatte sie die Pflegerin *ermahnt,* nicht abzubeißen.

Es ist eine geradezu klassische Situation, wenn man mit Menschen kocht oder backt, bei denen eine unmittelbare Bedürfnisbefriedigung nicht von Konventionen eingehegt ist: Der Appetit auf das, was sie Leckeres vor sich oder sogar in der Hand hat, ist stärker als der Plan, es fertigzustellen. Das wird auch der professionellen *Pflegerin* bekannt sein, so dass fraglich ist, ob sie tatsächlich die alte Dame *ermahnt* oder – ohne tadelnden, drohenden Unterton – versucht hat, sie zu bewegen, der Verlockung zu widerstehen. Der Begriff der Ermahnung lässt an eine maßregelnde, unangenehme Atmosphäre denken. Die scheint sich plötzlich zu entspannen, denn dann »schlägt die Pflegerin ein Spiel vor«. Die Alten *sollen* also nicht spielen, sondern sind nach Schilderung der Autorin dazu eingeladen.
Dabei ist auch

... ein *ehemaliger* Psychologe im Jackett.

Die Frage ist, ob mit dem Eintritt in den Ruhestand aus einem Psychologen ein *ehemaliger Psychologe* wird oder erst mit Auftreten dessen, was gemeinhin als Demenz bezeichnet wird. Diese Frage scheint für die Autorin beantwortet zu sein, trifft sie in der Einrichtung doch auf

… Menschen, die ihre Sprache, ihre Gedanken und schließlich ihre *Persön-lichkeit verlieren.*

Ohne den Hauch eines Zweifels übernimmt sie diese Deutung – auch wenn sie anderes bei ihrem Besuch erlebt hat. So stellt sie uns Hartmut Baumann immer noch als *Grundschullehrer* vor. Und dann ist da die Begegnung mit einer alten Besucherin:

… Von den Szenen ihres Lebens berichtet sie,

wobei nicht klar wird, ob sie die Einzige ist, die sich an zurückliegende Ereignisse erinnert; schließlich verlieren die Alten ja – so erfahren es die Leser – Stück für Stück die Erinnerung an ihr Leben. Allerdings:

Sie spricht ohne Pausen und ohne Logik,

was ich so interpretiere, dass die Kommunikation sehr schwer bis unmöglich war. Die Berichterstatterin hat die alte Besucherin einfach nicht verstanden. Das ist nachvollziehbar. Zu bedenken ist, dass es in dieser Situation eventuell weniger um den Inhalt einer Mitteilung ging als vielmehr um die Beziehung: die Begegnung einer alten Frau mit einer jüngeren. Die eine redet, die andere hört zu. Vielleicht ist das der Kern der Kommunikation in diesem Moment. Wenn ich das allerdings nicht verstehe oder nicht akzeptiere, sogar noch die Standardfrage stelle (was ich der Autorin nicht unterstelle!), welcher Wochentag denn sei, dann sehe ich diese Menschen nur noch als solche,

… die ihre Sprache, ihre Gedanken und schließlich ihre Persönlichkeit verlieren.

Die Kollegin möge mir verzeihen, dass ich so akribisch über ihren Text herfalle. Es geht mir darum, die allgemein verbreiteten Bilder und Zuschreibungen infrage zu stellen, nicht darum, ihre Qualifikation anzuzweifeln. Einfühlsam beschreibt sie treffend mit wenigen Worten, wie verständnisvoll und professionell das Personal auf die Kommunikationsschwierigkeiten des alten Psychologen bei einem Ratespiel reagiert:

›Herr Doktor‹, spricht ihn eine Pflegerin an. ›Kennen Sie ein Gemüse mit P?‹ – ›Ich hab's nicht so mit Gemüse‹, sagt er. ›Das ist nicht so Ihr Gebiet‹, sagt die Pflegerin.

Sie gibt ihm nicht den Hinweis auf Paprika, belehrt ihn nicht, führt ihm nicht vor Augen, dass er – wieder mal – nicht weiß, worum es geht, sondern akzeptiert seinen Ausweg aus dieser potenziell beschämenden Situation.

Natürlich darf in einer solchen Beschreibung der Tagespflege ein Blick in die benachbarte Kindertagesstätte nicht fehlen. Die Spiele, die Erzieherinnen dort anbieten, mögen die gleichen sein wie bei den Alten. Die Situation ist es nicht, ob es nun um »bunte Bastelbilder« oder »Gesellschaftsspiele« geht:

> »Wenn die alten Leute hier auf bunte Dosen werfen, *trainierten* (sic!) sie ihre Hände und ihren Geist.«

Während die Kinder für ihr weiteres Leben lernen sollen, müssen die Alten sich bemühen, ihre Fähigkeiten und Fertigkeiten noch ein wenig zu bewahren, um so deren Abbau zumindest etwas zu verlangsamen. Das ist natürlich sinnvoll. Mich stört die weit verbreitete Haltung, dass für Menschen, denen wir Defizite attestieren, Beschäftigung, Zerstreuung, Spaß nicht genügen. Ich fürchte, dass wir ihnen dieses Vergnügen vielleicht nicht gönnen, wenn es nicht zugleich den Nutzen des Trainings hat.

Die Autorin sieht die Kompetenz der Mitarbeiter, auf ein zentrales Problem der Besucher zu reagieren:

> Ohne die Tagespflege wären viele von ihnen *einsam*, sagt Pflegeleiter Rath. [...] Sie wollen den Alten *Nähe* geben.

Als entscheidende Schlagworte der Ehefrau ihres Protagonisten nennt die Autorin »Liebe«, dass man mit ihm »menschlich umgeht«, dass es sich für ihn »vertraut anfühlt« – was alle Menschen brauchen, Menschen mit Demenz wegen ihrer Verletzlichkeit und eingeschränkten Möglichkeiten aber besonders. Aber dieses Menschliche scheint nicht zu genügen ohne die professionelle Perspektive. Was sie da beobachtet, erscheint ihr aber fragwürdig. Etwa die

> ... Grenze zwischen einer *medizinisch sinnvollen* Betreuung für Vergessliche und einem Kindergarten für Erwachsene.

Aber wieso muss oder kann die Betreuung *medizinisch sinnvoll* sein? Was ist überhaupt medizinisch sinnvoll? Gibt es eine Aussicht auf Heilung, Besserung oder zumindest die Möglichkeit, den augenblicklichen Status zu erhalten? Brauchen Vergessliche überhaupt medizinische Betreuung über andere mit dem Alter einhergehende gesundheitliche Beeinträchtigungen hinaus? Wir erfahren es nicht und die Autorin stellt sich diese Fragen offensichtlich nicht. Was macht den *Kindergarten* aus – die Tatsache, dass die Alten sich mit Dingen beschäftigen, die die Autorin als nicht angemessen für Alte einschätzt?

Schließlich holt sie sich Rat bei der *Fachgesellschaft für Palliative Geriatrie.* Deren Experten kenne ich als hervorragende Gesprächspartner – wenn es darum geht, die letzte Phase im Leben alter Menschen zu gestalten. Aber so weit sind die Tagesstättenbesucher offensichtlich noch nicht. Bei denen geht es um das Leben im Augenblick, um eine Perspektive für ein vielleicht sogar gutes Leben mit Demenz. Vielleicht haben sie eine Zeit vor sich, in der sie schwerstpflegebedürftig sein werden und völlig immobil. Dann ist es in der Tat eine Herausforderung für Pflegekräfte und evtl. Mediziner, zum Beispiel das befürchtete Druckgeschwür infolge des langen Liegens, den Dekubitus, zu vermeiden. Vor dieser Phase haben sie eine lange Zeit, in der die Herausforderung darin besteht, ihnen die Teilhabe am gesellschaftlichen Leben zu ermöglichen. Das sieht die Autorin auch; schließlich greift sie das Thema der Einsamkeit auf. Vielleicht gelten die Palliativ-Experten aber auch deshalb als die richtigen Ansprechpartner, weil aus medizinischer Sicht bei der sogenannten Alzheimerdemenz nichts zu machen ist. Ist der Patient – wie es bisweilen immer noch bei Schwerkranken heißt – *austherapiert,* ist das die Stunde der Spezialisten für Symptomkontrolle und Schmerzlinderung.

> Wie es den *dementen Menschen* in der Tagespflege ›Die Aue‹ gefällt, ist nicht leicht zu sagen. Wer alles vergisst, kann schließlich *schwer berichten.*

Da hat sie recht. Allerdings lässt sich nicht nur durch einen verbalen Bericht über einen verlebten Tag feststellen, ob sich jemand wohl gefühlt hat, sondern auch und gerade durch seinen Zustand, seine Stimmung, seine Anspannung oder Entspannung, seine gute oder schlechte Laune. Mich stört an dieser Feststellung aber etwas anderes: Es hat sich eingebürgert, nicht von *den Dementen* oder *dementen Menschen* zu reden, sondern von *Menschen mit Demenz.* Das ist der Gegensatz zu einer Betrachtung, die diese Menschen auf ihre Demenz reduziert, auf ihre tatsächlichen oder vermuteten kognitiven Defizite, durch die sie ihre Persönlichkeit verloren haben sollen.

Gewiss, es mag kleinlich anmuten, vor allem bei einem einfühlsam und gut geschriebenen Artikel. Es sind die kleinen Nuancen, die eine Schranke aufbauen zwischen uns, den sogenannten Normalen, und den anderen, die seltsam sind und deshalb nicht zu uns gehören.

Die Wirkung der Bilder

Ich kann einiges, und ich will für mein Geld arbeiten.
Helga Rohra, Demenzaktivistin

Welche Folgen haben Bilder auf die Menschen, denen sie zugeschrieben werden? Der Zuschreibungsprozess lässt sich aus verschiedenen Blickwinkeln betrachten. Zum einen ist es interessant zu analysieren, welche Definitionsmacht diejenigen haben, die das Etikett *dement* vergeben, zum anderen, welche Gegenwehr den davon Betroffenen möglich ist. Zuspitzen möchte ich die Betrachtung auf die Frage, welche Wirkung eine derartige Zuschreibung auf die Vorstellung haben kann, die andere und die Betroffenen selbst von Menschen mit Demenz haben. Schließlich ist zu fragen, wie diese Bilder die Handlungsmöglichkeiten beeinflussen. Es ist ein großer Unterschied, ob dementielle Veränderungen bei Menschen im hohen Alter auftreten oder bei jüngeren, die sogar noch berufstätig sind.

Die Simultandolmetscherin Helga Rohra, die mit Mitte Fünfzig die Diagnose *Lewy-Körperchen-Demenz* erhalten hatte, suchte Rat bei der Alzheimer Gesellschaft München, wie sie mir in der Sendung DER TALK im NDR-Hörfunk erzählt hat.:

> Die Sozialpädagogin hat mir geraten, ich soll zu dem Arbeitsamt gehen, um mich da zu melden Ich brauchte ja einen Status; ich hatte damals meine Kasse als Freiberuflerin selber gezahlt – die Krankenkasse und alles. Ich hatte jetzt keine Aufträge mehr, und ich sollte mich informieren. Und bei dem Erstgespräch war es so: Da hat man mich gar nicht gefragt eigentlich so, was ich noch machen könnte oder machen will. Die haben nur gesagt: Sie müssen am Anfang jetzt ihr Vermögen verbrauchen und dann, ja und dann sehen wir weiter.

Als Freiberuflerin war Helga Rohra nicht gegen Arbeitslosigkeit versichert. Wer bei einer solchen Berufstätigkeit seine Kunden und damit seine Einnahmequelle verliert, ist darauf angewiesen, im *Jobcenter* Leistungen nach SGB II – landläufig als *Hartz IV* bezeichnet – zu beantragen. Geprüft wird dann zunächst die sogenannte Bedürftigkeit: Antragsteller sind verpflichtet, alle vorhandenen anderen Einnahmequellen zu nutzen und ein eventuell vorhandenes Vermögen – bis auf einen sogenannten Schonbetrag – aufzuzehren.

Dann hab ich das verbraucht, dann – was heißt ›Vermögen‹? – das war eine Summe, für München, für mich und meinen Sohn – wie gesagt, ich bin alleinerziehend – das ging relativ schnell weg und dann, ja dann bin ich nochmals hingegangen und habe gesagt: ›Jetzt hab ich nichts mehr, ich möchte gerne arbeiten, damit ich …‹ – ja, ich habe gefühlt, ich hab noch Ressourcen, ich will denen nicht erzählen, was ich alles nicht mehr kann, ich kann einiges, und ich will für mein Geld arbeiten. Das nannte sich Integrationsfachdienst.

Das war die Dienststelle, bei der sie nach ihrem Gefühl genau richtig war. Helga Rohra hatte aber eine Vorstellung von Integration, die anders war als die Auslegung der Sozialgesetzbücher durch die Mitarbeiterin des Jobcenters, wie sich schnell in dem Gespräch herausstellte.

Und dann hat sie gemeint: ›Ja, das ist Alzheimer, das ist ja keine Behinderung, also es gibt für sie nichts.‹ Und das hat mich sehr getroffen, dass nichts über – ja, das Wort Integration heißt ja ›Was kann der Mensch, wie kann er gefördert werden, um an der Gesellschaft teilzuhaben?‹ Ich wäre bereit gewesen, irgendetwas zu machen, was ich kann, wissen Sie, es muss jetzt nicht – ich könnte gar nicht mehr mit den Sprachen, die sind weg. Ich kann noch Englisch und meine Muttersprache Deutsch, kann nicht mehr am Laptop. Das sind meine Einschränkungen. Ich könnte auch nicht in einem Gebäude vom fünften Stock – ich weiß jetzt nicht – nach unten, ich würde mich dort verlaufen. Aber ich kann sicher einiges. Und da hab ich gebeten, dass man mir die Chance gibt.

Es war ihr – wie vielen anderen – wichtig, weiter in der Gesellschaft wirksam zu sein. Das zu ermöglichen, ist offizielles Ziel der Politik – seit dem 26. März 2009 ist das Übereinkommen der Vereinten Nationen über die Rechte von Menschen mit Behinderung auch in Deutschland verbindlich.[41] Dieses politische Ziel ist aber nicht unbedingt handlungsleitend für die Mitarbeiterin eines Amtes gegenüber einer Frau mit Demenz.

Ja, und da wurde mir gesagt: ›Ja, warum wollen Sie das?‹ Meine Antwort: ›Jeder Mensch braucht einen Sinn, ganz gleich, ob er am Anfang der Demenz

---

41 Informationen dazu z. B. auf der Website des Bundesarbeitsministeriums http://www.bmas. de/DE/Themen/Teilhabe-Inklusion/Politik-fuer-behinderte-Menschen/rechte-von-menschen-mit-behinderungen-langtext.html?nn=67546 – abgerufen am 17.02.2018.

ist, in der Mitte, am Ende. Ich sag Ihnen, ich will einen Sinn haben, ich will, ja, ich will etwas tun, ich will mich daran freuen.‹

Für die Mitarbeiterin war offensichtlich die Schlussfolgerung *attestierte Demenz – Erwerbsunfähigkeit – Rente/Grundsicherung* einfacher zu ziehen, als zu überlegen, mit welcher Unterstützung die vor ihr sitzende Helga Rohra an welchem Arbeitsplatz noch etwas Sinnvolles für sich und die Gemeinschaft tun könne. Deren Absicht, weiterhin zu arbeiten, mag im Amtsalltag außergewöhnlich sein, in dem die sogenannten *Kunden,* also die Antragsteller, meist froh sind, der Tretmühle des Erwerbslebens endlich und endgültig zu entfliehen.

Und da hat sie gemeint: ›Da gehen Sie Kaffee ausschenken im Altenheim.‹ Und hat mir dann auf die Schulter geklopft und ›ja, wenn Sie's geschafft haben, dann sagen Sie mir Bescheid!‹ Da habe ich mich wieder sehr alleine gelassen gefühlt.

Es geht nicht darum, der Mitarbeiterin mangelndes Engagement für ihre *Kundin* vorzuwerfen. Die fiel für sie wahrscheinlich nicht unter die Regelung des Sozialgesetzbuches IX – *Rehabilitation und Teilhabe behinderter Menschen* –, sondern unter die des *Rentenrechts* in SGB VI, auch wenn die Kundin sich dagegen wehrt.

Ich denke, wenn ich einen Status hätte, dass ich einen Ausweis habe, da steht ›*durch Demenz ein Grad der Behinderung*‹, dann habe ich – ich sag' jetzt mal – einen Platz in dieser Gesellschaft. Ich habe einen Platz, ich kann auf Integrationsmaßnahmen zurückgreifen. Ich habe, ich habe, ich habe diese Rechte, die ein Behinderter hat. Und Demenz ist eine nicht sichtbare Behinderung. Das hat damit nichts zu sagen, wenn jemand körperlich ganz in Ordnung ist, aber er kann es vom Kopf her nicht schaffen, dann ist es genauso eine Behinderung. Und dieser Status steht uns zu. Dann würde ich anders behandelt werden.

Das ist nicht nur ein persönlicher Wunsch einer Frau mit Demenz, sondern wird unter Fachleuten als eine sinnvolle rechtliche Regelung diskutiert. So äußert auch Thomas Klie, Menschen mit Demenz seien unter den Schutz der UN-Behindertenrechtskonvention zu stellen (u. a. Klie 2015).

Wahrscheinlich hatte die Frau vom Integrationsfachdienst schon die bürokratische Wortschöpfung der *Rechtskreiswechslerin* im Blick: Irgendwann würde Helga Rohra dann in den Gefilden des SGB XI – der Pflegeversicherung – landen. Das mag für sie nicht einsehbar sein, ist aber Realität in deutschen Amtsstuben. Es entspricht ja auch dem Bild, das in den Medien von einem großen Teil der Alten allgemein und insbesondere von Menschen mit Demenz gezeichnet wird – unabhängig von deren Alter. Helga Rohra rief nicht die Assoziation der *Seniorin* hervor, die zu einer attraktiven, aktiven und vitalen Gruppe gehört – denn als solche säße sie nicht vor einer Mitarbeiterin einer Institution, die man im weitesten Sinne der Sphäre der Armutsverwaltung zurechnen kann.

Die Berliner Psychologin Eva-Marie Kessler erklärt den Zusammenhang zwischen gesellschaftlichen Altersbildern und den Handlungsmöglichkeiten derer, denen solche Bilder zugeschrieben werden. Im Mittelpunkt stehen *Modelle intergenerationeller Interaktion,* also die Kommunikation zwischen alten und jungen Menschen (Kessler 2015, S. 150). Die nehmen – salopp gesagt – die Alten nicht ganz für voll, wollen aber nett zu ihnen sein und reden entsprechend mit ihnen im *patronizing talk.* Der ist gekennzeichnet durch »Vereinfachung des Vokabulars und der Grammatik, höhere Lautstärke, Oberflächlichkeit, übertriebene Positivbewertung und die Beschränkung auf alterstypische Themen, bevormundende Äußerungen« (S. 150). Das ist etwas anderes als die Haltung einer durchaus unterstützenden Kommunikation, die sich Helga Rohra in Situationen wünscht, in denen sie den Gesprächsfaden verloren hat: *Du hast davon gesprochen …* Zu fragen ist allerdings, ob die *alterstypischen Themen* tatsächlich das sind, was alte Menschen interessiert, oder eher die Vermutungen der Jüngeren widerspiegeln. Die Folge ist, dass die Alten sich unverstanden und wenig respektiert fühlen und das Selbstvertrauen in ihre Fähigkeiten und die Kontrolle über diese verlieren. Das Spektrum ihrer Handlungsmöglichkeiten wird dadurch kleiner, da andere ihnen weniger zutrauen und sie sich schließlich selbst auch. Es mündet in die *Aufgabe von Autonomie* – auf diesen Begriff gehe ich später ein.

Nicht so bei Helga Rohra. Die Kluft zwischen ihren Wünschen, ihrer Vorstellung von Integration und der institutionellen Sicht der Mitarbeiterin des Jobcenters hat sie nicht resignieren lassen, sondern geradezu angestachelt. Das mag an ihrer Persönlichkeit, an ihrer Bildung und ihrem bis dahin ausgeübten kommunikativen Beruf als Dolmetscherin liegen sowie an der Tatsache, dass sie in ihrem Stadium der Demenz zwar von Ausfallerscheinungen berichtet, aber im Gespräch einen orientierten und präsenten Eindruck macht. Deshalb habe ich darauf verzichtet – wie ich es bei anderen Interviews durchaus mache – eventuelle Versprecher rauszuschneiden. Das war bei ihr nicht erforderlich. Und wo sie nach Worten gesucht hat, ist das erkennbar.

Zudem hat Helga Rohra die Ermutigung und Unterstützung in der Alzheimer Gesellschaft und der Einrichtung *Demenz Support Stuttgart* erfahren. Ihre Berufung hat sie in der Tätigkeit als Demenzaktivistin gefunden.

Es gehört nicht viel Phantasie dazu, sich in die Situation der Mitarbeiterin des Jobcenters hineinzuversetzen. Vor ihr sitzt eine ältere Frau, die offensichtlich – wie man so sagt – *neben der Spur* ist, ablesbar an der mitgebrachten medizinischen Diagnose und bestätigt in ihrem Verhalten: Aus der Sicht der Institution sollte sie – trotz aller finanziellen Einschränkungen – froh sein über das Angebot, sich nicht mehr um Erwerbsarbeit bemühen zu müssen. Dass es der *Kundin* zu wenig ist, zuhause auf dem Sofa zu sitzen oder im benachbarten Park Enten zu füttern, scheint für die Fachfrau nachvollziehbar zu sein. Die Anmutung einer Berufstätigkeit gönnt sie ihr: *Da gehen Sie Kaffee ausschenken im Altenheim.* Ob sie ihr das zutraut, könnte fraglich sein: *Wenn Sie's geschafft haben, dann sagen Sie mir Bescheid!* Ihr Verständnis und eine gewisse Nähe drückt sie auch körperlich aus: *... und hat mir dann auf die Schulter geklopft.* Das kann man nett und einfühlsam finden – oder übergriffig. Die Kommunikation zwischen der *Amtsperson* und ihrer *Kundin,* die natürlich keine ist, weil sie nicht die Wahl hat, zu einem anderen Anbieter der gewünschten Leistung zu wechseln, ist schwierig. Der Kontakt zwischen verschiedenen Generationen ist es mitunter auch: Eva-Marie Kessler kommt zu dem Schluss, dass Jüngere ein Gespräch mit Älteren als anstrengend und unbefriedigend empfinden. (Kessler 2015, S. 150) Das gilt erst recht, wenn das Gegenüber auch noch eine attestierte Demenz hat.

Stereotype des Alters

Es lohnt, bei der Wirkung der Altersbilder genauer hinzusehen. Kessler im Gespräch:

> Wir werden schon früh im Lebenslauf mit Altersstereotypen konfrontiert. In den Medien oder in Schulbüchern sieht man vielleicht schon die Oma am Krückstock, und natürlich ist es so, dass unsere eigenen Erfahrungen im Lebenslauf, etwa der Kontakt mit älteren Personen – z. B. eine Großmutter, die ich sehr bewundere – das Altersbild prägen.

Wir freuen uns über die Aussicht, im Gegensatz zu den Generationen vor uns nicht nur im Ausnahmefall alt werden zu können. Wir wollen vielleicht *alt werden,* als etwas, das in ferner, sehr ferner Zukunft vor uns liegt. Wir wollen aber nicht unbedingt *älter* werden – und *alt sein* schon gar nicht. *Alt werden ist nichts für Feiglinge* hat der Filmschauspieler Joachim Fuchsberger sein Buch zu diesem Thema 2014 überschrieben und bog in einem weiteren Band auf die *Zielgerade* (2014) ein.

Herrad Schenk beklagt, dass sich zwar in den vergangenen Jahrhunderten die Lebenswirklichkeit alter Menschen erheblich verbessert habe, aber »das kulturelle Altersstereotyp davon unberührt geblieben und nach wie vor negativ« sei:

Demnach gelten alte Menschen generell immer noch als schwach und hilfsbedürftig, als passiv und leidend, gebrechlich und anfällig, als leicht vergesslich bis verwirrt. Man stellt sie sich konservativ, wenig flexibel, intolerant vor, sieht sie außerdem als isoliert, einsam und verbittert. Diese Eigenschaften, die seit Jahrhunderten dem Alter stereotyp zugeschrieben werden, sind das genaue Gegenteil von all dem, was in unserer Gesellschaft hoch bewertet wird, nämlich Aktivität, Stärke, Gesundheit, intellektuelle Leistungsfähigkeit, physische Attraktivität, Flexibilität, Unabhängigkeit. Auf diesem Hintergrund ist es nur zu verständlich, dass niemand für alt gehalten werden möchte. (Schenk 2011, S. 29)

Sie listet die unterschiedlichsten Aktivitäten auf, die den Alten zur Verfügung stehen, die in ihren späten Jahren von alten Zwängen – der Berufstätigkeit – befreit sind, betont die große Unterschiedlichkeit der Lebenssituationen und erwähnt fast am Schluss eher beiläufig ein entscheidendes Merkmal:

Die finanzielle Situation der Alten von morgen (der jetzt im mittleren Alter stehenden Menschen) wird vermutlich insgesamt weniger günstig sein. Umso wichtiger ist es, die Menschen zu befähigen, sich Zugang zu den positiven immateriellen Facetten der neuen Kultur des Alters zu verschaffen. (S. 39)

So kann man es auch sehen und damit die sozialpolitische Herausforderung der Armut in dieser Gesellschaft – nicht nur für Alte – ausklammern. Schöner hat es nur Udo Jürgens besungen: »Was wirklich zählt auf dieser Welt, bekommst du nicht für Geld«.[42]

Kessler hält die Ressourcen, die jemand zur Verfügung hat, für bedeutsam, sei es die Gesundheit oder die sozioökonomische Lage, die Auswirkungen auf das eigene Altersbild haben. Stelle ich mir vor, gesund und finanziell einigermaßen abgesichert alt zu werden, habe ich ein besseres Bild von dem, was mich mal erwarten mag, als wenn das nicht der Fall ist. Gleichzeitig betont sie aber auch die Bedeutung der Fähigkeit, mit widrigen Umständen umzugehen. Die ist sehr unterschiedlich ausgeprägt und bestimmt das Bild von den Möglich-

---

42 Text: Walter Brandin. Wer's hören und sehen möchte: https://www.youtube.com/watch?v=JLwKF0-_ ISk – abgerufen am 08.06.2018.

keiten, auch mit Einschränkungen im Alter fertig zu werden. Etwa der Tatsache, immobil auf einen Rollstuhl angewiesen oder bettlägerig zu sein.

Es gibt solche, die sich da sicher irgendwie gehen lassen, depressiv werden, und solche, wo man das findet, was man *Resilienz* nennt, eine Widerstandsfähigkeit, die sich darin ausdrücken kann, dass man eine positive Ausstrahlung auch anderen Menschen gegenüber hat. Wenn man das erlebt hat – eben nicht nur die Großmutter, die noch bis zum Lebensende auf dem Tennisplatz stand und viel Geld hatte – kann das das Altersbild in positiver Weise prägen.

Zweifellos, auch wenn diese Betrachtung ein Risiko birgt. Der Begriff *Resilienz* stammt ursprünglich aus der Materialforschung und bezeichnet die Eigenschaft eines Werkstoffs, etwa beim Verbiegen ohne Schaden in seine ursprüngliche Form zurückzuschnellen. Übertragen auf psychische und soziale Phänomene wird er inzwischen kritisch gesehen: *Fit für die Katastrophe?* fragen die Autoren eines Sammelbandes für die Organisation *medico international* und prangern die Haltung an, den Einzelnen die Verantwortung zuzuschieben, mit diesen Katastrophen fertig zu werden, statt die Frage nach den Verursachern und den gesellschaftlichen oder globalen Zusammenhängen zu stellen (medico international 2017, S. 15).

Es kann zudem bedeuten, den Alten die alleinige Sorge für ihr gelingendes Altwerden mit all den positiven Eigenschaften, dem *erfüllten Lebensabend* mit körperlicher Fitness oder zumindest dem positiven Umgang damit, falls die nicht mehr gegeben sein sollte, zu überantworten.

Die Situation derer, die zwar angegriffen, aber – nach Einschätzung der Menschen in ihrer Umgebung – erfolgreich durchs Leben gehen, kann sich wandeln. Die Wahrnehmung durch diese Menschen bleibt aber vielleicht gleich.

Wir haben eine Tendenz als Menschen, wenn wir einmal etwas im Kopf haben, dass wir selektiv auf der Suche sind nach bestimmten Informationen; und deswegen verfestigt sich wahrscheinlich dieses Stereotyp. Es wird natürlich auch durch die persönlichen Erfahrungen beeinflusst, so dass Menschen, wenn sie älter werden, dann sehr unterschiedliche Altersbilder haben: Die einen positive – im Sinne von: Trotz Herausforderungen im Alter kann ich noch mich weiterentwickeln. Dann gibt es solche, in deren Denken das Alter ein einfacher Abbauprozess oder Verfall ist.

Die Zusammenhänge sind aber noch nicht hinreichend erforscht, gibt die Psychologin Kessler zu bedenken: Werden etwa Stereotype überlagert, vielleicht korrigiert durch persönliche Erfahrungen? Es ist ja vorstellbar, dass jemand die Gebrechlichkeit seiner bewunderten Großmutter durchaus wahrnimmt, die aber infolge der emotional positiven Beziehung geflissentlich übersieht.

Es ist erst mal sehr plausibel anzunehmen, dass auch unsere persönlichen Kontakte mit Älteren unsere Altersbilder prägen. Aber die Frage ist, ob nicht doch diese tief verankerten kulturellen Stereotype, die immer wieder ›aufploppen‹, auch in den Medien, in Sprichwörtern, ob die nicht doch unser Altersbild viel mehr prägen.

Ob nun jemand mit modischer Kleidung dem Jugendwahn anheimfällt, sich – sofern es finanzierbar ist – mit sogenannten *Anti-Aging*-Programmen straffe Haut, federnden Gang und körperliche Spannkraft zu erhalten sucht, so wird doch irgendwann das fortgeschrittene Alter nicht mehr zu kaschieren sein. Das ist ein Thema für viele Patienten des Gerontopsychiaters und Psychotherapeuten Reinhard Linder:

Alt werden scheint ja mit einigen Veränderungen einherzugehen, die nicht beeinflussbar sind, und dazu gehört, dass der Körper sich verändert. Der Körper verändert sich in toto, insgesamt. Das heißt, alle Organe des menschlichen Körpers sind von Alterungsprozessen betroffen, auch das Gehirn. Das Altern selber ist keine Krankheit. Aber die Alterungsprozesse wiederum führen zu einer größeren Verletzbarkeit, Verletzlichkeit des Gehirns für Krankheitsprozesse, die im Alter sehr viel häufiger sind. Insofern ist es eine realistische Sicht auf das Alter, damit zu rechnen, dass sich Veränderungen einstellen und dass aus diesen Veränderungen auch leichter Krankheiten entstehen können.

Da ist es dann schwierig, die Grenze zu ziehen zwischen dem, was man als altersbedingten Abbau betrachten kann oder – jenseits einer imaginären Linie – als eine krankhafte Veränderung. *Ist Altern eine Krankheit?* fragen deshalb auch z. B. Rüdiger Dammann und Reimer Gronemeyer (2009) und verneinen diese Frage eindeutig. Die Konsequenzen, die Menschen ziehen, die Anzeichen des Alterns an sich entdecken – und wer tut das nicht? – sind unterschiedlich. Die einen fügen sich in ihr Schicksal, wobei zu fragen ist, ob sie sich mit dem begnügen, was sie noch können, oder vorauseilend mögliche Einschränkungen akzeptieren, weil das ihrem Bild von den Möglichkeiten in ihrem Alter entspricht. Andere lehnen sich auf und nehmen sich Freiheiten heraus, die einzufordern sie sich zuvor nie getraut haben – wie Bertolt Brechts literarische *Unwürdige*

Greisin. Wer immer viel Wert auf seine Fitness gelegt hat, tobt vielleicht weiterhin über den Tennisplatz oder stürmt aufs gegnerische Tor, angesichts dessen, was Eva-Marie Kessler

> … die narzisstische Kränkung durch das Alter nennt, wo dann jemand aufbegehrt dagegen, indem er sich beweisen muss, dann aber wiederum immer wieder frustriert darüber ist und sich dann sowas wie eine Depression entwickelt. Das kann natürlich sein, aber dass jemand, der immer noch über die Ressourcen verfügt, über körperliche Ressourcen, und sich nicht beirren lässt von so einem negativen Stereotype, das ist doch eine ganz große psychische Stärke, die da jemand an den Tag legt – sich auch zu widersetzen gegenüber solchen Zuschreibungen.

Die Möglichkeit, sich gegen derartige Zuschreibungen zu behaupten, ist auch begründet in der Art, wie man ältere Menschen und das Alter in eigenen früheren Jahren betrachtet hat.

> Wenn man mit der Annahme ins Leben reingeht ›ach, im Alter, da geht doch nur alles bergab, das ist doch nur eine Phase des Leidens‹, dann nehme ich auch ganz selektiv genau solche Dinge in meiner Umwelt wahr. Wenn da ein älterer Mann im Rollstuhl, der blind ist, an mir vorbeifährt, dann sehe ich darin mein eigenes Bild bestätigt. Und sehe dann vielleicht nicht die 90-jährige Tennisspielerin. Die geht gar nicht ein in mein Altersbild. Oder ich denke, das ist doch die Ausnahme von der Regel.

Diese Bilder von alten Menschen werden schließlich zu einem Altersselbstbild, weist Kessler auf eine sich selbst erfüllende Prophezeiung hin, die sich in Langzeituntersuchungen gezeigt hat: Menschen, die in ihrer Jugend ein negatives Altersbild hatten, erleben ihr eigenes Alter eher negativ. Dem kann man nicht begegnen, indem man das Bild schlicht ins Gegenteil verkehrt. Die Psychologin fordert vielmehr ein differenziertes Altersbild:

> Nämlich, dass das Alter eine Lebensphase ist, die Herausforderungen mit sich bringt, die Probleme mit sich bringt, die aber auch Potentiale, Chancen hat. Also es geht da nicht um Schönfärberei, nach dem Motto, das Alter ist doch eigentlich die beste und glücklichste Lebensphase, wo man die wenigsten Probleme hat. Sondern es geht darum, das Alter in all seinen Facetten wahrzunehmen.

Und dann auch noch Demenz

Meine Frau nimmt mich einfach bei der Hand,
und dann geht's los – Hans-Ulrich, 61

Zur Wahrnehmung des Alters in all seinen Facetten gehört dann manchmal auch das, was wir als Demenz bezeichnen.

> Demenz ist schlimm für die Betroffenen im Anfangsstadium, das heißt zu merken, man funktioniert nicht mehr so wie früher, man wird vergesslich, eventuell von der Umgebung ausgelacht oder nicht verstanden, ist schlimm. Im späteren Stadium ist wahrscheinlich Demenz für die Betroffenen gar nicht so belastend; sie wird schlimm für die Angehörigen.

Das ist die Erfahrung des Gerontopsychiaters und ehemaligen Heimarztes Jan Wojnar, an der er mich im Gespräch teilhaben lässt.

Von diesem Anfangsstadium berichtet Hans-Ulrich, einundsechzig, dessen Familienname hier verschwiegen sei; er hat es in seiner Familie erlebt. Der Jurist war ehemals leitender Angestellter eines großen Versicherungskonzerns. In einem ruhigen Moment auf einer Reise sprachen er und seine Frau darüber, dass er des Öfteren nicht mehr wusste, was im Augenblick zuvor geschehen war. Durchblutungsstörungen konnten die Ärzte ausschließen, auch den Verdacht einer Depression. Übrig blieb schließlich eine *Demenz vom Typ Alzheimer*, wie die Ärzte sagten. Kurze Zeit zuvor war er in Rente gegangen, Jahre vor der regulären Altersgrenze. Seine Firma praktizierte das, was man in Wirtschaftskreisen ein *sozialverträgliches Abschmelzen der Belegschaft* nennt. Hans-Ulrich erhielt eine durchaus attraktive Abfindung. Die Kehrseite:

Plötzlich war der Halt eines geregelten Arbeitsalltags weg. Sicherlich wäre es gewagt, darin den Auslöser einer Entwicklung zu sehen, die Mediziner schließlich als Demenz diagnostizierten. Und es liegt mir fern, über mögliche Ursachen zu spekulieren – sofern es eine solche Kausalität überhaupt gibt. Aber der zeitliche Zusammenhang zwischen dem plötzlichen Ausscheiden aus dem Berufsleben und dem Auftreten dementieller Symptome fällt schon ins Auge. Vielleicht werden bereits vorhandene Probleme in einer solchen Situation plötzlich sichtbar?

Hans-Ulrich sitzt am Esstisch in seinem gepflegten Einfamilienhaus im Vorort einer norddeutschen Großstadt. Ruhig und gefasst erzählt der sportlich und fit wirkende Mann von den Alpträumen, die ihn nach der Diagnose plagten:

Ja, dass man irgendwann hilflos, völlig hilflos ist und nur noch auf andere angewiesen ist, wo man sonst eigentlich sehr selbstständig immer war.

Früher – betont er und es wirkt glaubhaft – war er der *Chef im Ring*. Das ist jetzt anders. Nach Jahrzehnten des Zusammenlebens müssen die Eheleute ihre Beziehung neu definieren:

> Zurzeit bin ich, meine ich, noch nicht so eingeschränkt, dass ich irgendwie völlig betreut werden müsste und dergleichen mehr. Sondern meine Frau nimmt mich einfach bei der Hand, und dann geht's los. Und da gibt's – sie macht dann Vorschläge, was wir unternehmen können, und das machen wir dann auch. Da gehe ich also regelmäßig mit. Sagen wir es mal so: Ich bin also nicht der Anstifter, sondern da ist sie die Anstifterin und will mich auf Trab halten.

Das Paar reist viel – sie können es sich leisten. Gemeinsam durchstreifen sie europäische Großstädte, genießen Kultur und anregende Atmosphäre. Schwierigkeiten – die gibt es, wenn Hans-Ulrich darauf besteht, seine Selbstständigkeit zu wahren, vor allem zuhause, in der vertrauten Umgebung des Hauses, das auch schon sein Elternhaus war:

> Ich kann mich also hier sehr gut orientieren. Meine Frau ist da etwas zurückhaltender, möchte also zum Beispiel nicht, dass ich alleine mit dem Fahrrad zum Friedhof fahre oder so und gieße. Da hat sie immer Angst, dass ich nicht wiederkomme. Aber das sehe ich eigentlich locker, und jetzt habe ich inzwischen auch wieder denn hingekriegt, dass ich auch mal wieder alleine mit dem Fahrrad durch die Gegend fahren kann, weil ich die ganze Gegend hier eigentlich seit fünfzig Jahren kenne. Da ist eigentlich, hab ich mich bisher nie verirrt. Und Leute und andere denken dann immer, ich – das ist ganz gefährlich, wenn ich losfahre, weil ich die Verkehrsregeln nicht mehr kenne und totgefahren werde und so. Und da gehe ich eigentlich immer gegen an und möchte auch mal gerne denn ins Grüne da hinten radeln, […], das ist alles sehr schön. Aber da hat meine Frau immer Angst.

Er hat versucht, sie zu beruhigen: Sie sind *zusammen* mit dem Rad gefahren, er vorweg. So konnte sie sehen, dass er's sehr wohl noch kann. Ein neuer – eigentlich ganz alter – Freiraum, den er sich für den Moment erkämpft hat.

Das macht mir keinen Stress, das ärgert mich nur, dass man kein Vertrauen hat, wenn ich sage: Ich kann das, dass man nicht auch dazu steht. Das ist ja schließlich mein Risiko, das nehme ich in Kauf. Wenn irgendwas passiert, dann fall ich eben auf die Nase oder wer weiß, was auch immer. Und ich nehme auch das in Kauf – oder ich sage mal so, meine Frau legt Wert darauf, dass ich immer Geld dabeihabe, um meinetwegen einen Anruf zu tätigen oder ein Taxi zu holen, dass, wenn irgendwas passiert ist und dass man immer was in der Tasche hat, wo man hingehört, und dergleichen mehr. Insofern habe ich da gar keine Bedenken, die anderen haben da immer Angst, dass was passiert. Ich hab da weniger Angst.

Es ist also nicht nur *Patronizing Talk,* wie Kessler die nett gemeinte Art der Kommunikation genannt hat, die dem Gesprächspartner nicht die Kompetenz für eine beiderseits verständliche und damit zufriedenstellende Interaktion zubilligt. Es ist zudem die oft erdrückende Fürsorglichkeit – bei Hans-Ulrich aus der Angst, ihm könne beim Radfahren etwas zustoßen, bei Helga Rohra im Bemühen, ihr einen beschwerlichen Arbeitsalltag zu ersparen – und der Sachbearbeiterin die weitere Beschäftigung mit dieser wahrscheinlich als anstrengend empfundenen Frau. Das Problem ist die vorauseilende Angst oder Zuschreibung mangelnder Kompetenz. Wäre Hans-Ulrich bereits dreimal vom Rad gefallen oder nur durch die Vollbremsung eines Autofahrers vor einem Zusammenprall bewahrt worden, wäre vielleicht auch für ihn diese Sorge verständlich. Nicht aber, da er kein größeres Risiko für sich sieht als vielleicht zehn Jahre vor dem Auftreten seiner dementiellen Veränderung. Das sagt sich so leicht, ist aber schwer auszuhandeln. Größere Bedeutung und im Falle eines Unfalls schwerer wiegende Folgen hat die Diskussion, wer in welchem Alter noch selbst Auto fahren sollte. Die Erörterung dieser Frage führt zu durchaus schmerzlichen Kontroversen in ansonsten harmonischen Familien.

Die Grenze zwischen einer als angemessen und angenehm empfundenen Fürsorglichkeit und dem, was übergriffig und erdrückend wirkt, ist fließend, nicht nur beim Auftreten von Verhaltensweisen, die als Demenz gedeutet werden. Die Auseinandersetzung darum ist eine Erfahrung, die etwa die Experten des Medizinischen Dienstes der Krankenversicherung – MDK – tagtäglich bei ihrer Begutachtung zu pflegender Personen machen. Die Alten betonen gern, was sie noch alles allein können, weshalb erfahrene Gutachter die Angehörigen beiseite nehmen und sich schildern lassen, wie es denn tatsächlich im Alltag aussieht. Sie beurteilen dabei meist nicht einen vorübergehenden Zustand, der sich in absehbarer Zeit bessern wird, sondern mitunter einen, der auch eine Verkürzung des Lebens zur Folge hat. Bei einer Demenz ist das Ende des Lebens nicht unbedingt in Sicht. Aber sorgende und pflegende Angehörige haben genau davor Angst, haben sie der Psychologin Kessler in Interviews geantwortet, wie ich von ihr im Gespräch erfahre.

Was wir gefunden haben, ist, dass sich einerseits ganz deutlich die Angst vor Sterblichkeit, vor Endlichkeit zeigt. Also Teilnehmer und Teilnehmerinnen haben gesagt, Demenz – das ist so eine Sackgasse, das ist die letzte Station.

Diese Angst haben erst recht die Menschen, die mit der Diagnose Demenz konfrontiert sind. Reinhard Lindner überbringt diese schlechte Nachricht nicht; er versucht als Klinikarzt und Psychotherapeut, das Erschrecken über die Perspektive für das weitere Leben aufzufangen:

Man hat bisher vielleicht bestimmte Anzeichen gehabt, sie aber eher nicht wahrnehmen wollen. Nun aber wird scheinbar objektiv gesagt, hier liegt ein ganz bestimmtes Schicksal vor Ihnen. Dazu gehört dann, dass in dieser Situation die Menschen häufig nicht gut informiert sind mit dem Verlauf von demenziellen Prozessen, dass sie mit katastrophalen Phantasien zu tun bekommen, die gerade zu Beginn eine Rolle spielen und die dann natürlich zu einer Vorstellung führen können, dass jetzt nur noch die Zerstörung droht.

Das geschieht in einer Situation, in der sie ohnehin besonders verletzlich sind. In Statistiken ist zu erkennen, dass im höheren und hohen Alter ein erhebliches Suizid-Risiko besteht.

Das heißt, es bringen sich dreimal so viele Männer wie Frauen im gesamten Lebensverlauf um. Aber was das Alter angeht, so ist ganz eindeutig, dass alte Männer über 70 Jahre, mit zunehmenden Alter ein immer höheres Risiko eingehen, den Suizid als eine Form des Sterbens zu wählen. Bei alten Frauen steigt die Suizid-Rate, wie wir das nennen, langsam an. Bei alten Männer aber exponentiell bis auf das Fünffache des Durchschnitts der Bevölkerung.[43]

---

43 Vgl. dazu NaSPro 2015, Daten auch auf der Seite des Statistischen Bundesamtes https://www.destatis.de/DE/Publikationen/WirtschaftStatistik/Gesundheitswesen/AktuellSuizid.html – abgerufen am 08.06.2018.

Julia Hartmann und Alexander Kurz (2010, S. 1) aus der Psychiatrischen Klinik der Technischen Universität München umschreiben diese Tatsache in wohlgesetzten Worten, die ich geradezu zynisch finde:

> Die zunehmende Lebenserwartung geht mit einer Häufung von Krankheiten und Beschwerden einher, die dem Einzelnen das Ausschöpfen der biologischen Lebensspanne nicht immer wünschenswert erscheinen lässt.

Die Autoren gehen der Frage nach, ob es einen Zusammenhang zwischen einer attestierten Demenz und einem Suizid gibt. Das sei nicht der Fall; das Risiko sei für Menschen mit Demenz sogar etwas geringer als für Menschen ohne Demenz. Sie begründen das mit der Annahme »dass eine Demenz die Wahrnehmung der eigenen Defizite trübt und die Fähigkeit einschränkt, eine Suizidhandlung zu planen und auszuführen.« Diese Erklärung mutet seltsam an, widerspricht sie doch der Erkenntnis, dass in hohem Maße Menschen von der Feststellung verunsichert werden, ihnen könnte der Alltag entgleiten. Was auch Hartmann und Kurz konstatieren:

> Es ist bekannt, dass in diesem Verlaufsstadium die Krankheitseinsicht der Betroffenen weitgehend erhalten und die Häufigkeit von zusätzlichen depressiven Symptomen besonders hoch ist. Daraus lässt sich ableiten, dass bei einer Demenzerkrankung dann eine erhöhte Suizidgefahr besteht, wenn die Patienten in der Lage sind, fortschreitende Einschränkungen bei Alltagstätigkeiten wahrzunehmen, eine zunehmende Abhängigkeit von anderen zu bemerken, und sich die unaufhaltsame Verschlechterung ihres Gesundheitszustandes vor Augen zu führen.

Nun ist in der Tat schwer vorstellbar, dass jemand in einem fortgeschrittenen Stadium der Demenz in der Lage ist, sich das Leben zu nehmen. Wohl aber in einem frühen Stadium – so ist zu vermuten. Die Autoren aus der Psychiatrie ziehen eine Verbindung zur Diagnose Depression, beziehen sich auf Fallbeispiele und identifizieren eine Gruppe, die besonders gefährdet ist:

> Weitere Risikofaktoren für die Selbsttötung bei Demenz sind überdurchschnittlicher Bildungsgrad, anspruchsvolle berufliche Tätigkeit, hoher sozialer Status vor der Erkrankung, Alter unter 70 Jahren, vorausgegangene Suizidgedanken sowie belastende Lebensereignisse, beispielsweise eine Konfrontation mit Fehlleistungen oder ein subjektiv empfundener Verlust der persönlichen Würde.

Da immer mehr Menschen in einem immer früheren Stadium ihrer mutmaßlichen Demenz diagnostiziert werden, bestehe die Gefahr, dass die Zahl der Suizide bei dieser Gruppe zunimmt. Ob sich schlüssig nachweisen lässt, dass es einen Zusammenhang gibt zwischen den genannten gutbürgerlichen Attributen, der Furcht vor einem – symbolischen – tiefen Fall und der Bereitschaft, Hand an sich zu legen, ist fraglich. Der sich daraus ergebende Umkehr-Schluss, wer all das nicht zu verlieren hat, da er es nie besaß, stürzt auch nicht in eine so tiefe Verzweiflung, dass man um sein Leben fürchten müsste, erscheint absurd. Dazu Reinhard Lindner:

> Auf der anderen Seite sind der Suizid und die Suizidalität eben tatsächlich auch gesellschaftlich getriggerte Phänomene und haben etwas mit ganz bestimmten gesellschaftlichen Positionen oder auch Realitäten zu tun. Wir wissen, dass Suizidalität und auch Armut miteinander verknüpft sind. Natürlich ist das ein ganz zentraler Faktor: Wie gehen wir gerade mit alten Menschen und mit alten Menschen in Armut um? Welche Antworten hat die Gesellschaft da, auch um die Frage der Prävention von Suizid und Suizidalität im Alter anzugehen?

Auch wer nicht hoch gebildet und gut betucht ist, steht vor den Herausforderungen des Alters und der Demenz. Mit diesen Herausforderungen kann er mehr oder weniger gut umgehen – oder auch nicht. Reinhard Lindner hat die gesellschaftliche Dimension im Blick, wenn er im Klinikalltag mit alten Menschen arbeitet:

> Wenn ich als Psychotherapeut einem Patienten gegenübersitze, dann frage ich natürlich zum Beispiel nach seinen Optionen, Fähigkeiten, Möglichkeiten. Hat er beispielsweise im Laufe des Lebens gelernt, Abschied zu nehmen. Etwas, das im Alter ein Muss ist, woran wir nicht vorbeikommen. Oder sind Abschiede und Trennungen etwas Tödliches im Laufe des Lebens gewesen oder so erlebt worden. Das wäre also dann ein individueller Blick auf den Menschen,

… der entsprechende therapeutische Interventionen nach sich zieht. Im Zentrum stehen dabei Faktoren, die einen Schutz für den in dieser Situation besonders leicht Verletzlichen bieten können:

> Wir wissen, dass diejenigen besonders betroffen sind, die im Laufe ihres Lebens nur schwer Fähigkeiten entwickelt haben, oder keine Fähigkeiten

entwickelt haben, konflikthafte Beziehungen zu leben, in ihnen zu leben und sich in ihnen auch zu bewegen. Wer es also nie geschafft hat, mit Menschen in Kontakt zu sein, mit Verwandtschaft insbesondere in Kontakt zu sein oder Liebespartnern, auch dann, wenn Konflikte auftauchen, der wird es im Alter besonders schwer haben. Das ist der eine Punkt. Der andere Punkt ist, dass wir auch wissen, dass Menschen, die im Alter unter Alkohol-Abusus – massivem Alkoholgebrauch – leiden, dass auch diese Menschen im Alter […] erheblich deutlicher suizidgefährdet sind als Menschen, die den Alkohol besser kontrollieren können.

Der Psychotherapeut bohrt aber tiefer, um den Umständen auf die Spur zu kommen, die die Aussicht auf ein Leben mit Demenz geradezu lebensgefährlich machen. Denn einige Menschen haben erheblich mehr Angst davor als andere, die sich besser den erwarteten Problemen stellen können. Dafür gibt es Gründe:

Das eine ist die psychologische Bedingung, dass man Kontrolle unbedingt braucht, um sein inneres Konzept von sich selbst aufrecht zu erhalten. Und wenn Kontrollverlust droht, und das ist mit Demenz verbunden und ist auch nicht ganz unrealistisch, dann können manche Menschen damit umgehen, weil sie wissen, sie können sich in die Hand von angenehmen Menschen begeben und sich darin geborgen fühlen. Wer diese Grunderfahrung hat, kann besser in solche Prozesse des Abgebens und Übergebens hineingehen. Wer die Erfahrung gemacht hat, dass Trennung und Verlassen-Werden und etwas Verändern im Laufe des Lebens überlebbar und auch gestaltbar ist, der kann besser mit solchen Situationen im Alter umgehen als ein Mensch, der das immer verhindern musste, koste es, was es wolle, oder der die Erfahrung gemacht hat, dass Trennen, Verlassen, etwas neu Finden nur als Katastrophe abläuft. Das heißt, es gibt bestimmte psychologische Muster, die große Schwierigkeiten machen, und andere, die dazu dienen können, die Veränderungen des Dement-Werdens, des Vergessens, des häufigeren und deutlicheren Vergessens, zu bewältigen.

Diese positiv wirkenden Muster fasst auch Lindner unter dem Begriff der Resilienz zusammen, also der Möglichkeit und Fähigkeit, sich auch von widrigen Umständen – salopp gesagt – nicht kleinkriegen zu lassen. Es zeigt sich in den Antworten und Stellungnahmen von Psychiatern und Psychotherapeuten, dass es auf das Beziehungsgeflecht des einzelnen Menschen mit anderen in seinem Umfeld ankommt:

Als Anlass für Suizidgedanken kommen darüber hinaus Befürchtungen in Frage, anderen zur Last zu fallen, die persönliche Eigenständigkeit und Würde zu verlieren, oder in ein Pflegeheim abgeschoben zu werden. Dabei kommt es nicht allein auf die tatsächlich vorhandenen Verhältnisse an, sondern vor allem auf die Sichtweise des Betroffenen, die möglicherweise nicht völlig mit der Wirklichkeit übereinstimmt. (Hartmann/Kurz 2010, S. 1)

Damit sagen Hartmann und Kurz aber nicht, wer definiert, was diese Wirklichkeit ist. Vielleicht ist es ja angemessener, festzustellen, dass die Sichtweise des Betroffenen eine andere sein kann als die der Menschen in seinem Umfeld. Die Befürchtung, anderen zur Last zu fallen, zieht Fragen nach sich:
- Wie groß ist die *Last,* die ein Mensch mit Demenz für Angehörige, Freunde, Nachbarn und andere darstellt?
- Was ist das Belastende?
- Ist das für die Beziehung zu diesen Menschen zumutbar?

Die letzte Frage scheinen viele Menschen für sich mit einem NEIN zu beantworten. In Umfragen zum Bild der Demenz und den mit diesem Phänomen des Alters verbundenen Umständen gaben etliche der Befragten zu erkennen, dass sie der Tragfähigkeit ihrer Beziehungen das nicht zutrauten – dazu später mehr. Auch Reinhard Lindners Patienten fürchten, anderen zur Last zu fallen.

Ja, das höre ich auch immer wieder und zwar im Prinzip von eher weniger beeinträchtigten Menschen. Es scheint fast eine Art von Prozess zu sein, durch den viele Menschen durchgehen müssen: Sich klar darüber zu werden, dass sie die Hilfe und Unterstützung anderer brauchen, insbesondere die Hilfe und Unterstützung derjenigen, denen sie einmal sehr viel Hilfe und Unterstützung gewährt haben, nämlich ihrer Kinder. Und diese Veränderung der Beziehung zwischen Eltern und Kindern braucht Zeit und ist ein Prozess. Und wenn man von Prozess spricht, dann ist es häufig ein Trauer-Prozess, ein Abschieds-Prozess, ein Umwandlungs-Prozess – und der gelingt vielen Menschen, aber manchen eben auch nicht. Wieder auch aus Gründen, die etwas mit der Fähigkeit sich zu verändern, der Fähigkeit, Abschied zu nehmen, zu tun haben.

Auffällig ist schon, für wie selbstverständlich die – durchaus aufopfernde – Sorge von erwachsenen Kindern für ihre alten Eltern gehalten wird, egal, wie schwierig deren eigene Lebenssituation auch sein mag. Selten ist die Frage zu hören, ob das vielleicht eine Zumutung sein könnte – wenn etwa eine solche Leistung von Kindern gesellschaftlich eingefordert wird, die sich, rückblickend, von den nun pflegebedürftigen Eltern vernachlässigt gefühlt, unter ihnen gar gelitten haben. Aber generell ist die Vorstellung, vom Wohlwollen anderer Menschen abhängig zu sein, für viele ein Graus – auch ohne dass Missstände in der häuslichen Pflege bin hin zur Gewalt direkt angesprochen werden.

Wir haben in einigen Studien nachweisen können, dass eine ganz besonders große Angst die ist, hilflos Menschen ausgeliefert zu sein, die mit einem bösartig umgehen. Das ist natürlich eigentlich seltener, eine seltene Situation, dass man wirklich mit Menschen umgeben ist, die einem Böses wollen. Aber es ist natürlich eine große menschliche Angst, dass wir uns nicht auf unsere Mitmenschen und die Freundlichkeit der anderen verlassen können. Die kann in ganz bestimmten Situationen sehr wachgerufen werden, wenn sie sowieso schon im Leben des einzelnen Menschen eine wichtige Rolle gespielt hat, dann kann natürlich die Aussicht, in ein Altersheim oder Pflegeheim gehen zu müssen, oder die Aussicht, einen Betreuer bekommen zu müssen für bestimmte Aufgaben, einen in arge Not bringen, weil man annimmt, dass man eigentlich nun auf bösartige Weise behandelt wird und keine anderen Optionen hat.

Ein Ziel aller Bemühungen, das Leben der Menschen mit Demenz und ihrer Angehörigen zu verbessern, muss deshalb sein, die Sorge auf mehr Schultern zu verteilen.

Natürlich stürzen nicht alle Menschen, die Veränderungen an sich feststellen, die schließlich zur Diagnose *Demenz* führen, in eine existenzielle Krise, auch wenn gerade klinische Psychiater eher diejenigen sehen, die in Not geraten sind. Hartmann und Kurz widersprechen ihrer eigenen dramatischen Einschätzung, wenn sie festhalten:

Vermutlich spielt ebenfalls eine Rolle, dass der meist langsame Verlauf einer Demenzerkrankung den Betroffenen die Möglichkeit gibt, sich an die fortschreitende Abnahme von Leistungsfähigkeit und Eigenständigkeit anzupassen. Damit stimmt die Erkenntnis überein, dass Menschen mit Demenz ihre persönliche Lebensqualität erheblich positiver beurteilen als ihre Angehörigen.

Wahrscheinlich stimmt ihre Sichtweise – so haben sich die Autoren ja bereits geäußert – nicht mit der definierten Wirklichkeit überein. Lindner und Kessler weisen darauf hin, dass es selbstverständlich ein gelingendes Leben mit Demenz gibt, auch wenn an dieser Stelle die Schwierigkeiten und unüberwindbar scheinenden Hürden dem offensichtlich entgegenstehen.

Wenn ich diese Probleme aufgreife und sogar einem möglichen Zusammenhang von Demenz, Diagnose und Suizid nachgehe, möchte ich die Situation doch nicht dramatisieren. Das tun andere schon zur Genüge, findet Eva-Marie Kessler und kritisiert die Herangehensweise, die sie für nicht sonderlich hilfreich hält:

> Im Moment bewegt sich der Diskurs zu Demenz stark auf der biomedizinischen Ebene. Es geht doch sehr viel um Life-Style-Faktoren, das haben wir auch in unseren Interviews gefunden: Wie können wir diese Angst vor Demenz bewältigen? Indem wir Sport machen, indem wir uns in irgendeiner Weise präventiv verhalten. Es gibt kaum einen Diskurs darüber, wie sich in unserer Gesellschaft unsere Wertestruktur so verändern könnte, dass da Demenz mehr Platz hat.

Es macht Hoffnung, dass mit individuellen Patienten arbeitende Psychotherapeuten nicht nur nach Resilienz fragen und den Möglichkeiten des Einzelnen, mit den Herausforderungen seiner Situation fertig zu werden, sondern die gesellschaftliche, und das heißt auch politische Verantwortung betonen. Das tut auch Reinhard Lindner:

> Die Lebensbedingungen alter Menschen zu verbessern, besonders dann, wenn die ökonomischen Verhältnisse schlecht sind, das ist etwas, was sich die Gesellschaft unbedingt auf die Fahne schreiben müsste. Das kann man hineinbringen bis in Koalitionsverhandlungen. Das wäre sozusagen ein gesellschaftspolitisch grundsätzlicher Ansatzpunkt, der auch suizid-präventiv wirkt. Allerdings gibt es auch noch andere Dinge, die eine Gesellschaft tun kann, nämlich zum Beispiel die, den Diskurs und den Dialog, das Gespräch über die existenziellen Erfahrungen des Alters insgesamt in der Gesellschaft zu führen. Das, was wir hier gerade machen, dient auch dazu. Und das kann dazu führen, dass in der Gesellschaft eine größere Bandbreite von Optionen und Möglichkeiten sich auftut, wie man alt werden kann, wie man mit den Einschränkungen und Schwierigkeiten des Alterns umgehen kann, wie man Verluste verarbeiten kann. Genau diesen Spielraum kann man erweitern und das ist ebenfalls suizid-präventiv. Den *Spielraum für das Schreckliche* zu finden, ist genau das, was Psychotherapie der Suizidalität eigentlich macht: Kein Psychotherapeut operiert einem Patienten die Suizidalität aus dem Gehirn, sondern, was wir tun, ist: Wir erweitern den

Spielraum für schwierige Dinge im Leben, dass man nicht die Katastrophe mit der Katastrophe bekämpft, sondern dass man erkennt, hier ist etwas Schwieriges. Und dass man Menschen suchen und dann auch finden kann, mit denen man gut zusammen weitergehen kann.

Denn die Suizidalität alter Menschen ist genauso eine *gesellschaftliche* Herausforderung und nicht nur die Sache Einzelner wie die Suizidalität allgemein und eben auch die Demenz. Diese Herausforderung anzunehmen heißt, derart heikle Themen erst einmal aus der Tabu-Zone herauszuholen, um die Betroffenen damit nicht – wie bisher noch sehr oft – allein zu lassen.

Ich glaube es liegt eigentlich daran, dass viele Menschen – wie sollte das auch anders sein – über das, was wir Demenz nennen, einfach insgesamt schlecht informiert sind. Und es ist von hohem Wert, wenn die Medien das Thema Demenz aufgreifen. Das bedeutet nämlich, dass, wenn man gut informiert ist, erst mal deutlich wird: Hinter dem Wort *Demenz* stehen viele verschiedene Krankheiten. Hinter dem Wort Demenz stehen aber auch viele verschiedene schicksalhafte Verläufe. Und welche Krankheit jemand hat, ob nun Alzheimer oder vaskuläre Demenz oder andere Formen der Demenz, das entscheidet noch überhaupt nicht darüber, wie das Ganze wirklich ablaufen wird.

Mit dem Arzt und Psychotherapeuten Lindner will ich nicht darüber diskutieren, ob eine Demenz, speziell das, was allgemein als *Alzheimer* bezeichnet wird, nun eine Krankheit ist oder nicht. Wichtiger ist mir, die Konsequenz aus der Erkenntnis zu ziehen, dass es den Menschen mit Demenz und ihren Angehörigen oft schlecht geht. Sicherlich auch wegen der Demenz. Vor allem aber wegen der gesellschaftlichen Reaktion darauf – dass sie sich zurückziehen und wir sie allein lassen.

Angst

> Ich hab Angst davor, wenn ich meiner eigenen Sinne nicht mehr
> Herr bin, ich bin darauf angewiesen, dass man es mit mir gut meint.
>
> *Christine, 69, Passantin*

So oder ähnlich fallen die Antworten von Passanten zum Thema Demenz aus, wenn nicht gerade das Schicksal eines sogenannten Promis spektakulär in den Medien breitgetreten wurde. Sie passen damit zu bundesweiten repräsentativen Umfragen, etwa einer vom Herbst 2015. Das Forsa-Institut hat für die Krankenkasse *DAK Gesundheit* 3.500 Männer und Frauen zu ihrem Gesundheitszustand und ihren Ängsten für die Zukunft befragt.[44]

Alzheimer oder Demenz[45] ist mit 50 Prozent die zweithäufigste Nennung nach *Krebs* mit 68 Prozent und liegt damit z. B. vor dem *Herzinfarkt* mit 41 Prozent oder *Diabetes*, 18 Prozent (Studie *Angst vor Krankheiten*, S. 4).[46] Während bei Tumorerkrankungen die Furcht mit zunehmendem Alter abnimmt, stellen die Forscher beim Thema Demenz einen umgekehrten Trend fest: Von 45 Prozent bei den 14- bis 29-Jährigen und einem noch niedrigeren Wert von 43 Prozent in der Gruppe der 30- bis 44-Jährigen steigt der Anteil auf 55 Prozent bei den älteren Befragten über 60 Jahre an. Frauen fürchten sich mit 53 Prozent etwas mehr als Männer mit 46 Prozent (S. 4).

Interessant ist die Begründung für diese Angst: Bei denjenigen Befragten, die Furcht vor einer Demenz zu erkennen geben, werden drei Argumente von mehr als zwei Dritteln genannt: 71 Prozent derer, die besorgt sind, beeindruckt die Erkenntnis, dass »Demenz bzw. Alzheimer jeden Menschen treffen kann«, 69 Prozent »fürchten sich vor der Krankheit, weil sie bisher unheilbar ist« – natürlich wird in einer Erhebung für eine Krankenkasse Demenz als *Krankheit* betrachtet –, 70 Prozent machen sich Sorgen, »weil sie dann auf die Pflege von anderen angewiesen wären« (S. 6).

---

44 DAK Gesundheit Pressemeldung vom 26.11.2015, Jeder zweite Deutsche hat Angst vor Demenz, im Internet abrufbar unter https://www.dak.de/dak/download/pressemeldung-angst-vor-krankheiten-1728600.pdf – abgerufen am 26.01.2018.

45 Unklar ist die Bezeichnung »oder«, denn für gewöhnlich gilt Morbus Alzheimer als eine Form der Demenz.

46 https://www.dak.de/dak/download/forsa-studie-angst-vor-krankheiten-1728612.pdf – abgerufen am 08.06.2018.

Zwei Aspekte machen in der letztgenannten Antwort die gesellschaftliche Herausforderung deutlich: Zum einen wird eine Demenz mit der Notwendigkeit von Pflege gleichgesetzt. Offensichtlich orientieren sich die Befragten am Bild eines weit fortgeschrittenen Stadiums. Denn in frühen Phasen ist weniger eine Pflege als vielmehr eine Alltagsbegleitung und -betreuung erforderlich. Zum anderen wirft die Begründung ein Licht auf das Erleben familiären und gesellschaftlichen Zusammenhalts, dass diese Pflege *von anderen* geleistet werden müsse. In meiner Umfrage auf der Straße hat die 69-jährige Christine diese Abhängigkeit ausgedrückt als »ich bin darauf angewiesen, dass man es gut mit mir meint«. Die Skepsis, ob dieses Wohlwollen vorhanden ist, scheint vom Alter abhängig zu sein: In der Gruppe Jugendlicher und junger Erwachsener bis 29 Jahren nennen immerhin 60 Prozent dieses Argument. Der Anteil steigt mit dem Alter der befragten Personen kontinuierlich an und erreicht bei den über 60-Jährigen ein Maximum mit 75 Prozent (S. 6). Berichtet wird ein leichter Anstieg umgekehrt zum Bildungsstand: 69 Prozent derjenigen mit Abitur und evtl. Studium fürchten diese Form der Abhängigkeit; 76 Prozent sind es bei Absolventen der Hauptschule (S. 6). Ob dieser Zusammenhang statistisch signifikant ist, lässt sich hier nicht prüfen.

Die Autoren der forsa-Studie für die Krankenkasse *DAK Gesundheit* versuchten zu ergründen, warum die Befragten ihre Furcht entwickelt haben: 48 Prozent derer, die Angst haben, »an Alzheimer oder Demenz zu erkranken«, wählen als Grund die Antwortvorgabe »weil die Krankheitsfälle so stark ansteigen«. 42 Prozent geben an, Fälle von Demenz in der Familie oder im Freundeskreis zu haben und 34 Prozent sind »aufgrund von Berichten in den Medien« beunruhigt (S. 7). Zu fragen ist natürlich, woher die Erkenntnis rührt, dass die »Krankheitsfälle so rasant ansteigen« und was überhaupt ein rasanter Anstieg ist. Ein Zusammenhang zwischen dieser Einschätzung der Zunahme, dem eigenen Erleben und der Informationsquelle *in den Medien* – welche auch immer das sein mögen – wird nicht hergestellt. Die Frage nach dem Zustandekommen einer solchen Furcht gewinnt beim Blick auf andere Themen an Bedeutung: So wird zum Beispiel beim Thema *Innere Sicherheit* trotz nachgewiesen sinkender Kriminalitätsbelastung in Umfragen ein enormer Anstieg vermutet.[47] Durch die Medienberichte sind nach der DAK-Umfrage wiederum weniger Menschen beunruhigt, je höher ihr Bildungsabschluss ist. Die Forscher haben ein Gefälle

---

47 Z. B. Baier, Dirk, Was hilft wirklich? Erklärungsansätze für den Rückgang der Jugendkriminalität, Vortrag am 06.11.2017 in Hamburg für die Deutsche Vereinigung für Jugendgerichte und Jugendgerichtshilfen e. V., dazu Baiers Untersuchung und die anderer Autoren im Kriminologischen Forschungsinstitut Niedersachsen – KFN.

gefunden von 43 Prozent der Besorgten mit einem Hauptschulabschluss gegenüber 29 Prozent mit Abitur und evtl. Studium (S. 7).

Im Gegensatz dazu verneinen die Autoren um Eva-Marie Kessler in ihrem Überblick über zahlreiche empirische Untersuchungen einen Zusammenhang zwischen Bildungsniveau und Ausprägung der Angst vor Demenz (Kessler et al. 2012, S. 5), geben aber zu bedenken, das Phänomen *dementia worry* sei generell noch nicht hinreichend erforscht (S. 4). Sie stellen eine zunehmende Präsenz des Themas in der Gesellschaft fest, auch über *die Medien* vermittelt, wenn über eine in der Öffentlichkeit bekannte Person mit Demenz berichtet wird, wie seinerzeit etwa über die ehemalige britische Premierministerin Margaret Thatcher oder den ehemaligen US-Präsident Ronald Reagan. Die erfragte Furcht vor Demenz lasse sich auch bei denen feststellen, die aufgrund ihres jugendlichen Alters noch weit davon entfernt sind, in eine Risikogruppe für diese Beeinträchtigung hineinzuwachsen. Entscheidend sei dafür zum Beispiel in den USA, dass ein wachsender Teil der Bevölkerung einen unmittelbaren Bezug zum Thema Demenz hat: 44 Prozent gaben in Umfragen an, einen Menschen mit Demenz in der Familie oder im Freundeskreis zu haben. Die Autoren beziehen sich auf einen Bericht der MetLife Foundation aus dem Jahr 2011 (S. 3).

»Dadurch, dass es immer mehr Menschen mit Demenz gibt, steigt auch die Wahrscheinlichkeit, dass es jemanden gibt, in unserer Familie, in unserem Bekanntenkreis, der darunter leidet«, erläutert sie mir im Interview. Dass jemand unter einer Demenz *leidet* – so Kessler auf kritische Nachfrage – sieht auch sie als eine Zuschreibung, die dem üblicherweise von Menschen mit Demenz vermittelten Bild entspricht.

Kessler et al. referieren eine Vielzahl empirischer Studien aus diversen Ländern zur Angst vor Demenz, die sie ausgewertet haben. Auffallend ist, dass die Begriffe nicht trennscharf voneinander abgegrenzt werden: So wurde in englischsprachigen Ländern nach *dementia* gefragt, aber auch zum Beispiel, ob die Interviewpartner besorgt seien, *Alzheimer's disease* zu entwickeln (S. 4). Auch im Gespräch mit Menschen auf der Straße zeigt sich, dass *Alzheimer* die bekanntere Bezeichnung ist, als Synonym für das Phänomen *Demenz* allgemein benutzt wird – auch wenn diese in der Medizin als Syndrom angesehen wird und jene als der Versuch, eine Ursache dafür zu benennen.

Die Vorstellung, hilfebedürftig und damit abhängig von anderen zu sein, bewegt Menschen mehr, wenn die Wahrscheinlichkeit steigt, in eine solche Situation zu geraten. Das zeigt die Befragung von Menschen in einem Alter, in dem es ein statistisch höheres Risiko gibt, eine Demenz attestiert zu bekommen. »Zwei von drei Senioren haben Angst vor Demenz und Verlust der Selbständigkeit« meldete die Pressestelle des Klinikkonzerns *Asklepios* im Juni 2016.[48] Für diese Studie *Geriatrie in Deutschland,* durchgeführt ebenfalls vom Marktforschungsinstitut *forsa,* sind im März 2016 764 bundesweit nach Alter und Geschlecht repräsentativ ausgewählte Frauen und Männer über 65 Jahren telefonisch befragt worden.

Zwei Drittel dieser Befragten antworteten auf die Frage »Wie groß sind Ihre Befürchtungen vor einem Verlust der Selbständigkeit durch geistige Einschränkungen« zu 31 Prozent mit »sehr groß« und weiteren 35 Prozent mit »eher groß«, also zwei Drittel (Asklepios-Studie Geriatrie in Deutschland, S. 14). Etwas weniger sind es mit 62 Prozent bei der Frage nach Verlust der Selbstständigkeit durch *körperliche Einschränkungen.* Unklar bleibt, worin die zuvor genannten *geistigen Einschränkungen* bestehen, denn die Autoren der Studie haben des Weiteren gezielt nach einem *Verlust geistiger Fähigkeiten durch Demenz* gefragt. Bei 37 Prozent ist diese Befürchtung »sehr groß«, bei weiteren 24 Prozent immerhin noch »eher groß«. Nur 17 Prozent scheint die zunehmende Thematisierung dieses Phänomens der älter werdenden Bevölkerung nichts anzuhaben. Bei ihnen ist die Befürchtung »sehr gering« (S. 14). Die Furcht vor *nicht heilbaren und schmerzhaften Krankheiten – sehr/eher groß –* fällt dagegen mit zusammen 55 Prozent leicht ab.

Auch in dieser Studie zeigt sich, dass die Frauen sich »insgesamt größere Sorgen um die gesundheitlichen Belange im Alter« machen, gibt die Pressestelle in ihrer Meldung bekannt. Bei ihnen wurde diese Befürchtung mit 66 Prozent häufiger festgestellt als bei den Männern mit 55 Prozent. Mit steigendem Alter scheint die Angst insgesamt geringfügig abzunehmen, von 61 Prozent in der Altersgruppe der 65- bis 69-Jährigen über einen leichten Anstieg auf 63 Prozent in der Gruppe der Befragten zwischen 70 und 74 Jahren und einem Abfall auf 59 Prozent bei denjenigen, die das 80. Lebensjahr vollendet haben (S. 15). Interessant wäre es zu erfahren, woher diese leicht zunehmende Gelassenheit rührt, mag es das Aufatmen sein, dass es bisher gut gegangen ist, oder die fatalistische Einschätzung, dass sich doch nichts daran ändern ließe. Unklar bleibt auch, was genau die Befragten befürchten, welche Erfahrung mit Demenz und welches Bild sie von Menschen mit Demenz haben.

Erstaunlich ist in der Pressemeldung die Interpretation von Befragungsergebnissen zur Versorgungslage alter Menschen:

---

48 Pressemeldung vom 07.06.2016 der Asklepios Kliniken, übermittelt durch news aktuell, abrufbar unter http://www.presseportal.de/pm/65048/3346779 – abgerufen am 08.06.2018.

Eine unzureichende oder schlechte Pflege befürchten lediglich 43 Prozent. Davor, nicht über genug Geld für medizinische Hilfen oder eine professionelle Pflege zu verfügen sowie in einem Notfall nur unzureichend versorgt zu werden, haben weniger als vier von zehn Senioren große Angst.

Auffallend ist, dass die Zahl von 43 Prozent mit *lediglich* bagatellisiert wird. Aus der Perspektive eines großen Anbieters medizinischer Dienstleistungen mag es beruhigend sein, unter alten Menschen eine ausreichend große Kundschaft zu finden. Aus anderer, nämlich sozialpolitischer Sicht muss es erschrecken, dass mehr als 40 Prozent alter und ins Alter hineinwachsender Menschen befürchten, nicht adäquat versorgt zu werden – weil die Qualität nicht stimmt und/oder das Geld nicht reicht. Im Widerspruch zu diesen Ergebnissen zeigt die Studie laut Pressemeldung, »dass es um die allgemeinen Lebensumstände der Senioren in Deutschland (noch) ausgesprochen gut bestellt ist«. 92 Prozent seien mit ihrer Lebens-, 91 Prozent mit ihrer finanziellen Situation zufrieden. Im Zusatz »(noch)« in dieser Pressemeldung zeigt sich, dass die Autoren die weitere Entwicklung skeptisch sehen.

Woher diese Angst?

Ängste haben Konjunkturen, wie an den geradezu rituell wiederkehrenden Umfragen vor jeder Wahl ablesbar ist: Mal ist es die Arbeitslosigkeit, ob als befürchtetes persönliches Schicksal oder als gesellschaftliche Entwicklung, zu anderen Zeiten das mögliche Ende des friedlichen Zeitalters auch in Mitteleuropa, dann wieder die steigende Kriminalität – egal, ob die empirischen Belege das hergeben oder nicht. Die jeweiligen Themen sind Kristallisationspunkte für Ängste, die diffus in der Gesellschaft vorhanden sind und sich an einzelnen, tatsächlichen oder vermuteten Problemen niederschlagen. Erstaunen ruft immer wieder der Befund hervor, dass etwa eine Überfremdung gerade in Gegenden befürchtet wird, in denen der Anteil von Menschen mit Zuwanderungsgeschichte verschwindend gering ist. Die Einführung der Scharia scheint vor allem dort zu drohen, wo es kaum Menschen muslimischen Glaubens gibt …

Nun kann man darauf überlegen lächelnd hinweisen, in der Hoffnung, so nationalistischen, gar rassistischen Anfeindungen den Boden zu entziehen. Das mag richtig sein, ist aber zu kurz gegriffen. Denn »Angst zeigt uns, was mit uns los ist« stellt der Soziologe Heinz Bude nüchtern in der Vorbemerkung zu *Gesellschaft der Angst* fest. Er hält die Angst für einen »wichtigen Erfahrungsbegriff der heutigen Gesellschaft«, für einen

… Begriff für das, was die Leute empfinden, was ihnen wichtig ist, worauf sie hoffen und woran sie verzweifeln. In Begriffen der Angst wird deutlich, wohin die Gesellschaft sich entwickelt, woran Konflikte sich entzünden, wann sich bestimmte Gruppen innerlich verabschieden und wie sich mit einem Mal Endzeitstimmungen oder Verbitterungsgefühle ausbreiten. (Bude 2014, S. 10)

Zu fragen ist, ob bei den Aussagen zur Vorstellung von Demenz und dazu, wie und ob man überhaupt damit weiterleben wolle, bestimmte, konkrete Erwartungen gibt oder ob sich darin eine allgemeine Angst erkennen lässt. Geht man von Letzterem aus, ist interessant, was Bude unter der Überschrift »Angst als Prinzip« ausführt:

Trotz ihrer offensichtlichen Diffusität sagen die Ängste, die im Augenblick in der Öffentlichkeit Thema sind, etwas über eine bestimmte sozialhistorische Situation aus. Die Gesellschaftsmitglieder verständigen sich in Begriffen der Angst über den Zustand ihres Zusammenlebens: Wer weiterkommt und wer zurückbleibt; wo es bricht und wo sich schwarze Löcher auftun; was unweigerlich vergeht und vielleicht doch noch bleibt. In Begriffen der Angst fühlt sich die Gesellschaft selbst den Puls. (Bude 2014, S. 12)

Und was fühlt sie da? Vielleicht einen schnellen, aufgeregten Herzschlag – einfach, weil die Zeiten aufregend sind und vieles sich schnell ändert. Das muss nichts mit Demenz zu tun haben, aber vielleicht mit den Erwartungen für die Zeit des Alters.

Wenn vier von zehn der im Auftrag des Klinikkonzerns Asklepios befragten Alten fürchten, später einmal aus finanziellen Gründen nicht ausreichend versorgt zu werden, ist dies eine sozialpolitische Herausforderung. Dabei träumen viele von uns, die wir unübersehbar älter werden, doch von ganz anderen *reifen Jahren* – oder wie man das nennt. Es ist vielleicht ein Männertraum: Wir wünschen uns ein langes Leben, allenfalls beeinträchtigt durch kleine Unannehmlichkeiten, weil wir nicht mehr so ganz frisch sind, bis uns in ferner Zukunft der Schlag, am besten auf einem kalifornischen Highway, von der Harley holt … Nun fahren die meisten von uns keine Harley und werden es vermutlich auch im Alter nicht tun. Entscheidend ist aber, dass unser bescheidener Rentenanspruch uns nicht das Leben ermöglichen wird, das strahlende grauhaarige Herren auf den Werbeplakaten verheißen. Und das trifft Frauen im Alter noch wesentlich härter als alte Männer. Für Rücklagen in nennenswerter Höhe hat es nie gereicht. Als Kunden, offen für das, was das Leben nach Erfüllung aller Pflichten an Annehmlichkeiten bereithält, werden wir uninteressant sein. Mangels Zahlungskraft.

Was dann? Gebraucht werden wir als Alte nicht mehr. Unsere Jahrzehnte lang anerkannte Erfahrung, unsere Fähigkeiten und Fertigkeiten werden die maßgeblichen jungen Leute belächeln, fühlen sie sich doch erhaben über das – mitunter mühsam erworbene – Wissen unseres langen Lebens. Das glauben sie sich mit Neuerungen, die uns heute schon bisweilen unheimlich sind, mit einem Click, erschließen zu können. Werden wir uns gelassen zurücklehnen und sie dabei beobachten, wie sie in immer schneller werdenden Pirouetten versuchen, alles im Griff zu behalten, was ihnen zu entgleiten droht: Technische Neuerungen, neue Technologien, eine sich rasant verändernde Arbeitswelt, ein Leben, das sich zunehmend im Virtuellen abzuspielen scheint?

Nicht, dass sie uns Alte dann nicht dabeihaben wollen – wir kommen einfach nicht mehr mit, was die Jungen aber vermutlich nicht sonderlich stören wird. Für manche mögen die Verheißungen der Zukunft verlockend klingen. Ein wenig Skepsis ist angebracht: Schon heute fliegen in der modernen Arbeitswelt viele Mitarbeiter aus dem Hamsterrad, weil sie sich nicht mehr halten können. Der Anteil derer, die an ihrer Psyche leiden, wächst. Zur Hoffnung, dass sich das ändern wird, gibt es wenig Anlass. Vielleicht werden sie uns als wunderlich ansehen, als die Alten, die aus der Zeit gefallen sind – aus ihrer Zeit. Das ist an sich nichts Besonderes, sondern eine Erscheinung, die es immer und überall gegeben hat: Menschen, die irgendwie schräg waren, neben der Spur, nicht für voll genommen, belächelt, manchmal bedauert, oder auch mit einer gewissen Ehrfurcht betrachtet, wenn sie fremd Anmutendes von früher erzählten. Vorbei. Das zählt nicht mehr, schon heute nicht, und künftig noch viel weniger.

Wir Alten werden uns zurückziehen, die Erkenntnis vor Augen, dass wir nicht mehr dazu gehören, überflüssig sind, stören. Das gilt hoffentlich nicht für unsere Familie, wenn wir denn eine haben. Das wäre schön. Aber zu wenig. Vielleicht werden sie uns gut versorgen, in der Zukunft. Aber da sind Zweifel angebracht. Es ist keine sonderlich attraktive Vorstellung, als Bestandteil einer immer bedrohlicher werdenden Altenschwemme oder, netter gesagt, als Problemfigur des demographischen Wandels gesehen zu werden. Die klagende Frage, wer denn bitteschön einmal all die vielen Alten pflegen und betreuen soll, wo die angestammte Bevölkerung doch immer weniger wird und sich den ganzen Aufwand sowieso nicht mehr leisten kann – oder will – ist keine gute Grundlage für einen ruhigen Blick ins hohe Alter.

Experten wie der Gießener Soziologieprofessor Reimer Gronemeyer, Vorsitzender der *Aktion Demenz*, warnen, dass die gesellschaftliche Solidarität brüchig werden könnte. In Zeiten, in denen die Alten wenige und in familiale Strukturen eingebettet waren, konnte man ihnen noch mit Ehrfurcht begegnen. Treten sie in größerer Zahl auf, gelten sie als Problem. Dieses Problem ist – historisch betrachtet – aus den zerfallenden Familienstrukturen ausgelagert und professionellen Helfern überantwortet worden.[49] Das kostet Geld.

Die einen haben es jetzt und in Zukunft und sind begehrte Kunden. Die anderen nicht. Folglich sieht man in ihnen einen Kostenfaktor. Eine Zeit lang wird man sie noch gut versorgen, weil man glaubt, das sich und ihnen schuldig zu sein. Dann wird man schauen, wo sich etwas sparen lässt. Schließlich wird man ihnen mit Aggressionen begegnen. Deren Formen sind schon jetzt vielfältig. Es muss nicht die direkte körperliche Gewalt sein, die es zweifelsfrei gibt. Es genügt, jemandem die Möglichkeit zu nehmen, so zu leben, wie er möchte und eigentlich auch kann. In vorauseilender Verzweiflung können sich die davon Betroffenen nicht einmal mehr ein besseres Leben vorstellen und bescheiden sich mit dem, was ihnen geboten wird. Weite Reisen etwa in die kalifornische Sonne sind und bleiben eine Illusion. Vielleicht erscheint es kleinlich: Vier von zehn Alten haben in der zitierten *Asklepios*-Umfrage Angst um ihre spätere Versorgung. Da klingt es widersprüchlich, dass trotzdem fast alle der Befragten mit ihrer Lebens- und ihrer finanziellen Situation zufrieden sind. Es ist schwer vorstellbar, dass eine Person eine derartige Zufriedenheit in Erwartung von Altersarmut und daraus resultierenden Versorgungsmängeln äußert. Die Befürchtung, irgendwann nicht mehr angemessen *ver*sorgt zu werden, klingt nach professioneller Dienstleistung und – oft überforderten – Angehörigen. Interessant wäre die Frage nach der Befürchtung, nicht mehr *um*sorgt zu sein. Das ist – neben dem Problem der Altersarmut – eine weitere gesellschaftliche Herausforderung.

Wenn eine Demenz aber die schlimmste vorstellbare Form der Hilflosigkeit im Alter ist, lohnt es, nach den Gründen dafür zu suchen. Äußern die Befragten ihre Vorstellungen als Ausdruck von *Angst?* Die definierten die Autoren des Klinischen Wörterbuchs vor zwei Jahrzehnten so:

Angst: (engl.) *anxiety, fear;* unangenehm empfundener, eine unbestimmte Bedrohung od. Gefahr signalisierender emotionaler Gefühlszustand; erhält u. U. Krankheitswert, wenn sie ohne erkennbaren Grund bzw. inf. inadäquater Reize ausgelöst u. empfunden wird. (Pschyrembel 1998, Stichwort *Angst,* abgerufen am 02.02.2018)

---

49 Es ist dies eine Tendenz. Noch werden die meisten Pflegebedürftigen zuhause versorgt – 2,08 Mio, 73 Prozent von insgesamt 2,9 Mio., von Angehörigen allein 1,38 Mio., also fast die Hälfte aller Gepflegten. Pflegestatistik 2015, S. 5.

In der aktuellen Online-Ausgabe wird davon die *Furcht* abgegrenzt als

Gefühl des Bedrohtseins durch eine deutlich erkennbare Gefahr. Nach dem Philosophen S. Kierkegaard (1813–1855) ist Furcht in Abgrenzung zu Angst auf einen bestimmten Gegenstand gerichtet. In ihren physiologischen und psychischen Auswirkungen unterscheidet sie sich grundsätzlich nicht von Angst, sondern ist eine Variante davon. (Pschyrembel online, Stichwort *Furcht*, abgerufen am 02.02.2018)

So sehen die Autoren um Eva-Marie Kessler die Angst vor Demenz – bei ihnen *dementia worry* – als eine spezielle Form der Krankheitsfurcht – *health worry*, (wörtlich übersetzt: Sorge um Gesundheit) – wie etwa die Befürchtung, eine Herzkrankheit oder einen Tumor zu entwickeln (Kessler et al. 2012, S. 5). Sie berichten über vielfältige Erscheinungsformen, von vorübergehender Besorgnis bis hin zu Angstzuständen und Hypochondrie mit wahnhafter Ausprägung. Die konstatieren die Forscher in den von ihnen aufgeführten Untersuchungen bei Menschen, die überzeugt davon sind, entsprechende Symptome entwickelt zu haben, auch wenn alle medizinischen Befunde dies widerlegen (S. 5). Aber auch mildere Formen dieser Befürchtungen haben Auswirkungen auf den individuellen Prozess des Alterns.

Kessler mahnt im Interview verstärkte Forschungsanstrengungen an, um die Frage eindeutig zu beantworten, ob diese Furcht oder Angst tatsächlich zunimmt:

Es gibt noch nicht viele empirische Hinweise, aber doch einige, die das in Ansätzen belegen. Zumindest ist es auch plausibel, das anzunehmen: Wir werden immer stärker mit dem Thema Demenz konfrontiert. Demenz ist ein Thema in den Medien geworden, es war lange Zeit keins.

Hinzu komme die Präsenz in Spielfilmen und auch in Artikeln auf den Wissenschaftsseiten von Zeitungen. Schließlich nehme die persönliche Berührung mit Demenz zu – mit entsprechenden Folgen:

Das kennen wir auch aus den USA: In den 80er Jahren kam auf einmal das Phänomen HIV/Aids auf. Da hatten Menschen auch irgendwie mehr Ängste gegenüber HIV und Aids, was sie vorher nicht hatten. Das ist auch bei der Demenz so, dass wir damit mehr konfrontiert sind, dass unsere Ängste und Sorgen in Bezug auf diese Krankheit zunehmen.

In ihrem Überblick über ausgewertete Untersuchungen ziehen Kessler et al. den Schluss, dass *dementia worry* ein weit verbreitetes und eventuell zunehmendes Phänomen in westlichen Gesellschaften ist und – neben der Furcht vor Krebs – an der Spitze der Liste möglicher Krankheitsängste steht. Verstärkte Forschung mahnt das Autorenteam an, um etwa den Einfluss soziodemographischer Faktoren zu klären. Bisher seien in den ausgewerteten Studien keine Zusammenhänge erkennbar mit Variablen wie Einkommen oder Familienstand – was aber an der Auswahl der Befragten liegen könne. Es seien auch keine Unterschiede zwischen ethnischen Gruppen in den USA festgestellt worden, außer in einer angeführten Studie, der zufolge mittelalte Afroamerikaner weniger besorgt seien, eine Demenz zu entwickeln, als Amerikaner mit kaukasischen Wurzeln (S. 4). Ich bin bei Erkenntnissen derartiger Studien misstrauisch, dass sich dahinter eine Ethnisierung sozialer Situationen verbirgt, d. h. eine Zuschreibung der Art, dass die einen sich eben mehr Sorgen machen und die anderen fröhlich in den Tag hinein leben …

Dabei identifizieren Kessler und Kollegen in ihrer Sekundäranalyse das persönliche Erleben eines Familienmitglieds mit Demenz als die entscheidende Variable – *central predictor* – für die Entwicklung der Demenz-Angst: Erwachsene Kinder von Menschen mit Demenz waren danach zu 92 Prozent in Sorge, später einmal eine Demenz zu entwickeln – im Gegensatz zu 47 Prozent einer Vergleichsgruppe Erwachsener ohne diese Erfahrung der Demenz bei ihren Eltern (S. 5).[50] Im Interview führt Kessler aus:

> Und tatsächlich ist ja auch das familiäre Demenzrisiko bei manchen Demenzerkrankungen erhöht. Insofern ist das ja auch eine realistische Sorge. Gleichzeitig sehen wir auch, dass Personen, die nicht genetisch verwandt sind mit Menschen (mit Demenz, BP) in ihrem Umfeld, wenn sie viel Kontakt haben – z. B. Altenpflegekräfte – auch ein erhöhtes Level an Angst vor Demenz haben.

Das zeigen ebenfalls die ausgewerteten Studien. Wichtig ist Kessler, das Thema *Demenz* nicht allein mit der Überschrift *Leid* zu versehen:

> Ich will ausdrücklich auch sagen, dass es pflegende Angehörige gibt, die auch diese Erfahrung, mit jemanden zu leben, der Demenz hat, als eine große

---

50 Die Autoren beziehen sich auf Cutler/Hodgson (2001): Correlates of personal concerns about developing Alzheimer's disease among middle-aged persons. American Journal of Alzheimer's Disease & Other Dementias.

Bereicherung erleben. Die auch persönlich reifen, die sich nicht Sorgen um sich an der Stelle machen.

Was fürchten die Befragten: Steht das persönliche Risiko im Vordergrund, also die Wahrscheinlichkeit, selbst eine Demenz zu entwickeln, oder geht es um die Angst, ein Leben sei in einer solchen Situation unerträglich? Kessler dazu:

> Also das sollte man unbedingt unterscheiden, auch weil es statistisch einen substantiellen Zusammenhang gibt. Einerseits das wahrgenommene Risiko, an einer Demenz zu erkranken und auf der anderen Seite emotionale Reaktionen auf das subjektive Risiko, an Demenz zu erkranken. Das ist ein Unterschied, der statistisch gesehen miteinander korreliert. Aber es gibt auch Leute, die sagen, meine Eltern hatten Demenz, ich habe ein beträchtliches Demenzrisiko, aber ich habe auch erlebt, wie man unter der Bedingung von Demenz gut leben kann. Und es macht deswegen keine Angst.

Die Einschätzung des persönlichen Demenz-Risikos ist nicht unbedingt durch Fakten untermauert. Neben der Tatsache, dass die Ursache des Phänomens, das landläufig als *Alzheimer* bezeichnet wird, noch im Dunkeln liegt, assoziieren viele Menschen eine ihnen aufgefallene Vergesslichkeit damit. In den empirischen Studien wird deshalb unterschieden zwischen dem Wissen über Demenz und den Befürchtungen. Als *dementia worry* wird daher – unabhängig davon, was die Befragten an Wissen über bisher angenommene Risikofaktoren zu erkennen geben – die emotionale Reaktion auf diese Befürchtung bezeichnet. Eine Person, die glaubt, ihr Gedächtnis lasse nach, muss diesem Symptom nicht unbedingt klinische Bedeutung beimessen – umgekehrt kann eine Person mit subjektiv gut funktionierendem Gedächtnis befürchten, zukünftig eine Demenz zu entwickeln. Das kann auch bei jüngeren Menschen der Fall sein (Kessler et al. 2012, S. 6). Und dabei steht die Vergesslichkeit im Vordergrund, auch wenn die vorliegenden Daten wenig Anlass dazu geben:

> Es hat sich interessanterweise auch in unseren Studien gezeigt, dass Risikodiagnosen in Bezug auf Demenz – dazu gehören z.B. Diabetes, kardiovaskuläre Erkrankungen, Schlaganfall in der Vorgeschichte, Depressivität, um nur einige zu nennen – dass die nicht im Zusammenhang stehen mit der individuellen Angst vor Demenz.

Das heißt nichts anderes, als dass es eine gewisse Diskrepanz gibt zwischen dem, was in Pflege und Medizin als Risiko angesehen wird, und dem, was im

Bewusstsein von Teilen der Bevölkerung als Wissen vorhanden ist. Die Tatsache, dass Menschen sich beobachten, Veränderungen an sich feststellen und daraus Schlüsse für ihr weiteres Leben ziehen, hält die Psychologin im Hinblick auf die Gesundheit der Bevölkerung – Stichwort *public health* – grundsätzlich für gut.

> Weil natürlich auch die Angst vor Demenz – wenn es nicht zu einer übermäßigen Sorge und ständigen Beschäftigung mit dem Thema führt – absolut funktional adaptiv ist. Wenn ich zumindest ein geringes oder moderates Ausmaß an Angst vor Demenz habe, eher z. B. zu einem Screening gehe und mich auf Demenz testen lasse und mich um meine Gesundheit kümmere.

Eine solche Ansicht ruft vehementen Widerspruch hervor: Die Biologin Cornelia Stolze kritisiert das Ergebnis eines solchen Screenings als »trügerische Gewissheit« und erklärt, »warum die Früherkennung von Alzheimer ein leeres Versprechen ist« – nämlich ein verlockendes Geschäft im Wachstumsmarkt der sogenannten *Medical Wellness.* (Stolze 2011, S. 79 ff.)

Nun ist es ein Unterschied, ob jemand, etwa aufgrund einer festgestellten Vergesslichkeit, sich auf eine Demenz hin testen lässt und hofft, es sei alles in Ordnung, oder ob jemand etwas gegen seinen Bluthochdruck, seinen Diabetes, sein Übergewicht etc. unternehmen will und damit – nach Einschätzung der Mediziner – zumindest bestimmten Formen von Demenz vorbeugt. Bei dem, was gemeinhin *Alzheimer* genannt wird, gibt es da nun mal Zweifel. Beherzigt man den Grundsatz, dass eine Diagnostik auch eine therapeutische Konsequenz haben müsse, sonst sei sie sinnlos, sieht es bei dem bisher nicht heilbaren sogenannten *Morbus Alzheimer* schlecht aus. Da widerspricht mir Kessler:

> Die Diagnose Demenz ist nicht nur zu betrachten aus der Perspektive einer Zumutung gegenüber dem Patienten oder den Angehörigen. Sondern sie ist auch unbedingt zu betrachten als ein Schlüsselmoment zur Psychosozialen Unterstützung. In dem Moment, in dem ich weiß, ich habe diese Erkrankung, kann ich mich vorbereiten. In Bezug darauf, wie ich mein Leben unter der Bedingung von Demenz gestalten möchte. Wer soll für mich sorgen? Wie sieht es aus mit medizinischen Maßnahmen, die mal auf mich zukommen. Wo will ich leben? Wie soll mein Umfeld aussehen?

Diesen Aspekt vorausschauender Lebensplanung hält der amerikanische Neurologe Peter J. Whitehouse für Wunschdenken und warnt vor der Diagnose und der damit verbundenen Etikettierung (Whitehouse/George 2009, S. 26).

Das lohnende Geschäft mit der Angst

Ein »Geschäft mit der Angst vor dem Vergessen« nennt Cornelia Stolze das, was sich inzwischen auf dem Gesundheitsmarkt abspielt (Stolze 2011, S. 7). Es ist ein Trend.

Ich bin zu Gast bei der Präsentation medizinischer Neuerungen in einem Hotel mit gehobenem Standard. Eloquente Vertreter aufstrebender oder bereits etablierter Gesundheitsunternehmen – als die sich vormals Krankenhäuser genannte Institutionen der öffentlichen Versorgung inzwischen verstehen – preisen ihre Wohltaten an. Dem unbefangenen Betrachter drängt sich der Eindruck auf, dass die eher den Investoren zugutekommen als denjenigen, denen sie der Werbung nach zugedacht sind. Der Begriff *Patient* ist in diesen Kreisen etwas aus der Mode gekommen. Interessiert ist man weniger am geduldig Ausharrenden – was der lateinische Ausdruck *patiens* bedeutet – als an einem das Angebot abwägenden und überzeugt zugreifenden zahlungskräftigen *Kunden*. Die für diese Unternehmen tätigen Vertreter haben wohl auch mal Medizin studiert, ihre wichtigere Qualifikation ist aber am stolz getragenen Zusatz *MBA* hinter dem Namen zu erkennen. Bei dem auf diesen Veranstaltungen auftretenden typischen jung-dynamischen Mann handelt es sich um einen *Master of Business Administration,* also jemanden, der für viel Geld an einem exklusiven, natürlich privaten Institut einen Kurs in Betriebswirtschaftslehre absolviert hat.

Wie in anderen Bereichen der Wirtschaft üblich, offeriert er dem Interessierten etwas, was der nicht unbedingt braucht, was aber doch einen gewissen Nutzen verspricht – und sei es ein teuer bezahlter Prestigegewinn. Es lohnt ein Blick auf die Website des Unternehmens *Medizinisches PräventionsCentrum Hamburg* (http://www.mpch.de). Was in politischen Debatten gern als Zwei-Klassen-Medizin kritisiert wird, ist in diesem Zentrum in der Nachbarschaft des *Universitätsklinikums Eppendorf* Programm: »Gönnen Sie sich den Luxus erstklassiger medizinischer Betreuung in einem Ambiente, in dem Sie sich vor allem einem widmen können: sich selbst.« (http://www.mpch.de/de/6/Ueber-uns/ abgerufen wie auch die folgenden Zitate am 09.02.2018) Ein Highlight sind die »speziell auf Manager und Führungskräfte zugeschnittenen Check-up-Programme«, die bieten, wovon der Kassenpatient nur träumen kann: »gehobenes Ambiente mit eigenen Zimmern statt Wartebereich«.

Ein solcher Vertreter macht bei dieser Messe ein verlockendes Angebot: Man könne sich – und *ab einem gewissen Alter* sei das interessant – mittels Magnetresonanztomographie doch die Hirnsubstanz untersuchen lassen. Wenn man vielleicht vergesslich ist oder aus anderen Gründen befürchtet, eine Demenz zu entwickeln, könne man nach einer solchen Untersuchung sehen, ob es Auffälligkeiten gebe.

Nun berichten Ärzte Anekdoten aus ihrem Praxisalltag, denen zufolge es der Traum zahlreicher Patienten zu sein scheint, *in die Röhre* zu kommen, wie das kurz *MRT* genannte Untersuchungsverfahren im Volksmund auch heißt. Den ärztlichen Einwand, es gebe *keine medizinische Indikation,* scheinen viele nicht zu verstehen. Die Aussage, das sei bloß teuer, bringe aber nichts, weil sich aufgrund des damit erhobenen Befundes die Therapie sowieso nicht ändere, halten sie für den Versuch, sie als unterprivilegierte Kassenpatienten billig abspeisen zu wollen. Für die wenigen, die eine solche Untersuchung aus eigener Tasche bezahlen oder die Rechnung an eine zahlungswillige private Versicherung weiterreichen können, ist das dann wohl der Beweis, zu einer besonderen Gruppe mit dem Anspruch auf exklusive Leistungen zu gehören. Nun mag jeder, erst recht *in einem gewissen Alter,* sich auf eine ihm genehme Weise seiner Bedeutsamkeit versichern. Es sei auch jedem anderen freigestellt, dieses Ansinnen für sich wirtschaftlich zu nutzen. Allerdings drängt sich die Frage auf, ob es statthaft ist, die Angst vor einer irgendwann einmal drohenden Demenz dafür zu instrumentalisieren.

> Auf der Basis von Hirn-MRT-Bildern wird mithilfe einer innovativen, von der Firma jung diagnostics [...] entwickelten Software (BrainCheck Precision+) eine beginnende Alzheimer-Demenz sowie eine Alzheimer-bedingte dementielle Entwicklung in den folgenden drei Jahren zuverlässig ausgeschlossen. (http://www.mpch.de/de/102/Alzheimer-Risikodiagnostik/)

So bieten die selbsternannten Präventionsspezialisten ihre speziellen Dienste an. Sie haben noch mehr im Angebot: »Bei grenzwertigen oder pathologischen Befunden wird eine weitere fachneurologische Diagnostik empfohlen, die ebenfalls hier im Hause zur Verfügung steht.« So möchte man im unwahrscheinlichen Fall, dass irgendetwas auffällig sein könnte, den Kunden in der eigenen Wertschöpfungskette weiterreichen. Es ist eine Gratwanderung, Kunden mit einem Angebot anzulocken, das auch heikel sein kann. Um sie nicht zu verschrecken, wird die frohe Botschaft gleich hinterhergeschickt: »In den meisten Fällen kann die Diagnose jedoch zur Beruhigung der Patienten tatsächlich ausgeschlossen werden« – was die meisten wohl auch erwartet haben.

Nun könnte man mir entgegnen, die Kritik an einem solchen Angebot beruhe auf einem ideologisch gefärbten Misstrauen gegenüber den Marktmechanismen im Gesundheitssektor – und die Offerte sei doch eigentlich ganz sinnvoll. Deshalb soll einer der eloquenten Vertreter auf der Leistungsschau in Hamburg zu Wort kommen: Dr. Lothar Spies, Physiker und Geschäftsführer der Firma *jung diagnostics GmbH*. Sein Hamburger Unternehmen hat ein Computer-Programm für die Auswertung von MRT-Befunden zur angeblichen Alzheimerfrühdiagnostik entwickelt. Natürlich, erklärt mir der Unternehmer, sollte jemand, der Symptome hat, zum Arzt gehen.

> Die Dienstleistung, die wir anbieten, ist für Menschen gedacht, die an eine komplexe Abklärung noch nicht denken möchten, die etwas zurückhaltend sind an der Stelle, die erst mal einen ersten weiteren Indikator haben möchten und sich dann, wenn sie sich versichert haben, dass da wirklich etwas Ernstzunehmendes ist, sich dann in der weiterführenden Diagnostik entsprechend den Leitlinien abklären lassen.

Es ist schwer vorstellbar, dass die Konstruktion eines solchen *Indikators* den *Gemeinsamen Bundesausschuss* – GBA – beeindrucken könnte, dessen Mitglieder festlegen, welche medizinischen Leistungen von der Gesetzlichen Krankenversicherung finanziert werden. Dieses »oberste Beschlussgremium der gemeinsamen Selbstverwaltung der Ärzte, Zahnärzte, Psychotherapeuten, Krankenhäuser und Krankenkassen in Deutschland« entscheidet, was eine »ausreichende, zweckmäßige und wirtschaftliche Gesundheitsversorgung« für die etwa siebzig Millionen gesetzlich Krankenversicherten sein soll.[51] Medizinische Dienstleister, deren Angebote nicht als *ausreichend, zweckmäßig* und *wirtschaftlich* eingeschätzt werden, haben die Möglichkeit, diese an Privatkunden zu verkaufen. Das wird dann *Individuelle Gesundheitsleistung* – abkürzt *IGeL* – genannt, unabhängig vom Nutzen für den Kunden. So auch bei der Untersuchung mit dem *BrainCheck Precision+*: »Diese Leistung wird nicht von den Kassen bezahlt, es ist eine sogenannte IGeL-Leistung, ein Gesundheitsangebot, was […] im freien Markt zur Verfügung steht.« (Interview Spies) Man bemühe sich, das zu ändern, was mir nicht so ganz glaubwürdig erscheint, weil das zu erzielende Honorar damit erstens in das Budget der Kliniken oder niedergelassenen Ärzte fallen würde und denen zudem die Möglichkeit genommen würde, ein Mehrfaches des Satzes nach der Ärztlichen Gebührenordnung abzurechnen. Es wäre – kurz gesagt – eine Deckelung der Einnahmen für diejenigen, die diese Leistung anbieten, und ein Weniger an Exklusivität für Kunden, die sie nachfragen.

Aber zurück zu dem, was denn da untersucht werden soll. Meinem Einwand, dass eine Diagnostik auch eine therapeutische Konsequenz haben soll, andernfalls sei sie sinnlos, antwortet Lothar Spies eher locker:

---

51 Selbstdarstellung des Gemeinsamen Bundesausschusses, https://www.g-ba.de/institution/aufgabe/aufgabe/ – abgerufen am 12.02.2018.

Es ist erst mal keine Diagnostik im klassischen Sinne, sondern es ist 'ne Risiko-Überprüfung. Die Konsequenz der Risiko-Überprüfung ist einerseits bei niedrigem Risiko, dass der Mensch zwar Gedächtnisstörungen hat, die vielleicht auch objektiviert werden können, aber die neuronale Schädigung nicht vorhanden ist, so dass 'ne Alzheimer-bedingte Einschränkung an der Stelle in den nächsten Jahren nicht vorliegen wird – mit hoher Wahrscheinlichkeit. Die andere Konsequenz ist, wenn es, wenn wir die neuronale Schädigung nachweisen können und damit ein erhöhtes Risiko feststellen, dass eine Abklärung durch den Facharzt notwendig wird.

Das sagt der Physiker, der das Programm für das Gesundheitsunternehmen *Medizinisches PräventionsCentrum Hamburg* liefert. Das bietet also an, mittels Magnetresonanztomographie den physiologischen Zustand des *Hippocampus* genannten zentralen Bereichs des menschlichen Gehirns zu untersuchen – bei Menschen, die fürchten, etwa aufgrund ihrer Vergesslichkeit das zu entwickeln, was gemeinhin *Alzheimer* genannt wird. Die sind – sofern sie über die entsprechenden Finanzen verfügen – die ins Auge gefasste Zielgruppe. Die Anbieter dieser exklusiven Leistung bewegen sich auf einem schmalen Grat: Die Ängste ihrer Kunden wollen sie wirtschaftlich nutzen; die aber dürfen sie mit diesem heiklen Thema nicht verschrecken:

Bei einem *unauffälligen Befund* (normales Hippocampusvolumen) kann eine beginnende Alzheimer-Demenz momentan […] und für die nächsten drei Jahre […] mit großer Wahrscheinlichkeit ausgeschlossen werden.
Bei einem *auffälligen Befund* (reduziertes Hippocampusvolumen) sollte eine ergänzende diagnostische Abklärung in Erwägung gezogen werden. (http://www.jung-diagnostics.de/deu/ardx.php – abgerufen am 11.02.2018)

Es bleibt das Geheimnis der Autoren dieser Werbebotschaft, worauf diese beruhigende Nachricht beruht. Unklar ist, was sie unter einer *beginnenden Alzheimer-Demenz* verstehen und woher die Einschätzung stammt, dass eine solche für *die nächsten drei Jahre* ausgeschlossen sei. Wohlgemerkt nicht zwei und nicht vielleicht fünf, sondern genau drei Jahre. Die *große Wahrscheinlichkeit* soll dann wohl bedeuten, dass derjenige, der trotz dieser hoffnungsvollen Vorhersage Symptome einer solchen Demenz zeigt, eben ein bedauerlicher Einzelfall ist, der von der *großen Wahrscheinlichkeit* leider abweicht. Man kann es auch anders ausdrücken: Die Spezialisten des untersuchenden Gesundheitsunternehmens bestätigen ihren Kunden gern, dass nichts Auffälliges gefunden wurde. Und sollten sie etwas haben, gehen sie besser zu einem Arzt, der sich damit auskennt.

Eine kleine Bemerkung lässt erkennen, dass dieses selbstbewusst auftretende »Kompetenzteam [...], das internationales medizinisches Renommee, langjährige praktische Erfahrung und Menschlichkeit miteinander vereint«, sich gegenüber den Erwartungen der gutgläubigen Kundschaft abzusichern sucht: »Ein reduziertes Hippocampusvolumen reicht nicht für eine Prognose einer Alzheimer-Demenz aus«, was unter Fachleuten allgemein bekannt sein dürfte. Die Experten, die nach eigener Einschätzung »in einer der modernsten medizinischen Institutionen Deutschlands« arbeiten, dämpfen trotz blumiger Werbung allzu große Erwartungen: »Eine Risikoabschätzung bzgl. anderer Formen der Demenz ist aktuell nicht möglich.« (http://www.jung-diagnostics.de/deu/ardx.php) Das kann man so interpretieren, dass diese Diagnosespezialisten sich um Formen der Demenz, für die besser gesicherte medizinische Erkenntnisse vorliegen, nicht weiter kümmern, sondern im lukrativen Trüben dessen fischen, was bisher als unerklärlicher Rest mit *Alzheimer-Demenz* bezeichnet wird. Beißend ist daher auch die Kritik an diesem Angebot, die etwa Cornelia Stolze übt: So liege »der Preis des BrainChecks inklusive MRT noch unter dem manch einer großen Inspektion bei einem Mercedes, Porsche oder Audi« (Stolze 2011, S. 83), womit sie an die vermuteten Maßstäbe der Zielgruppe anknüpft. Ein »fragwürdiges Geschäft mit der Alzheimer-Angst« hat auch Irene Habich dieses Geschäftsmodell auf SPIEGEL ONLINE genannt (Habich 2015).

Die Anbieter finden ihr Geschäftsmodell natürlich in Ordnung, schließlich seien ihre Kunden ja zufrieden:

> Eine aktuell veröffentlichte Studie (Bartzsch et al. 2015) zeigt, dass durch die ARDX® Sorgen und Ängste vor einer Alzheimer-Erkrankung eingedämmt werden. 90 Prozent der Teilnehmer eröffnete die Untersuchung eine bewusste Perspektive. Die Akzeptanz der Untersuchung war sehr hoch (94 Prozent). (http://www.jung-diagnostics.de/deu/ardx.php)

Angemerkt sei, dass ARDX – der Name ist als Marke geschützt – nichts mit dem Senderverbund ARD zu tun hat, sondern *Alzheimer-Risikodiagnostik* bedeutet. Haupt-Autor der Untersuchung ist Dr. med. Oliver Bartzsch, Facharzt für Diagnostische Radiologie in der Firma *Med. Zentrum für Früherkennung und Prävention* in Ottobrunn. In der Fachzeitschrift *Nervenarzt* führt er aus:

> Erwartungsgemäß waren bei Studienteilnehmern mit reduziertem Risiko die Ängste und Sorgen nach der Untersuchung vermindert und das Wohlbefinden gestiegen. Bei Studienteilnehmern mit erhöhtem Risiko zeigte sich weder eine signifikante Verschlechterung des Wohlbefindens noch eine Zunahme

der Sorgen und Ängste. 90 % der Teilnehmer eröffnete die MRT-basierte Alzheimer-Risikodiagnostik eine Perspektive. Die Untersuchung stieß mehrheitlich auf hohe Akzeptanz (94 %). (Bartzsch 2015, S. 1549)

Laienhaft ausgedrückt heißt das wohl, wer nichts zu befürchten hatte, war erfreut, dass ihm das bestätigt wurde, und den anderen war's egal. Nun kann ein Außenstehender leicht Zweifel am Zustandekommen derart traumhafter Quoten hegen, wirkungsvoller ist die Einschätzung von Experten aus der Fachszene. Prof. Dr. Frank Jessen, Direktor des *Zentrums für Neurologie und Psychiatrie* der Universitätsklinik Köln und Forscher im *Deutschen Zentrum für Neurodegenerative Erkrankungen* (DZNE), Bonn, hält das, was Oliver Bartzsch vorgelegt hat, für »Eine inakzeptable Studie« – so die Überschrift seiner Erwiderung in der Fachzeitschrift *Nervenarzt*. Seine Kritik ist vernichtend: »Die Arbeit hat erhebliche methodische Unklarheiten und Schwächen sowie eine fahrlässige und eigennützige Aussage«. Für ihre Studie

… rekrutierten sie über verschiedene Quellen (z. B. Zeitungsanzeigen) Freiwillige, die nach Angabe der Autoren entweder über subjektive Vergesslichkeit klagten oder eine ›familiäre Vorbelastung‹ mit Demenz hatten. Bezüglich beider Umstände ist weder beschrieben, was die Autoren darunter verstehen, noch, wie es erhoben wurde. Eine Untersuchung der kognitiven Leistung dieser Freiwilligen wurde nicht durchgeführt. Es ist somit unklar, ob es sich um gesunde Personen, Probanden mit einer leichten kognitiven Störung (MCI) oder sogar an Demenz Erkrankte handelte. (Jessen 2016, S. 662)[52]

Eine solche Differenzierung sei aber entscheidend für die Aussagekraft der erhobenen Daten. Die Autoren hätten die eindeutig formulierten Richtlinien eines anerkannten Expertengremiums – der *International Working Group (IWG)* – ignoriert, nach denen das, was sie untersucht haben, nicht als »diagnostischer Marker für die Alzheimer-Krankheit« anerkannt ist. Zudem werde das Vorgehen der Autoren »in der aktuellen Neuauflage der S3-Leitlinie Demenzen« der maßgeblichen Fachgesellschaften »explizit nicht empfohlen«. Der Klinikdirektor Jessen kritisiert das gesamte Verfahren, die Anlage und den Umgang mit den

---

52 MCI ist die Abkürzung für Mild Cognitive Impairmant und kennzeichnet im medizinischen Sprachgebrauch eine »leichte kognitive Störung« – Springer Verzeichnis der Fachbegriffe https://link.springer.com/content/pdf/bbm%3A978–3–211–89352–4 %2F1.pdf. Andere erweitern die Definition um einen »krankhaften Zustand bei älteren Menschen mit subjektiv und objektiv über das durchschnittliche Ausmaß hinausgehenden Gedächtnisstörungen« – https://freidok.uni-freiburg.de/data/2951 – beide abgerufen am 12.02.2018.

Probanden, u. a. wie sie vor der Untersuchung aufgeklärt und wie das Ergebnis hinterher mit ihnen besprochen wurde:

> Anstatt einer differenzierten Darstellung der Risikoschätzung und –Vermittlung, die wahrscheinlich in der Untersuchung auch nicht stattgefunden hat, wurde erfasst, ob die Probanden eine solche Untersuchung auch an Freunde und Bekannt weiterempfehlen würden. Hierbei handelt es sich um eine konkrete Werbemaßnahme für das Verfahren. (S. 662)

Zudem sei unklar, ob Probanden für die Untersuchung bezahlen mussten oder sie diese kostenlos erhalten haben, was ein wichtiges Kriterium für die Aussagekraft der von ihnen geäußerten Einschätzungen sei.

Nun wäre es erklärlich, dass der Autor der Studie sich als aufstrebender Radiologe in einer Fachzeitschrift bemerkbar machen möchte, aber mit den Grundlagen der medizinischen Nachbardisziplin und den Usancen empirischer Untersuchungen nicht so ganz vertraut ist. Ein dafür vielleicht ansatzweise vorhandenes Verständnis hat aber verspielt, wer unter dem Deckmantel wissenschaftlicher Neugier ganz andere Interessen verfolgt. Die deckt der Institutsdirektor Jessen gnadenlos auf:

> Die Autoren geben an, keine Interessenkonflikte zu haben. Der Erstautor arbeitet jedoch bei der Firma MedPrevent in Ottobrunn, die auf ihrer Website mit dem Slogan: ›Sicherer Ausschluss von Alzheimer durch neue Vorsorgeuntersuchung‹ genau diese Untersuchung anbietet. (ebd.)

Frank Jessen zieht das Fazit:

> Der Artikel ist eine wissenschaftlich inakzeptable Werbemaßnahme für das Institut, an dem der Erstautor arbeitet, mit potenziellem finanziellen und gesundheitlichen Schaden für Patienten wegen Pseudoaufklärung über eine der am meisten gefürchteten Erkrankungen. (ebd.)

Und das ist der entscheidende Punkt: Es ist *eine der am meisten gefürchteten* Erscheinungen des höheren und hohen Alters – um die Frage, ob es eine Krankheit ist, auch an dieser Stelle auszuklammern. Was bleibt: Ein Arzt veröffentlicht eine kleine Studie, die einem Unternehmen zugutekommt, mit dem er wirtschaftlich verbunden ist. Die Ergebnisse nutzt ein anderes Unternehmen, um für eine Dienstleistung zu werben, die es für ein *PräventionsCentrum* erbringt, das zahlungskräftigen und zahlungswilligen Kunden etwas anbietet, dessen diagnostischer Wert nicht unbedingt einleuchtet, ihnen sogar schaden kann. Das könnte man als eine Auseinandersetzung um Marktanteile in der sogenannten Gesundheitswirtschaft abhaken. Ich halte es aber für symptomatisch. Es ist ein Beispiel für *das Geschäft mit der Angst vor dem Vergessen* – wie es schon Cornelia Stolze (2011, S. 7 ff.) genannt hat.

Und was ist so furchtbar an der Demenz?

Gut ist die Vergesslichkeit!
Bertolt Brecht, Lob der Vergesslichkeit

Damit landen wir wieder beim Bild der Demenz – sei es in allgemein verbreiteten Vorstellungen oder in Horrorgeschichten, ausgebreitet in den Medien. Peter J. Whitehouse und Daniel P. George haben vor einigen Jahren den Alzheimer-Diskurs der frühen 2000er-Jahre so charakterisiert:

> Es handelte sich um eine Rhetorik, die auf der Prämisse von Alzheimer als einer verheerenden Krankheit beruht, welche einen Verlust des Selbst verursacht und vollständige Heilung erfordert. Diese Rhetorik hat zu einem kulturellen Klima der Angst und Stigmatisierung geführt und dazu beigetragen, dass Menschen mit einem kognitiven Gebrechen aus der Gesellschaft ausgesondert werden. (Whitehouse/George 2014, S. 28)

Das klingt dramatisch und ist es auch. Das *kognitive Gebrechen* geht über die Sphäre des Biologischen, Körperlichen hinaus. Viele Menschen fürchten so etwas wie den *Verlust der Persönlichkeit*. Die ist in der medialen Darstellung – so schilderte es der Kulturwissenschaftler Heinrich Grebe in Dresden – im Gedächtnis verortet:

> Das Gedächtnis ist ein Gefäß, in dem all unsere Erinnerung und letzten Endes auch unser *Person-Sein* gelagert ist. Der Inhalt dessen, was wir sind, liegt im Gedächtnis. So – und jetzt kommt Demenz. Die mediale Darstellung ist so: Demenz macht das Gedächtnis-Gefäß leer. Demenz löscht die Gedächtnis-Festplatte und löscht damit auch alles, was den Menschen ausgemacht hat.

Wenn das auffällt – den Menschen in der Umgebung oder den Vergesslichen selbst, wenn es sich nicht mehr überspielen oder verheimlichen lässt, spätestens dann ist es Zeit, darüber zu reden. Mit Angehörigen und Freunden, aber auch mit professionellen Helferinnen wie Ulla Klinger von der Fachstelle für *Beratung, Begleitung und Tagesstrukturierung für Menschen mit einer geronto-psychiatrischen Erkrankung und ihre Angehörigen* – kurz BBT – in Dresden. Das hört sie als Seufzer von denjenigen, die zu ihr in die Beratungsstelle kommen:

Die Menschen, die betroffen sind, die haben Unsicherheiten und Angst vor der Bewältigung des Alltags, das ist so. Je nachdem, wie weit die Demenz fortgeschritten ist, kennen sie sich mit diesen Zuständen aus, dass sie plötzlich nicht mehr wissen, wo sie sind, dass sie vergessen haben, wem sie gegenüberstehen, und so weiter. Und was sie brauchen, sind Sicherheiten.

Viele wünschen sich, es möge etwas geben, vielleicht eine Pille, die diesen Zustand aufhebt – ein Wundermittel, nach dem ja auch eifrig gesucht wird. Es ist unrealistisch – sollte eine solche Arznei jemals gefunden werden, nachdem überhaupt erst einmal die Ursachen geklärt sind – dass die Menschen, die jetzt eine Demenz entwickeln und tatsächlich auch darunter leiden, noch etwas davon haben werden. Also brauchen sie andere Sicherheiten. Jetzt.

Sie ziehen sich zurück. Sie erleben, dass es für sie schwieriger ist, in Situationen mit vielen Menschen zu agieren, auf andere zuzugehen. Selbst die Menschen, die sie gut gekannt haben, selbst Nachbarn, Freunde usw. Das wird sehr kompliziert, weil da gemeinsame Dinge eben nur noch schlecht erinnert werden. Bei der Geburtstagsfeier der 85-Jährigen, wo die ganze Familie noch einmal zusammenkommt – das habe ich neulich erst erlebt – war die Angst der dementen alten Dame, dass sie halt ihre ganze Verwandtschaft, die aber inzwischen über ganz Deutschland verteilt ist und nur zu diesem Datum nun endlich mal wieder zusammenkommt, dass sie die nicht erkennt und nicht zuordnen kann. Und dann haben wir halt Strategien überlegt, wie man geschickt damit umgehen kann.

Eine Möglichkeit ist zum Beispiel, klar zu sagen, dass man den Überblick über die weitläufige Verwandtschaft verloren hat, nicht weiß, wer der kahlköpfige, in die Jahre gekommene und in die Breite gegangene Mann ist, von dem sich schließlich herausstellt, dass er mal der niedliche kleine Enkel mit dem Wuschelkopf war. Diese Schwierigkeiten dürften auch andere haben – unabhängig von irgendeiner Form von Demenz, womit ich diese Angst keinesfalls bagatellisieren will. Denn die sitzt tief, auch bei der alten Dame, von der Ulla Klinger berichtet:

Sie hat ihren Mann an der Seite und sie hat vor allem Angst, dass diese einzige ewig vertraute Person sie im Stich lässt und dass die sich bei dieser Geburtstagsfeier auch nur einen Meter entfernt. Sie möchte, dass er sozusagen, dass er das, was ihr da fehlt, ausgleicht.

Und da geht es natürlich um mehr als nur darum, die vermutete oder tatsächliche Peinlichkeit zu vermeiden, irgendwelche Verwandten nicht mehr richtig zuordnen zu können. Es ist die Verunsicherung angesichts einer Welt, die immer unverständlicher und damit bedrohlich wird. Das ist ohne Weiteres einleuchtend, wenn man die Situation aus der Perspektive derer betrachtet, die eine solche Verunsicherung aushalten müssen. Die ist allerdings auch gegeben, wenn jemand infolge einer Seh- oder Hörbehinderung seine Umgebung nicht mehr wie gewohnt wahrnehmen kann. *Blindheit trennt von den Dingen, Taubheit von den Menschen* ist ein gern zitierter Spruch. Auf das Verständnis anderer sind Menschen mit einer derartigen Einschränkung – bei allem Selbstbewusstsein – ebenfalls angewiesen. Aber das weckt bei Weitem nicht so massive Ängste wie das Thema Demenz.

Im Unterschied zu anderen schwerwiegenden Beeinträchtigungen – seien es Krankheiten oder Behinderungen – hat eine Demenz nicht nur körperliche Auswirkungen, sondern trifft das symbolische Selbst, wie Kessler und Kollegen ausführen, den Kern menschlicher Identität und damit den entscheidenden Unterschied zu anderen Lebewesen (Kessler et al. 2012, S. 6). Gemäß entsprechenden Theorien – fassen sie die Erkenntnisse zitierter Autoren zusammen – müssten Menschen sich mit ihrer höheren und sinnhaften Existenz von Tieren abheben. »In der westlichen Kultur sind kognitive Fähigkeiten, Autonomie und Selbstkontrolle zentrale Aspekte des symbolischen Selbst.« Qualitative Studien hätten gezeigt, dass für Menschen ohne wie mit Demenz der Verlust von Unabhängigkeit, Identität und Kontrolle wichtiger ist, als es die eventuell einhergehenden körperlichen Beeinträchtigungen sind. Die Deutung der Demenz, die weit über mögliche Einschränkungen hinausgeht, fand Kessler in eigenen Untersuchungen bestätigt:

Dann haben wir auch gefunden, dass sich darin die Angst widerspiegelt vor dem, das wir das Physisch-Animalische nennen. Eine Teilnehmerin hat z. B. gesagt ›Ich habe Angst, mich mal zum Affen zu machen‹. Auch das ist aus unserer Sicht die Angst davor, auf eine Tierebene zu sinken, dass man eigentlich kein Mensch mehr ist, sondern ein Tier. Aber es drückt sich in der Angst vor Demenz in unseren Untersuchungen auch der Verlust an dem *symbolischen Selbst* aus, wie wir das nennen. Wie eine Teilnehmerin sagte ›Ich habe Angst, eine leere Hülle zu werden‹. Also das, was meine Identität ausmacht, das, was mich, was meine Identität prägt, nämlich meine Werte zu verlieren, wichtige Bindungen zu verlieren, meine Rationalität zu verlieren. Das ist eigentlich, was im Kern die Angst vor Demenz ausmacht.

Auf der einen Seite ist da die Angst, die Fähigkeit zu verlieren, rational zu handeln und damit *unvernünftig* zu werden – was auch immer das heißen mag. Vielleicht ist die Aussicht noch beängstigender, dass einem die ein Leben lang hoch gehaltenen Werte irgendwann nichts mehr bedeuten könnten. Kessler berichtet auch von der in ihren Interviews geäußerten Angst, soziale Bindungen zu verlieren. Nicht, weil diese die eventuellen Belastungen durch die Demenz nicht tragen können – das kommt noch hinzu –, sondern weil ein Mensch mit Demenz die Fähigkeit verlieren könnte, in gewohnter Weise Beziehungen zu pflegen:

> Wie eine Teilnehmerin sagte: ›Angst, nicht mehr danken zu können.‹ – ›Dass ich mich nicht mehr bedanken kann für die Dinge, die jemand für mich getan hat.‹ Das ist genauso zermürbend.

Denn wenn jemand dazu nicht mehr in der Lage ist, wird seine *Teilhabe an einer mit anderen geteilten Realität* beeinträchtigt, führen Kessler et al. in ihrer Studie über Demenz-Angst aus, was die *funktionale Basis alltäglicher Kommunikation* ist (Kessler et al. 2012, S. 6).

Kleiner Ausflug in die Tiefen der Philosophie

Aber natürlich geht es um mehr als die alltägliche Kommunikation, nämlich um das sogenannte *Symbolische Selbst*. Darin zeigt sich für Kessler die Besonderheit menschlicher Existenz:

> Ich denke, es ist ein evolutionäres Prinzip, dass wir als Menschen ein Bedürfnis haben, auch Kontrolle über unser Leben zu haben. Das hat eine evolutionäre Basis, und es ist nicht nur ein Merkmal industriell kapitalistischer Gesellschaft oder so etwas. Deswegen ist der Wunsch nach Autonomie erst mal ein durchaus adaptives Bedürfnis, das man nicht pathologisieren sollte in irgendeiner Art und Weise.

Es ist die Frage, wie stark und beherrschend dieses Kontrollbedürfnis ist, in dem Reinhardt Lindner auch durchaus das Problem sieht, sich auf veränderte Lebensbedingungen einzustellen.

Mit dem dahinterstehenden Menschenbild hat sich auch der Deutsche Ethikrat in seiner Stellungnahme *Demenz und Selbstbestimmung* auseinandergesetzt, maßgeblich geschrieben vom Hamburger Psychologen Michael Wunder. In den Beratungen kam es zu kontroversen Diskussionen. Der Philosoph Volker Gerhardt formulierte schließlich in einem Sondervotum »Die Tragödie der Demenz darf

nicht verschwiegen werden« (Gerhardt 2012). Gerhardt schreibt, es sei unabdingbar, »dass sich der Mensch in freier Selbst- und Welterkenntnis eigene Lebensziele setzt, um sie in selbstbewusster Entscheidung zu verfolgen« und erklärt:

> Das ist das Verständnis, das wir allgemein haben und das etwa im Grund-
> gesetz in der Formel von der Würde des Menschen zum Ausdruck kommt;
> die Freiheit ist der erste Grundwert, den wir ergänzend im Grundgesetz
> finden. Und das heißt, dass der Mensch sein Leben selbst lebt und die Ziele
> bestimmt und vor allem der Staat keine Vorschriften macht – es sei denn,
> das, was der Einzelne vorhat oder tut, widerspricht der Freiheit anderer.

Was nach selbstverständlichen Abwehrrechten freier Bürger gegen Eingriffe
des Staates in ihr Leben klingt, hat eine durchaus dramatische Bedeutung für
einen Menschen mit Demenz, führt Gerhardt in seinem Sondervotum aus.
Denn wenn der

> … weiterhin in der gewohnten Weise sein eigenes Leben führen möchte,
> kann ihn seine Mitwelt nicht gewähren lassen. Damit geht das zu Ende, wor-
> auf die mühevolle Erziehung zu Eigenständigkeit und Mündigkeit gerichtet
> war. Der Mensch ist nicht mehr der, der er sein sollte und sein wollte. Er ist
> auch nicht mehr der, als den ihn andere schätzen und lieben gelernt haben.
> (Gerhardt 2012, S. 102)

Damit spricht der Philosoph unterschiedliche Ebenen an: Zum einen *kann ihn
seine Mitwelt nicht gewähren lassen* – das bedeutet, er verliert seine Abwehrrechte
gegenüber den Eingriffen seiner Mitmenschen oder des Staates. Die Schlussfolgerung wird gern als selbstverständlich oder zumindest naheliegend angesehen, da dies ja nur zu seinem Schutz geschehe. Zweifel daran sind angebracht,
wenn man den Blickwinkel über den Bereich der Demenz hinaus erweitert: Die
lange Zeit von vielen vertretene Auffassung, Menschen mit Behinderung seien
in ihrer kleinen Welt hinter Anstaltsmauern vor den Widrigkeiten der feind-
lichen großen Welt draußen geschützt, erwies sich bei genauem Hinsehen als
das Gegenteil: Die sogenannten Normalen haben diejenigen nicht ertragen,
die irgendwie anders waren, und haben sie aus ihrer Gesellschaft schlicht ver-
bannt. Dabei verkenne ich nicht, dass es natürlich die Pflicht gibt, Menschen
mit Demenz vor Schaden zu bewahren, auch davor, sich selbst zu schädigen.
Mitunter ist es schwierig, diese Art der Fürsorge von einer fürsorglichen Bela-
gerung zu unterscheiden. Denn Menschen in einer solchen Situation verlieren
das, wozu sie mühevoll erst erzogen worden sind – so Gerhardt: *Eigenständig-*

keit und Mündigkeit. Rechtlich ist das geregelt: Die frühere *Entmündigung* ist abgeschafft und durch eine *rechtliche Betreuung* ersetzt, die nur so weit gehen darf wie unbedingt erforderlich. Was jemand – auch mit Einschränkungen – selbst entscheiden kann, bleibt ihm weiterhin überlassen.[53]

Volker Gerhardt thematisiert normative Erwartungen, die ein Mensch mit Demenz enttäuscht, wenn er nicht mehr der ist, der er *sein sollte.* Das ist ein heikles Argument, klingt es doch – über den eben genannten Aspekt des Schutzes vor Eigen- oder Fremdgefährdung hinaus – nach einer Instanz, die bestimmt, wie jemand zu sein hat, und die Abweichung davon sanktioniert. Einleuchtender erscheint mir der Beziehungsaspekt: Ein Mensch mit Demenz ist nicht mehr der, *als den ihn andere schätzen und lieben gelernt haben.* Nun verpflichten sich Brautleute, in guten wie in schlechten Zeiten füreinander einzustehen, was vielen auf die Dauer – unabhängig von gesundheitlichen oder dementiellen Beeinträchtigungen – schwerfällt. Ich will keineswegs die Tatsache einer Demenz bagatellisieren, aber dass jemand im Laufe der Zeit ganz anders sein kann als zu dem Zeitpunkt, zu dem man ihn *schätzen und lieben gelernt* hat, kommt häufiger vor. Vielleicht ist eine Demenz da eine von vielen Herausforderungen – wenn auch eine besonders harte.

Schließlich die Aussage, der Mensch sei nicht mehr der, der er *sein wollte.* In der Tat mutet es furchtbar an, wenn einem der Alltag entgleitet – worauf auch Jan Wojnar hingewiesen hat. Zu fragen ist allerdings, ob diese Tatsache an sich oder ob die gestörte Kommunikation so deprimierend ist, wenn die Menschen in der Umgebung verständnislos und genervt auf diese Belastung reagieren. Für Gerhardt ist diese Frage beantwortet: »Die auf Selbstbeobachtung, Selbstreflexion und Selbstverantwortung beruhende individuelle Selbstbestimmung« sei nicht mehr einzufordern. Darin sieht er eine »Tragödie im Lebenslauf eines Menschen«, weil »verloren geht, was den Menschen zu einem verantwortlichen Wesen macht«. Das sei »eine biografische Katastrophe, die sich weder durch die Demenzforschung noch durch die Verheißungen einer optimierten Betreuung schönreden lässt.« (Gerhardt 2012, S. 103)

Nein, gewiss lässt sich ein Leben mit Demenz nicht schönreden. Aber ob die Bezeichnung als *Tragödie,* die der humanistisch gebildete Philosoph wählt, eine treffende Charakterisierung ist oder Ausdruck der gesellschaftlichen Konstruktion und damit Teil des Problems, möge entscheiden, wer diesen Begriff auf sich wirken lässt. Dafür genügt ein Blick ins Internet, in dem sich folgender Satz

---

53 Siehe dazu die Seite des Bundesministeriums für Familie, Senioren, Frauen und Jugend: https://www.wegweiser-demenz.de/informationen/rechte-und-pflichten/angehoerige-und-betreuer/rechtliche-betreuung.html – abgerufen am 08.06.2018.

zur Tragödie findet: »Die herannahende, sich immer deutlicher abzeichnende Katastrophe lässt sich trotz großer Anstrengungen der handelnden Personen nicht mehr abwenden.«[54] Damit lässt sich benennen, was Heinrich Grebe bei der Auswertung von Zeitungsberichten zum Thema Demenz gefunden hat und Peter J. Whitehouse für den gesellschaftlichen Diskurs der 2000er-Jahre bestätigt: Es ist unentrinnbar und scheint so ziemlich das Furchtbarste zu sein, das einem Menschen widerfahren kann. Denn »wer nicht mit aller Deutlichkeit sagt, dass hier unwiderruflich etwas zu Ende geht, was eine Person im Umgang mit ihresgleichen ausmacht, der verharmlost die Demenz […]«, ist sich Gerhardt sicher und betont: »Das ethische Fundament eines individuellen Lebens ist somit zerstört und der Kranke wird zu einem sozialen Betreuungsfall.« Er plädiert dafür, »sich auf bestmögliche Weise um die Erfüllung der Wünsche des Erkrankten zu kümmern.« (Gerhardt 2012, S. 104)

Dieser Aufruf zum Kümmern klingt nett, ist mir aber zu wenig. Denken wir an Menschen mit einer Behinderung, auch einer solchen, die als *geistige* bezeichnet wird, und an ihre Emanzipation. Sie sind keineswegs damit zufrieden, dass alles Mögliche *für* sie getan wird. Sie wollen es im Rahmen ihrer Möglichkeiten und mit Unterstützung *selbst* tun und *gemeinsam* mit anderen. Das möchte ich auch, sollte ich irgendwann einmal von einer Demenz oder einer ähnlichen Einschränkung betroffen sein. Das heißt, nicht aus Mitleid oder, weil es gerade dem Zeitgeist entspricht, gut versorgt zu sein, sondern trotz dieser Einschränkungen selbstverständlich – liebevoll umsorgt – *dazu zu gehören*.

Festplatte gelöscht?

Das weit verbreitete Bild, die Gedächtnis-Festplatte sei gelöscht oder das Gedächtnis-Gefäß geleert, wie Heinrich Grebe es in der Berichterstattung über Menschen mit Demenz gefunden hat, gipfelt in der Einschätzung, damit sei die Persönlichkeit zerstört. Das weckt natürlich Ängste. Die hat auch Jan Wojnar bei seinen Gesprächspartnern gefunden:

> Im Vordergrund steht zum einen die Vorstellung, ohne Gedächtnis wird das Menschsein als solches nicht mehr möglich. Und zum anderen die Vorstellung, dem Wohlwollen der fremden Menschen hilflos vollständig ausgeliefert zu sein. Das führt wahrscheinlich auch dazu, dass viele Menschen in ihren Patientenverfügungen – aus meiner Sicht ziemlich leichtfertig – bereit

---

54 https://de.wikipedia.org/wiki/Griechische_Tragödie, abgerufen am 12.03.2018.

sind, auf alle lebenserhaltenen Maßnahmen zu verzichten, falls sie eben an einer Demenz erkranken.

Das können sie natürlich nur, bevor sich eine Demenz bei ihnen weiterentwickelt hat, müssen sie für eine derartige Verfügung doch in der Lage sein, die Tragweite einer solchen Patientenverfügung zu ermessen.

Wie zeigt sich dieser Gedächtnisverlust dem unbefangenen Beobachter im Alltag? Mittagszeit in der Tagespflegestätte der Caritas im sauerländischen Arnsberg. Mit sechs anderen Hochbetagten sitzt Herta W. um einen großen Esstisch. »Das sind alles nette Leute, alle gleich alt, haben den gleichen Stand, sind zuhause über, kein Platz oder was weiß ich«, erklärt die 87-Jährige ihre Anwesenheit in dieser Einrichtung und wendet sich wieder ihrem Pudding zu. Eine Szene, wie sie tagtäglich zu beobachten ist, landauf, landab. Sehr präsent ist die alte Dame, wenn ein Besucher sie anspricht, geradezu aufgekratzt, kann sich aber nach kurzer Zeit nicht mehr daran erinnern, vergisst, mit wem sie gerade geredet oder was sie gerade getan hat. Und ihr langjähriger Ehemann ist ein Fremder für sie. Es ist das klassische Bild einer fortgeschrittenen Demenz, Diagnose Alzheimer. Damit ist nun – so die übliche Schlussfolgerung – ihre Gedächtnis-Festplatte gelöscht und alles, was sie als Menschen ausgemacht hat – um bei dem von Grebe kritisierten Bild zu bleiben:

Wenn man die Probleme thematisiert – Orientierungslosigkeit, räumliche Fragen, auch Gedächtnisprobleme – und davon auf den existentiellen Status der Betroffenen schließt – also: verlieren sie ihre Persönlichkeit, sind sie noch Menschen, vielleicht nicht mehr ganz so vollwertige Menschen? – ist das hoch problematisch.

Herta W. kann sich noch an vieles erinnern:

Ich war Sekretärin in einem Büro und hatte jeden Tag Ärger, ja, fünf Jahre hintereinander Lehrlinge, hab sie ausgebildet, das heißt, nicht nur fünf Jahre, längere Zeit noch, insgesamt fünf Lehrlinge hab ich gehabt, ne …

Aber welcher Wochentag gerade ist und ob es eben Himbeer- oder Schokopudding gegeben hat, ist für sie nicht relevant. Auch nicht, wer der alte Mann ist, der sie in Empfang nehmen wird, wenn die netten jungen Leute vom Fahrdienst sie zuhause absetzen werden. Ist sie, wenn sie ihn nicht erkennt, wenn sie vergessen hat, woher sie gerade kommt und was sie dort gemacht hat, kein vollwertiger Mensch mehr? Und wenn ihr Mann verzweifelt sagt, sie sei so ganz anders als in früheren Jahren – hat sie dann ihre Persönlichkeit verloren? Vielleicht war sie früher unerschrocken und wagemutig und ist nun ängstlich und verzagt, vielleicht ist es aber auch umgekehrt, und sie lässt unbekümmert die Widrigkeiten des Alltags an sich vorüberziehen. Ist die Identifizierung der einen wie der anderen Eigenschaft etwas, das die ganze so konstatierte Persönlichkeit ausmacht? Oder sind die Erinnerungen an den früheren Berufsalltag und den damals gezeigten Behauptungswillen gegenüber Lehrlingen, Kollegen und Vorgesetzten ein wichtiger Bestandteil dieser Persönlichkeit?

Allein die Aussage, ein Mensch mit Demenz habe sein Gedächtnis verloren, ist zumindest verkürzt: Herta W. erinnert sich durchaus an Begebenheiten von früher, wobei natürlich unklar ist, ob sich diese Erinnerung mit der Erinnerung anderer Beteiligter deckt. Wesentlich schwerer wiegt die Befürchtung, jemand könne irrational aus dem Ruder laufen oder *sich zum Affen machen,* wie Kessler von einer Befragten berichtet. Es ist die Einschätzung, Menschen mit Demenz bewegten sich in einer eigenen, für andere nicht zugänglichen Realität. Diese anderen hätten keine Chance, in die abgeschlossene Demenzwelt der *lebenden Toten* einzudringen. Wer so argumentiert, schließt von – tatsächlich vorhandenen – Schwierigkeiten in der Kommunikation auf die gesamte Person und ihre vermeintliche Unerreichbarkeit und unterschätzt die Fähigkeit von Menschen mit Demenz, am sozialen Leben teilzuhaben. Das macht sich laut Kessler an der zu beobachtenden Gewohnheit fest, von ihnen in der Vergangenheitsform zu sprechen, selbst wenn sie daneben stehen. (Kessler et al. 2012, S. 6)

> Ja, das ist klar, dass man hier wesentlich den Begriff und die Fähigkeit meint, die mit dem Verstehen, mit dem Erkennen, mit dem Begreifen von Situationen und – ganz allgemein gesprochen – mit der Vernunft zusammenhängt. Insofern ist tatsächlich etwas wesentlich auf Rationalität und Intellektualität Bezogenes gemeint, aber es ist keineswegs darauf beschränkt.

Klar betont der Philosoph Gerhardt die Bedeutung der kognitiven Kompetenz. Damit erntet er, auch wenn er betont, den Menschen nicht auf seine Rationalität und seinen Intellekt verengen zu wollen, Widerspruch bei den anderen Mitgliedern des Deutschen Ethikrates, die in ihrer Stellungnahme zur Demenz erklären:

> Wird der Mensch mit seiner geistigen Leistung gleichgesetzt, muss Demenz als Zerstörung des Menschen erscheinen. Wird der Mensch aber nicht nur als denkendes, sondern auch als empfindendes, emotionales und soziales Wesen verstanden, kann sich der Blick leichter auf die jeweils noch vorhandenen Ressourcen richten. (Deutscher Ethikrat 2012, S. 9)

Den federführenden Autor dieser Stellungnahme – den Hamburger Psychologen Michael Wunder – habe ich gefragt, ob wir in der Betrachtung der Demenz das Kognitive zu stark betonen.

> Die kleine Suggestion, die in der Frage steckt, lasse ich gerne zu, weil es auch mein Eindruck ist, dass wir zu sehr den Menschen mit dem Gehirn gleichsetzen, aber nicht nur in unserer *Gesellschaft,* sondern auch in unserer heutigen *Kultur.* Der Mensch ist Gehirn, und wenn das Gehirn sich verändert oder versagt – also das krasseste Beispiel ist der Wachkoma-Patient: Da wird schon die Frage gestellt, ob das überhaupt noch ein Mensch ist. Und eine geringere, kleinere Form dieser Herabwürdigung findet sich eben in der Demenz. Und auch in der Angst vor Demenz spiegelt sich das ja wider, dass gerade Menschen, die hoch intellektuell arbeiten und sich positionieren, nach meiner persönlichen Erfahrung am meisten Ängste davor haben, dement zu werden. Also das zu verlieren, wodurch sie meinen, sich einzig und allein auszuzeichnen.

Das hat sich in den Nachrufen zu Lebzeiten für den brillanten Walter Jens gezeigt, als der seine Brillanz verloren hatte und damit offensichtlich auch seinen Wert als Mensch. Ob sich dessen Persönlichkeit verändert oder vielleicht auf vorhandene wesentliche Züge beschränkt hat, konnten höchstens Menschen in seiner nächsten Umgebung vorsichtig einzuschätzen versuchen – sein Sohn und später seine Frau (Jens 2009 und Jens 2016), aber wohl kaum diejenigen, die damit in den Medien hausieren gingen. Der amerikanische Psychiater und Neurologe Whitehouse kritisiert eine solche, weit verbreitete Einstellung gegenüber Menschen mit Demenz und fordert, »ihr Menschsein nicht auf ein einziges Organ zu reduzieren.« Den herkömmlichen Thesen zum Umgang mit dem Phänomen der Gehirnalterung stellt er die Antithese gegenüber: statt »Die Alzheimerkrankheit führt zu einem Verlust des Selbst« heißt es bei ihm »Die Gehirnalterung führt zu einer Veränderung des Selbst«. (Whitehouse/George 2009, S. 48)

Eine Reduzierung des Menschen mit Demenz auf seine vermeintlichen oder tatsächlichen Defizite und das Absprechen von Eigenschaften, die das Mensch-Sein ausmachen, haben Auswirkungen auch in der Familie dessen, der nur noch als *der Demente* bezeichnet wird. Heinrich Grebe stellt sie im Gespräch als eine Folge des medial erzeugten Bildes der Demenz dar:

> Wenn jetzt Angehörige immer wieder lesen ›Die Betroffenen werden leer, das sind leere Hüllen‹, und sie orientieren sich in ihrer Alltagspraxis an dieser Metapher, dann hat diese Metapher, hat diese mediale Beschreibung alltagspraktische Folgen, nämlich unter Umständen, dass die Angehörigen nur

noch den Körper pflegen, aber den Versuch, die kommunikative Beziehung herzustellen, abbrechen. Weil: Es ist ja sowieso überflüssig, es ist ja sowieso leer. Es gibt entsprechende Untersuchungen, die das zeigen – das Phänomen des sozialen Todes, das mit diesen Beschreibungen zusammenhängt. Das ist schon sehr bedenklich, weil vergessen wird, dass demente Menschen voll emotionsfähig sind zum Beispiel, dass sie lange Zeit während der Verstärkung der Demenz noch voll mobil sind, bewegungsfähig sind. Und mit Emotionen und Bewegung sind schon zwei wesentliche andere Dimensionen des Menschen, des Leibs sozusagen, angesagt, die einfach sehr wichtig sind für uns, wenn wir uns selber mal ganzheitlich wahrnehmen.

So weist Wunder auf die sehr verkürzte Sichtweise hin. Die hat auch Jan Wojnar in langjähriger Tätigkeit erfahren und versucht, diesem Bild etwas entgegenzusetzen und daraus Konsequenzen für den Alltag zu ziehen:

> Das ist eben das Problem, auch den Angehörigen zu verdeutlichen, dass die Kranken nicht leiden, dass sie nicht vegetieren, in einem Nichts einfach auf den Tod warten, sondern dass sie unter Umständen sogar ein lustvolles Leben führen.

Vielleicht ist gerade das eine besondere Herausforderung: Zu sehen, dass es dem mit viel Mühe Umsorgten offensichtlich sehr gut geht, er sogar lustvoll lebt, während die sich aufopfernde Familie die Grenze der Belastbarkeit überschritten hat. Das ist auch ein Problem der sozialen Isolation, wenn die Sorgenden mit dieser Sorge alleingelassen sind – sofern die von der Demenz direkt Betroffenen überhaupt Menschen um sich haben, die sich kümmern. Eine solche Perspektive nimmt auch der Deutsche Ethikrat ein, der in seiner Stellungnahme darauf hinweist, dass viele Menschen ihre Demenz erfahren

> … als soziales Schicksal; sie erleben eine zunehmende Entfremdung von ihrem bisherigen Leben sowie die Entfernung aus dem öffentlichen Raum und damit Isolation und Ausgrenzung, [weshalb sie] vor allem im mittleren und späteren Verlauf weniger unter ihrer Erkrankung selbst als vielmehr unter dem Ausschluss und Verlust von Geborgenheit und Vertrautheit leiden. (Deutscher Ethikrat 2012, S. 8)

Macht man sich diese Sichtweise zu eigen, verliert das Hoffen und Warten darauf, dass Neurobiologen und Mediziner irgendwann einmal die Demenz zum Verschwinden bringen könnten, an Dringlichkeit, und an dessen Stelle tritt die *gesellschaftliche Herausforderung,* auf dieses Phänomen angemessen zu reagieren. Oder, anders ausdrückt:

Der Deutsche Ethikrat will mit seiner Stellungnahme zu einem besseren Verständnis der Situation von Menschen mit Demenz beitragen und Empfehlungen geben, um einen achtsameren und die Selbstbestimmung wahrenden Umgang mit Menschen mit Demenz zu fördern. (S. 10)

Das beginnt schon bei der Einordnung des Phänomens Demenz. Ist es etwas, das man *bekämpfen* muss? Sind diejenigen, die dazu aufrufen, es mit einer gewissen Gelassenheit als zum Alter möglicherweise zugehörig zu betrachten, verantwortungslos, weil sie einen unhaltbaren Zustand hinnehmen, unter dem auch Menschen leiden? Der Psychiater Klaus Dörner hat schon darauf verzichtet, sich an dem Streit, ob es nun eine Krankheit ist oder nicht, zu beteiligen. Wichtiger ist für ihn die Frage, wie man mit einer Demenz lebt. Die Konsequenz aus dieser Entscheidung:

Weil immer mehr Menschen im Zustand der Demenz leben – das pfeifen die Spatzen von den Dächern – und jeder Einzelne, also auch ich und Sie und wir alle, eine zunehmende Wahrscheinlichkeit hat, je älter wir werden, dass wir die letzte Zeit unseres Lebens im Zustand der Demenz leben – um das deutlich zu machen, was es eigentlich bedeutet, hab ich dann einfach mal gesagt: Es ist schlicht und einfach von der Menge und von der Wahrscheinlichkeit her, dass prinzipiell alle Leute betroffen sind, eine neue menschliche Seinsweise. Neu deswegen, weil es früher ja was ganz Seltenes war. Es gab zwar immer schon Demenz, aber immer nur ganz selten. Und jetzt ist es ein Massenphänomen, ein Massenschicksal, und dann kann man schon mal sagen, es ist eine menschliche Seinsweise, so wie das Kindsein, das Jugendlichsein, das Erwachsensein. So kann man eben eine Zeit seines Lebens auch im Zustand der Demenz leben.

Auf den Vorwurf, er akzeptiere damit einen unhaltbaren Zustand, reagiert er gelassen:

Ich finde mich nüchternerweise so lange damit ab, solange das Gegenteil nicht erwiesen ist, dass man es auch irgendwie verhindern kann.

Es ist erstaunlich, wie pragmatisch auch andere Mediziner, die vehement darauf bestehen, dass *Morbus Alzheimer* selbstverständlich eine Krankheit sei, die

Welt der Menschen mit Demenz betrachten. Für Jan Wojnar war die Tätigkeit als Heimarzt ein Eintauchen in eine andere Welt:

> Deshalb meine ich, es wäre vielleicht sinnvoll, in diesem Stadium nicht so sehr von Kranken zu sprechen, sondern eher von einer neuen ethnischen Minderheit mit einer eigenen Sprache, die man als Dementisch bezeichnen könnte, mit eigenen Bräuchen, die etwas abweichend von unsrigen sind, und mit Verhaltensweisen, die unseren sozialen Normen nicht entsprechen. Und die Herausforderung der Gesellschaft, das wäre eben die Integration dieser Minderheit, wobei hier ein Problem entsteht: Man kann nicht erwarten, dass sich die Minderheit in unsere Kultur integriert, sondern man muss uns – trotz unserer Kultur – eben in die Welt dieser Minderheit integrieren können. Und das ist eine sehr spannende und oft lustvolle Aufgabe.

Ein wenig merkwürdig mutet diese ethnographische Herangehensweise schon an, und irgendwie tauchen Bilder eines älteren Herrn im Khakianzug und mit Tropenhelm vor meinem geistigen Auge auf, der die Zweige eines dornigen Buschs auseinanderdrückt, auf die bunte Szene eines staubigen Dorfplatzes blickt und sich mit vorsichtigen Schritten den geheimnisvollen Fremden nähert […] Es ist nicht überliefert, ob Jan Wojnar die Schwierigkeit gemeistert hat, *Dementisch* zu lernen. Ich kann nicht beurteilen, ob man die verbalen Äußerungen von Menschen mit Demenz als eine eigene Sprache betrachten sollte. Sein Ansatz, den er mit zahlreichen plastischen Beispielen illustriert, betont den nonverbalen Gehalt der Kommunikation, etwa wenn er das lebhafte Gespräch einer Gruppe Alter auf dem Flur eines Heimes schildert:

> Erst in der unmittelbaren Nähe erkennt man, dass der Mann Persisch spricht, eine der Damen Russisch und die anderen drei Deutsch, ohne sichtbaren Sinnzusammenhang, jedoch mit einer ausgeprägten Mimik, Gestik und emotionalen Betonung. (Wojnar 2007, S. 89)

Kommunikation? Geht doch!

> … mitten im Redefluss weiß man dann nicht mehr,
> weiß ich dann nicht mehr, was ich sagen, weitersagen möchte …
> *Helga Rohra, Demenzaktivistin*

Der Versuch, allgemeingültige Aussagen über die Kommunikation mit Menschen mit Demenz zu treffen, ist natürlich von vornherein zum Scheitern verurteil: Die Ausprägung und der Verlauf sind so unterschiedlich wie es die Menschen vor der Entwicklung ihrer Demenz auch schon waren. Deshalb beschränke ich mich auf einige Hinweise.

Mitunter mag es schwierig sein, herauszufinden, welche Art der Kommunikation Menschen mit Demenz weder unter- noch überfordert. Ein Gespräch mit den Worten zu unterbrechen *ja ja, ich weiß schon, was du sagen willst ...* ist auch in langjährigen Beziehungen ohne Demenz eines Partners nicht sonderlich förderlich. Bei Schwierigkeiten, den richtigen Ausdruck zu finden, kann dagegen das Mit-Denken des Gegenübers hilfreich sein:

> Vor einem Jahr schwächelte ich sehr sprachlich, ich konnte die Sätze nicht richtig bilden, ich wollte etwas sagen und ich musste umschreiben, den Begriff,

... schildert die immer noch eloquente Helga Rohra die Schwierigkeiten mit ihrer Demenz und hofft, dass ihr Gegenüber hilft, am gerade verlorenen Gedanken wieder anzusetzen. Das ist anstrengend. Für beide. Schwierig ist es vor allem, das richtige Maß zu finden. Das fordert der amerikanische Psychologe und Demenz-Experte Richard Taylor:

> Was Sie mehr tun müssen, ist die Leute fragen: ›Kann ich Ihnen helfen, das Wort zu finden?‹, wenn ich nach einem Wort suche. Das ist genauso, als wenn Sie fragen ›Kann ich Ihnen über die Straße helfen?‹ Wenn ich sage ›Nein, danke‹, dann ist es das! Man fühlt sich unbehaglich, wie verloren, bei einem Schweigen – während ich versuche, zu denken und meinen Kopf zu organisieren. (Interview, siehe auch: Taylor 2010, S. 84 ff.)

Denn eine bevormundende Art der Kommunikation, so nett und hilfreich sie auch gemeint sein mag, ist hinderlich, gar behindernd. Die Bedürfnisse von Menschen mit Demenz – zu denen er selbst gehört – hat Taylor bei unserem Gespräch so ausgedrückt:

> Sie müssen ermächtigt werden – in die Lage versetzt, ist das Wort. Sie werden sogar von wohlmeinenden Menschen behindert. Wir brauchen diese Ermächtigung, das heißt, Sie tun etwas für mich, das ich nicht tun kann. Aber nur das – tun Sie nicht mehr, tun Sie nicht weniger! Es ist vielleicht schwer für Sie danach zu fragen, aber das ist es, was ich brauche.

Es bleibt also nur der Ausweg, diese Situation als eine Herausforderung anzunehmen, für die Gesellschaft im Ganzen und für jede und jeden Einzelnen im Alltag und der alltäglichen – schwieriger werdenden – Kommunikation.

Vielen Menschen mit Demenz hilft in der Anfangsphase der Orientierungs- und Hilflosigkeit eine Selbsthilfegruppe. Hans-Ulrich, der Jurist Anfang der Sechziger, hat eine solche Gruppe bei der Alzheimer Gesellschaft gefunden.

> Ja, ich glaube, wir machen da alle neue Erfahrungen, welche Macken oder Besonderheiten da bei dem Einzelnen sind – manche singen gerne, manche wandern gerne, manche sind ganz still, und dann kann man die mal mit ein paar Scherzen auflockern, oder ich bring dann mal irgendwie – ja, ich bin eigentlich, ich sag mal, ein lustigerer Typ, und kann die denn gerne mal aufheitern. Dass mal andere, die nicht so weit – oder die schon weiter daneben sind –, dass die aufgemuntert werden und mal mehr aus sich herauskommen. Weil wir uns gegenseitig kennen und wissen, das stört keinen, wenn man mal einen Fehler macht und dergleichen mehr. Man muss nicht immer so fehlerlos arbeiten, sondern kann auch mal was sagen, was denn letztlich Blödsinn ist.

Es ist ein geschützter Raum. Ganz offen können die Mitglieder über sich und ihre Probleme reden, über Schwerwiegendes und Banales und über ihre Beziehungen zu *den anderen,* die mit mehr oder weniger Verständnis auf sie reagieren. Sie sind unter sich. Nur eine Anleiterin oder einen Anleiter gibt es. In Kiel hat die Sozialarbeiterin Michaela Kaplaneck eine solche Gruppe gegründet. Sie will die Verletzlichkeit der Teilnehmer respektieren, sie aber nicht *in Watte packen,* will mit ihnen über ihre Grenzen reden und versuchen, die hinauszuschieben, so Kaplaneck:

> Die Menschen haben gemerkt: Ich respektiere sie als Person. Ich reduziere sie nicht auf ihre Demenz, ich nehme sie als ganzen, vollständigen, wertvollen Menschen wahr. Und das erleben die nicht überall. Auch nicht unbedingt in ihrer Familie. Das wissen die unheimlich zu schätzen und ich habe es eben geschafft, zu jedem einzelnen Gruppenteilnehmer eine ganz gute, gefestigte Arbeitsbeziehung aufzubauen, und das erlaubt mir, sie mit meiner Moderation, mit meiner Gesprächsführung an ihre Grenzen zu bringen, ohne dass jemand zusammenbrechen muss. Das finde ich ganz erstaunlich und es ist mir gelungen. Darüber bin ich ganz froh und die Teilnehmer sind es auch und das melden sie mir zurück nach jeder Sitzung. ›So viel wie heute habe ich seit 14 Tagen nicht gesabbelt und ich geh jetzt

so erleichtert nach Hause und es war schön, bei Ihnen zu sein.‹ (Interview, siehe auch: Kaplaneck 2012)

Sie erleben sich ein Stück weit wie früher, in der Zeit vor ihren jetzigen Schwierigkeiten und der Diagnose; eine Zeit, in der sie als ernst zu nehmende Gesprächspartner galten. So wollen sie auch weiterhin gesehen werden. Bei ihren Treffen wird ihnen bewusst, dass sie viel mehr können als die Menschen um sie herum ihnen für gewöhnlich zutrauen, schildert Michaela Kaplaneck ihren Eindruck im Interview. Im Alltag verstummen sie schnell, wenn sie das Gefühl haben, dass sie etwa dem Gespräch am Tisch nicht folgen können. Die neue Erfahrung ist:

›Mensch, die anderen Teilnehmer, die gehen auf meine Sprachschwierigkeiten ein, die lassen mich zu Wort kommen‹ oder ›Frau Kaplaneck achtet darauf, dass ich auch zu Wort komme‹, und erleben das natürlich alles unheimlich entlastend und selbstbewusstseinsfördernd. Das hat wirklich etwas damit zu tun: Nehme ich den Menschen die Selbstbestimmung oder ermutige ich sie, weiterhin selbstbewusst die Person zu bleiben, die sie eigentlich immer schon waren und weiter sein werden, egal ob mit oder ohne Demenz.

Das ist etwas anderes als *Patronizing Talk,* die Form der Kommunikation, die Eva-Marie Kessler als einen hilflosen Versuch beschrieben hat, auf die Verständigungsprobleme im Umgang mit alten Menschen einzugehen – wobei natürlich zu klären ist, ob das die Probleme der Jungen oder der Alten sind:

Man hat die Beobachtung gemacht, dass, wenn jüngere Menschen in Kontakt kommen mit Älteren, die sie vielleicht auch noch nicht gut kennen, und solche Merkmale an denen wahrnehmen wie graue Haare, am Rollator gehen, Falten, dass das schnell eine Art des Sprechens bei ihnen auslöst, die sich dadurch auszeichnet, [...], dass man mit einer hohen Stimme, besonders laut, besonders deutlich, überdeutlich spricht, einfache Sätze bildet, die Konversationsthemen auf einfache Themen beschränkt: ›Wie ist denn das Wetter?‹ Oder aber auch auf typische Altersthemen, nach dem Motto ›Wie geht es denn mit dem Laufen?‹ oder so. Man führt eigentlich gar nicht die Art der Kommunikation, die man mit Menschen in anderen Lebensphasen führen würde. Jetzt kann ja jeder mal für sich überlegen, wie man das wahrnimmt als Gegenüber, als älterer Mensch. [...] Das ist natürlich so, dass man sich dadurch entwürdigt fühlt, dass das zu einem schlechten Selbstwertgefühl führt, dass man sich in seiner Autonomie vielleicht beschränkt fühlt. Je nachdem, was man für ein Typ ist, wird man es anders erleben.

Wer ständig so angesprochen wird – so sieht Kessler die fatalen Folgen einer derart eingeschränkten Kommunikation – beschränkt seine verbalen Äußerungen und passt sie dem vom Gesprächspartner vorgegebenen Muster an. Das Ergebnis ist eine sich selbst erfüllende Prophezeiung, nämlich der Abbau der kognitiven Fähigkeiten, die das Gegenüber bereits vermutet hat, durch seine Art der Ansprache aber erst – im Laufe der Zeit – heraufbeschwört.

Natürlich ist es so, dass es durchaus angemessen sein kann, in dieser Art und Weise, wie ich es jetzt beschrieben habe, mit älteren Menschen zu kommunizieren. Vielleicht mit jemandem, der sehr fragil ist, der schlecht hört, der schlecht sieht, kognitiv eingeschränkt ist. Da mag es solche Dinge geben: Kurze Sätze bilden, lauter sprechen. Da wird mancher sagen, ›Ist doch auch richtig und gut so, eine Form von Anpassung. Ist das nicht was Empathisches dem anderen gegenüber?‹

Aber da muss man sagen: Das Problem ist, wenn einfach solche Altersmarker, wie graue Haare, Krückstock oder so, automatisch dazu führen, dass wir uns in solcher Weise verhalten und wenn wir nicht mehr individualisiert eingehen auf Ältere, dass wir eben nicht genau hingucken. Es gibt auch noch 90-Jährige, die kein Hörgerät haben, was es kompensiert. Da kann man ganz normal laut sprechen. Oder 100-Jährige, die äußerst differenziert sind kognitiv, mit denen man über politische Themen, philosophische Themen sprechen kann. Und nicht nur übers Wetter.

Dieses Gefühl, aus falsch verstandener Rücksichtnahme nicht für voll genommen zu werden, hat nicht, wer eine solche Selbsthilfegruppe besucht. Mit Wohlwollen sieht man über die kommunikativen Schwierigkeiten der anderen hinweg – im Bewusstsein der eigenen Probleme. Was in der Gruppe geschieht, bleibt auch in der Gruppe, es ist ein intimer, geschützter Raum, für Menschen ohne Demenz – außer der Anleiterin – nicht zugänglich. Deshalb berichte ich nicht eigene Beobachtungen, sondern schildere, was Teilnehmer und Anleiterin mir berichtet haben. Diese Intimität der Gruppe ist auch Helga Rohra wichtig, der ehemaligen Dolmetscherin aus München. Sie fühlt sich geborgen in ihrer *großen Familie,* wie sie ihre Selbsthilfegruppe nennt. Einen kleinen Einblick kann sie schon geben:

Die Gruppe macht sehr unterschiedliche Sachen. Es sind so 10–15 Teilnehmer, wir treffen uns regelmäßig, also es ist ein Ritual geworden, jeden Montag 18:00 Uhr, die gleiche Adresse. Da sind Seminare, da werden zum Teil Themen besprochen: Wie gehe ich in der Partnerschaft um mit dieser Diagnose, welche neuen Werte gibt es jetzt, welche Prioritäten in meinem Leben mit der Diagnose? Wie oute ich mich jetzt mit dieser Diagnose? Aber wir machen auch viele lustige Sachen, also am gleichen Abend. Es wird gespielt, es wird gesungen, wir machen Lach-Yoga, also es gibt viel Humor, und es ist einfach, wie soll man sagen, richtig schön.

Helga Rohra wehrt sich wie andere gegen die erdrückende Umarmung derer, die in ihrer wohlmeinenden Fürsorglichkeit immer nur sehen, was sie nicht mehr können, und ihre noch vorhandenen Fähigkeiten unterschätzen. Das wollen sie nicht mehr länger hinnehmen:

> Ich bin in der glücklichen Lage, dass ich, ich nenne mich, in einem Anfangs-
> stadium des Schwächezustandes bin, und ich bin, erhebe meine Stimme auf
> die Art und Weise, dass ich aktiv was tun möchte, auch für diese Gruppe,
> die mich aufgefangen hat. Das heißt, wenn es eine Tagung gibt, wenn es
> so Infostände gibt, in der Stadt in Bayern, wir kommen jetzt aus München,
> dazustehen, die Menschen aufzuklären, zu informieren, was heißt Demenz,
> sie brauchen keine Angst zu haben, wir sind da und sie können mit uns
> reden, wir verstehen eine ganze Menge, wir haben viele Ressourcen. Und
> eine Vision habe ich, ich möchte soweit gehen, dass die Alzheimer Gesell-
> schaft uns Betroffenen auch einen Platz in ihrem Vorstand einräumt und
> sagt, wir haben das Recht und wir können auch selbst bestimmen, was ja
> andere bis jetzt getan haben.

Das ist Jahre her und Helga Rohra ist inzwischen als nimmermüde Demenz-Aktivistin etabliert und als Referentin weltweit unterwegs. Von 2010 bis 2014 war sie tatsächlich die erste Person mit Demenz im Vorstand der Deutschen Alzheimer-Gesellschaft. Das war nicht leicht zu bewerkstelligen, denn nach deutschem Vereinsrecht haften Vorstandsmitglieder für das, was sie tun, und müssen voll geschäftsfähig sein. Sie ist, auch wenn ihr die Bezeichnung nicht gefällt, eine sogenannte *Betroffene,* eine Frau mit Demenz, mit all den Schwierigkeiten und Problemen, die nun mal dazu gehören, gerade in der Anfangsphase der Auseinandersetzung mit ihrer Demenz. Selbstbewusst fordert sie ihr Recht ein:

> Die ersten Monate ist man natürlich sehr herabgezogen, und Sie haben nicht
> die Kraft dazu, etwas zu unternehmen. Aber durch die Gruppen wird Ihnen
> auch bewusst, welche Ressourcen in Ihnen stecken, und mein Bestreben ist,
> integriert zu werden, noch beruflich, noch mit den Fähigkeiten, die ich habe.
> Und da erwarte ich von der Gesellschaft, dass auch Leute mit einer neuro-

logischen Erkrankung auch integriert werden, so wie ein Behinderter, der jetzt ein Spastiker ist oder Zerebralparese oder durch eine Amputation, Ja, es gibt viele schwierige Behinderungen und ich nenne unseren Zustand, das ist im Endeffekt eine Behinderung, damit müssen wir leben. Und da müssten wir mehr Unterstützung von der Gesellschaft kriegen, und da erwarte ich ja auch die Unterstützung für mich und alle Hunderte und Tausende andere, die in dieser Situation sind.

Mit dieser Fähigkeit, ihre Situation mit Demenz klar zu benennen, Forderungen daraus abzuleiten und die selbstbewusst in die Öffentlichkeit zu tragen, ist Helga Rohra natürlich eine Ausnahme. Ihr Beharren mag mancher als herausforderndes Verhalten empfinden. Die gesellschaftliche Herausforderung besteht allerdings darin, auch denen zuzuhören, auf sie zu achten, die nicht mit einer solchen Eloquenz und einem solchen Selbst- und Sendungsbewusstsein auftreten.

Die Grenzen der Zumutung

Ich stoß' öfters mal an meine Grenzen, oh ja.
Ich werde ärgerlich, wütend – im Moment.
Legt sich dann wieder, aber ich bin richtig wütend.
Anne, 50, Tochter

Nur wenige Menschen mit Demenz melden sich zu Wort, gehen offen mit ihrer Situation um. So wie sie sich in ihrer Persönlichkeit und der Ausprägung ihrer Demenz unterscheiden, so unterschiedlich ist auch ihre soziale Situation. Die ist bei einem finanziell gut abgesicherten Juristen anders als bei einer freiberuflich tätigen Dolmetscherin, wiederum anders bei denen, die in prekären Verhältnissen leben und schlicht arm sind, zu wenig Geld haben und zu geringe Chancen. Der Zusammenhang von sozialer Lage und den Möglichkeiten, die Herausforderungen der Demenz zu meistern, ist noch zu wenig untersucht. Darauf hat jüngst die *Aktion Demenz* in Überlegungen zur Einrichtung eines *ThinkTanks* hingewiesen. Es ist schon etwas Besonderes, wenn eine Familie einen Einblick in ihr Leben gewährt, die nicht allein den Verlust von Intellektualität zu beklagen hat.

Erschöpft sitzt die fünfzigjährige Anne auf der Bank vor ihrer Doppelhaushälfte in der Mai-Sonne. Sie ist bereit, mir einen Einblick in ihren Alltag zu geben. Ruhige Wohnstraße in einer Kleinstadt, Ein- und Zweifamilienhäuser mit sorgsam gepflegten Vorgärten, gepflasterte Einfahrten, ab und zu ein geparktes Auto.

Es ist später Vormittag. Verschnaufpause, Erholungszigarette. Anne, die wie ihre Familie anonym bleibt, hat ihre Mutter zu sich, ihrem Sohn und ihrem Lebensgefährten ins Haus geholt und sorgt für sie. Die vierundachtzigjährige Ursula hat ihr Zimmer im ersten Stock, ein Wohnzimmer mit großer Couchgarnitur. Da sitzt sie in ihrem bequemen Polstersessel und blättert in der Zeitung. Morgens und abends kommt jemand vom Pflegedienst und hilft ihr bei der Toilette. Den Tag über ist ihre Tochter für sie zuständig. Bei der ist sie vor fünf Jahren eingezogen, nachdem ihr Mann gestorben war:

Ja, ich sollte ja nicht alleine bleiben, ne. Ich hab ja hier 'ne Wohnung gehabt und denn hat se gesagt ›Du kommst zu uns!‹ Meine Kinder freu'n sich. Besser so als alleine,

… versichert sie auf Nachfrage.

Damals, vor fünf Jahren, sei es noch nicht nötig gewesen, die Mutter zu versorgen, berichtet ihre Tochter, da sei die alte Dame noch völlig klar im Kopf gewesen. Aber irgendwann ist sie auf der Treppe gestürzt. Ihr Knochenbruch musste operiert werden. Und sie kam völlig verändert aus der Klinik und Reha zurück, erinnert sich Anne:

> Da wusste sie nicht mehr, wo sie ist, wo sie steht, dass sie da die Tür 'rein muss – sie wusste gar nichts mehr. Einfach alles weg oben, kann man sagen.

Was passiert war, blieb für die Familie im Dunkeln. Der Verdacht liegt nahe, dass die Verwirrtheit eine Folge der Narkose war; nicht eine vorübergehende Störung, sondern eine dauerhafte Schädigung. Ein weiteres Problem ist Ursulas Diabetes. Tochter Anne hat festgestellt, dass ihre Mutter ständig etwas zu essen sucht – dabei gibt es regelmäßige Mahlzeiten. Die Angst der Tochter: Wenn sie etwas findet, erst recht etwas Süßes, könnte wieder der Zuckerspiegel entgleisen.

> Die Demenz ist jetzt seit paar Wochen noch schlimmer geworden, auch was das Essen betrifft: Also, ich pack schon und mach und tu, die Schränke sind schon fast leer und der Kühlschrank auch. Aber, was im Kühlschrank noch ist, wird auch aufgegessen – sei es 'n Marmeladenglas, Fische oder … ja.

Die Mutter sitzt oben in ihrem Zimmer, die Tochter unten in der Küche. Ihr Mann ist bei der Arbeit, der vierzehnjährige Sohn in der Schule. Sollte auch sie das Haus verlassen, wird es schwierig. Eine Kindersicherung, einen Riegel, hat sie am Kühlschrank angebracht, um die Lebensmittel zu sichern. Auch den hat ihre Mutter Ursula schon geknackt. Anne versteckt alles, was essbar ist oder so erscheint, in einer Kühlbox irgendwo im Haus. Und legt es nach ihrer Rückkehr wieder zurück ins Kalte. Ihr Mann und ihr Sohn sind davon schon ziemlich genervt. Sie selbst auch:

> Ich stoß' öfters mal an meine Grenzen, oh ja. Ich werde ärgerlich, wütend – im Moment. Legt sich dann wieder, aber bin richtig wütend.

Zum Glück ist dann Annes Schwester da. So oft es geht, kommt sie aus dem Nachbardorf, hilft Anne und leistet ihrer Mutter ein wenig Gesellschaft oben im ersten Stock, hält sie auf dem Laufenden, was in der Familie passiert. Meistens sitze sie allein oben, bestätigen die Töchter, was die alte Dame erzählt, in ihrem Zimmer mit der Schrankwand und den Fotos von früher. Die meisten sind silbern gerahmt. Das vergilbte mit einem feschen jungen Mann steht neben dem mit der bunten Kinderschar. Dazu die Bilder der Beerdigungen – die haben einen schwarzen Rahmen. Ab und zu steht Ursula aus ihrem Sessel auf und geht ein paar Schritte zum Fenster, langsam, wobei sie nicht den Eindruck macht, sie sei unsicher auf den Beinen. Es scheint vielmehr, als habe sie sehr viel Zeit und versuche, die zu füllen. Von oben sieht sie in den kleinen Vorgarten und auf die Straße. Es ist schon eine Abwechslung, wenn mal ein Auto vorbeifährt.

Selbstverständlich sei es gewesen, erklärt Anne unten in der Küche, dass irgendwann ihre Mutter zu ihr ziehen würde.

Ich hab meine drei Kinder großgezogen, wir waren tagtäglich zusammen, ich kenn' das gar nicht anders! Und ich bin auch froh, dass ich se zu mir genommen hab, muss ich ganz ehrlich sagen. Es war immer mein Wunsch, ich hab immer schon von geredet und hab das dann auch so gemacht.

An diesen Wunsch und an das Versprechen, für die Mutter zu sorgen, fühlt Anne sich gebunden – trotz aller Schwierigkeiten. Dieses Arrangement infrage zu stellen, scheint nicht möglich zu sein.

Das ist nicht außergewöhnlich. Oft bleibt es an den Töchtern oder Schwiegertöchtern hängen, wenn die Eltern nicht mehr alleine klarkommen, pflegebedürftig oder verwirrt werden. Darauf weist mit zahlreichen Berichten die Organisation pflegender Angehöriger *Wir pflegen* hin und betont vor allem das damit verbundene Armutsrisiko: Töchter reduzieren ihre Berufstätigkeit oder geben die gar auf, um ihre Eltern zu pflegen. Ihr Erwerbseinkommen verringert sich und damit ist die Altersarmut infolge mangelnder Einzahlungen in die Rentenkasse programmiert. Seit den Jahren 2010/11 hat der Zusammenschluss pflegender Angehöriger das Armutsrisiko zu einem Schwerpunktthema gemacht (https://www.armutdurchpflege.de/).

Im *DAK-Pflegereport 2017* wird das Problem unabhängig von Geschlecht und Art der Beziehung deutlich: In der Gruppe der Angehörigen, »die an der Betreuung beteiligt sind« haben sieben Prozent angegeben »Ich musste meinen Beruf unterbrechen oder meine Arbeitszeit verkürzen«. Bei den Angehörigen, »die sich intensiv um die Pflege und Betreuung kümmern«, waren dies mehr als doppelt so viele, nämlich 16 Prozent (https://www.presseportal.de/pm/50313/3771441). Das ist nachvollziehbar, denn die Belastung, neben der Berufstätigkeit Angehörige zu betreuen und zu pflegen, ist gravierend.

Deshalb hat der Deutsche Gewerkschaftsbund im Rahmen seiner Kampagne *Gute Arbeit* untersuchen lassen, wie viele Berufstätige eine solche Betreuung leisten. In der Studie *Berufstätige mit Pflegeverantwortung. Zur Vereinbarkeit von Arbeit und Pflege* haben die Forscher über viertausend abhängig Beschäftigte im Jahr 2017 befragt und unter anderem herausgefunden, dass jede und jeder elfte von ihnen neben der Erwerbsarbeit pflegebedürftige Angehörige versorgt (http://www.dgb.de/themen/++co++dde051f8-0a80-11e8-a822-52540088cada - abgerufen am 26.03.2018). Bei den Männern sind es acht Prozent, bei den Frauen zehn Prozent. Die Autoren ziehen eine Verbindung zu der Tatsache, dass mehr Frauen als Männer in Teilzeit arbeiten und von denen, die ihre Angehörigen pflegen, mit elf Prozent mehr in Teilzeit beschäftigt sind als auf Vollzeitstellen mit immerhin acht Prozent. Zu beachten ist dabei, dass es eine Umfrage allein unter abhängig Beschäftigten war, um deren Belastungen darzustellen. Nicht berücksichtigt sind bei diesen Zahlen also diejenigen, die – eventuell wegen der Pflege – nicht oder nicht mehr angestellt sind. Die Autoren kommen zu dem Schluss:

> Offenbar ist die Teilzeitbeschäftigung, die ganz überwiegend von Frauen geleistet wird, ein Instrument, mit dem die Vereinbarkeit von Arbeit und Pflege individuell gestaltet wird. Darauf deutet auch der höhere zeitliche Umfang der Pflegetätigkeit bei Teilzeitbeschäftigten hin. (S. 2)

So zeigt sich auch, dass die befragten Frauen mehr Zeit für die Pflege aufwenden als die Männer. Folglich berichten sie auch von größeren Problemen, Berufstätigkeit und Pflegearbeit miteinander zu vereinbaren, nämlich zu 78 Prozent. Immerhin ein Viertel der Frauen hat diese Schwierigkeiten *sehr häufig*. Bei den teilzeitbeschäftigten Frauen sind es 14 Prozent, die *sehr häufig* diese Schwierigkeiten haben. Leider ist nicht erkennbar, ob diese Teilzeitbeschäftigten ihre volle Berufstätigkeit reduziert haben, weil sie sich um die Pflege von Angehörigen kümmern, oder ob sie schon in Teilzeit gearbeitet haben, als sie die Pflege übernommen haben.

Die Forscher haben auch herausgefunden, dass, je älter die Beschäftigten sind, sie umso mehr zusätzlich Pflegeaufgaben übernehmen: So verdreifacht sich deren Anteil von den Befragten unter dreißig Jahren mit sechs Prozent auf achtzehn Prozent bei Personen über sechzig Jahren, die neben ihrer Berufstätigkeit pflegen. Einen Zusammenhang zeigt die Studie auch zwischen dem Schulabschluss und der Übernahme von Pflegeaufgaben: Sechs Prozent der Erwerbstätigen mit Abitur leisten diese Pflegearbeit. Bei denjenigen ohne Schulabschluss oder mit Hauptschulabschluss steigt der Anteil auf elf Prozent.

Die Soziologin Tine Haubner betrachtet in ihren *Geschichten gegen das Heldentum: Pflegende Angehörige als Dienstboten der Nation*. Unter Bezug auf Autoren wie etwa Thomas Klie führt sie aus:

Obgleich die Angehörigenpflege aufgrund rückläufiger Geburtenraten, einer hohen Frauenerwerbsquote, der Zunahme an Einpersonenhaushalten und steigenden Mobilitätsanforderungen tendenziell rückläufig ist […], können die Angehörigen nach wie vor […] als größter Pflegedienst der Nation bezeichnet werden. (Haubner 2016, S. 223 ff.)

Oft wird nicht ausgesprochen, welche Überlegungen dazu geführt haben, dass Angehörige nicht nur pflegen, sondern die auf Hilfe angewiesenen Eltern bei sich aufnehmen. Ist es tatsächlich immer die Überzeugung, der verwitwete Teil der alten Eltern sei im nicht mehr genutzten Kinderzimmer besser aufgehoben als in seiner eigenen Wohnung oder in einem Heim? Ist es die Vorstellung, niemand könne so gut für Eltern sorgen wie deren Kinder – trotz oft räumlicher Enge, belastender Berufstätigkeit und der Sorge für eigene Kinder? Oder ist es die einfache Überlegung, dass die Rente der Alten ein willkommener Beitrag zum eigenen Haushaltseinkommen ist – zumal, wenn auch noch das Geld der Pflegekasse dazu kommt? Es ist verpönt, die tatsächlich ungeheure Leistung pflegender Angehöriger derart in Zweifel zu ziehen oder ihnen als unlauter empfundene pekuniäre Motive zu unterstellen. Aber unstrittig ist: Sind Angehörige überfordert, kommt es auch in fürsorglichen Familien vor, dass alte Menschen sich nur irgendwie durchgefüttert und verwahrt fühlen.

»Oma, kommst du Kaffee trinken …?«, ruft Anne aus der Diele nach oben und durchbricht die Eintönigkeit und Langeweile an diesem Vormittag. Mühsam steigt die 84-jährige Ursula die steile Holztreppe hinunter ins Erdgeschoss und setzt sich zu ihrer Tochter an den Küchentisch. Äußerlich entspannt sitzen sie sich gegenüber und trinken ihren Kaffee.

Anne: Hast du denn deine Nase schon mal nach draußen gesteckt heute?
Ursula: Ne, heut noch nicht. Ich will auch noch raus …
Anne lacht.
Ursula: Max ist so ruhig, und dabei sieht sie zum Kanarienvogel im Käfig auf der Fensterbank. Schweigen.
Anne: Na, wie spät?
Ursula sieht auf ihre Armbanduhr: Halb zwölf?
Anne: Ja, kurz nach halb …
Ursula: … ja, auch schon wieder …
Leise tickt die Küchenuhr an der Wand.
Ursula vermisst ihren Enkel, Annes Sohn.
Is' er oben?
Anne: Mhm.

Ursula: … weil's so ruhig ist.

Anne: Mhm. Der fährt auch noch zu seiner Freundin, bis Sonntag, dann biste wieder alleine oben – waste nich abkannst – und dabei lacht sie laut.

Ursula: … dann guckt keiner mal rein und …

Anne: Ne! … Hast ja dein' Fernseher noch …

Ursula: Ja …

Ist das der gewöhnliche Alltag in einem generationenübergreifenden Haushalt, habe ich mich gefragt, als ich daneben saß, ein Ausdruck von Überforderung und Hilflosigkeit, vielleicht eine mühsam kaschierte Aggression?

Wenig später steht Ursula mit Tochter Anne in der gepflasterten Einfahrt, hört in der Ferne leise einen Kuckuck rufen und lässt sich die Sonne ins Gesicht scheinen. Es beginnt ein etwas verwirrter Dialog, bei dem die nach allgemeiner Ansicht verwirrte alte Dame diejenige ist, die den Durchblick behält. Sie erwartet nämlich am frühen Nachmittag die Rückkehr von Annes Lebensgefährten.

Ursula: Ist er den ganzen Tag arbeiten?

Anne: Mhm.

Ursula: Ich hab mir erst gedacht, es ist Freitag.

Anne seufzt tief und sagt mit Nachdruck: Nein.

Ursula: Ich komm ganz durcheinander.

Anne überlegt und ruft laut: Heute ist Freitag! Und lacht: Komm ich schon völlig durcheinander … Jetzt lachen beide.

Anne muss es sich selbst noch mal bestätigen: Heute ist Freitag, ja.

Ursula: Die erklären uns für bekloppt …

Anne schüttelt sich vor Lachen und Ursula geht kopfschüttelnd weiter.

Einen kleinen Garten hat die Familie, direkt vor dem Haus, ein Stückchen Rasen neben der Terrasse, mit Gehwegplatten eingefasst und mit einem Jägerzaun von der gepflasterten Einfahrt getrennt. Anne bleibt am Gartenzaun stehen und Ursula geht ein paar Schritte über den Rasen, riecht an einem Busch und schlurft unter Annes wachsamen Blicken langsam wieder zurück. Sie sieht sich die Gartenmöbel an, greift in die linke Tasche ihrer Strickjacke und dann passiert das, was aussieht wie eine klischeehafte Inszenierung: »Nein!«, ruft Anne verwundert, als ihre Mutter etwas hervorzieht. »Mama, inne Tasche haste deine Kette! Da hätte ich aber lange suchen können …« Die Halskette war weg, tagelang, nicht auffindbar. Jemand musste sie weggenommen haben. Eine geradezu klassische Situation, die Angehörige häufig schildern, die genervt sind von den damit verbundenen Anschuldigungen. Denn der Kreis derer ist klein, die infrage kommen, einen liebgewonnenen Gegenstand, Geld oder gleich das ganze Portemonnaie versteckt oder gar gestohlen zu haben. »Du bist ja auch eine …«, kommentiert die Tochter trocken das Geschehen, nestelt die verknotete Kette auseinander und legt sie ihrer Mutter wieder um den Hals. »Ich denke, was ist denn da drin …«, ist Ursula immer noch erstaunt. Anne lacht. Stimmung gerettet. Für diesen Moment.

Denn Anne sieht die Grenzen ihrer Belastbarkeit, sieht die Konflikte, die sich in ihrer Familie dadurch ergeben. Sie sperrt sich nicht gegen Unterstützung von außen: Immerhin kommen zweimal täglich Mitarbeiter eines Pflegedienstes und dreimal in der Woche verbringt ihre Mutter einige Stunden in einer Tagespflegestätte. An den anderen Tagen, wie dem Beginn dieses langen Wochenendes, ist die Zeit besonders lang, wenn man allein in seinem Zimmer sitzt. Und trotzdem ist die Auffassung weit verbreitet, das sei besser, als in einem Heim zu leben. Auch bei Anne, die durchaus schon überlegt hat, bis zu welchem Punkt sie ihre Mutter versorgen kann:

> Wenn se uns nicht mehr erkennt, wenn se wirklich nicht mehr weiß, wer wir überhaupt sind, oder sie fängt an, noch wegzulaufen …

denkt die Tochter nach, während Ursula wieder in ihrem Zimmer sitzt.

> Wenn der Tag kommt, wo es wirklich gar nicht mehr geht – ich bin sehr hart und da gehört viel zu, bis das so weit ist – und denn hab ich auch meine Schwester. Und wenn es ganz und gar nicht mehr geht, dann ist ein Pflegeheim … Aber so lang nehme ich alles auf meine Kappe mit meiner Mutter – egal, was kommt!

Anne macht deutlich, was Angehörige oft befürchten und als besonders schmerzlich erleben: nicht mehr erkannt zu werden. Wobei schwer zu beurteilen ist, ob ein Mensch mit Demenz jemanden nicht mehr erkennt, den Namen vergessen hat, eventuell auch die Art der Beziehung, aber immer noch ein Gefühl der Vertrautheit ausdrücken kann – wenn auch nicht in Worte gefasst. Als weiteres Problem spricht Anne das gefürchtete Weglaufen an oder vielmehr *Hinlaufen*, als das es mittlerweile bezeichnet wird. Man geht davon aus, dass ein Mensch mit Demenz nicht unbedingt fort will, sondern etwas sucht, getrieben von innerer Unruhe, und die Orientierung verloren hat.[55]

---

55 Dazu gibt es etliche Artikel und Erfahrungsberichte. Z.B. auf der Seite https://www.deut-sche-alzheimer.de oder https://www.wegweiser-demenz.de/weblog-und-forum/weblog/, der Seite des Bundesministeriums für Familie, Senioren, Frauen und Jugend – abgerufen am 08.06.2018.

Annes wichtigste Botschaft ist oft von Angehörigen zu hören, nämlich dass die Unterbringung eines Menschen mit Demenz in stationärer Pflege, also in einem Heim, wirklich nur die allerletzte Möglichkeit sei, wenn es gar nicht mehr anders geht. Das hat etwas mit dem Zusammenhalt in der Familie zu tun, mit Fürsorglichkeit, aber auch mit gesellschaftlichen Erwartungen: Alle Welt scheint davon auszugehen, dass es so etwas wie die natürliche Pflicht von Angehörigen ist, sich bis zum Zusammenbruch in Pflege und Betreuung eines Familienmitglieds aufzuopfern. Eine solche Einstellung ist nachvollziehbar, wenn man die Tatsache, dass jemand einen besonderen Betreuungs- oder Pflegeaufwand braucht, allein als dessen persönliches Schicksal begreift, dann noch als das seiner (Bluts-)Verwandten, aber nicht als ein Thema für die Gesellschaft.

Das mag ein wenig übertrieben klingen, haben wir doch unser Netz der sozialen Sicherung mit dem Anspruch auf professionelle Hilfe. Aber genau das ist auch das Problem: Profis sind zuständig, die mit ihrer Arbeit die anderen, die im engeren oder weiteren Umfeld, von ihrer Verantwortung für die Gemeinschaft entlasten. Und so ist es Sache der Angehörigen, sich zu kümmern. Pech, wenn jemand keine Angehörigen hat, oder eigenes Verschulden, wenn sie oder er es womöglich in jungen Jahren versäumt hat, durch die Aufzucht von Kindern in familiales Kapital zu investieren, dessen Rendite dann im Alter fällig wird. Wieso nehmen wir, sofern Kinder da sind, sie mit unseren gesellschaftlichen Ansprüchen in die Pflicht für ihre Eltern, von denen sich manche zeitlebens nicht gerade gut behandelt, vielleicht sogar vernachlässigt gefühlt haben? Und wieso gehen wir davon aus, dass selbstverständlich alte (Ehe-)Partner einander liebevoll und aufopfernd versorgen, nur weil die eine oder der andere nach Jahrzehnten eines vielleicht unharmonischen und wenig liebevollen Zusammenlebens im Alter eine Demenz entwickelt und hilflos wird?

Gibt dann jemand, der diese Verantwortung übernommen hat, zu erkennen, dass die Grenze der Belastbarkeit erreicht ist, setzt er oder sie sich dem Vorwurf aus, die verwirrten Alten *ins Heim abschieben* zu wollen. Auch wenn sich selten jemand traut, das offen so von Angesicht zu Angesicht zu sagen, schwingt die Missbilligung doch mit. Bis dahin wurden die Angehörigen ob ihres schweren Schicksals bedauert und aufmunternd belobigt. Schließlich haben sie die *Last ohne zu murren getragen.* Und damit haben sie nicht nur ihre Fähigkeit zu Fürsorglichkeit und Liebe unter Beweis gestellt, sondern die so Umsorgten der Gesellschaft vom Hals gehalten. Das wird gern gesehen und entspricht den Idealen einer sogenannten *neoliberalen Sozialpolitik:* »Liberale Sozialpolitik beruht auf dem Bild des freien Bürgers, der Verantwortung für sich selbst und andere übernimmt.« (https://www.liberale.de/content/sozialpolitik, abgerufen am 29.03.2018)

Aber zurück zur Ebene der persönlichen Sorge und der Grenze der Belastbarkeit. Betrachtet man einen Menschen mit Demenz als Kranken, der ja nichts für sein Verhalten kann, bleibt den anderen, den Angehörigen und Menschen im sozialen Umfeld, nichts, als damit irgendwie fertig zu werden – im besten Fall mit professioneller Hilfe. Einen anderen Blick auf die Situation hat der Pädagoge Erich Schützendorf. Er betont *Das Recht der Alten auf Eigensinn* – so der Titel eines seiner vielen Bücher. Ihn hatte ich zu Gast am zweiten Abend der Veranstaltungsreihe zur gesellschaftlichen Herausforderung Demenz im Deutschen Hygienemuseum in Dresden, überschrieben mit *Das bin immer noch ich! Menschenwürde zwischen Autonomie und Fürsorge.* Schützendorf führte als Beispiel an, dass ein alter Mann am Tisch sitzt und statt seine Suppe zu essen, ständig mit dem Löffel auf das Holz klopft. Soll nun die fürsorgliche Angehörige dieses Verhalten des *armen Kranken* ertragen oder ihm Grenzen setzen? Der Pädagoge ist da ganz klar:

> Es ist eine Beziehung und eine Beziehung lebt von Kompromissen. Das heißt, niemand muss in einer Beziehung sich ganz zurückstellen oder zurückstecken, aber keiner darf sich auch ganz durchsetzen. Man kann sich vorstellen […]: Wenn er das jedes Mal macht und jeden Tag und immer wieder, nervt das! Und dann ist die Frage: Wie geht man in dieser Beziehung damit um? Lässt man ihn klopfen oder legt man ihm ab und an mal ein Kissen dahin, damit es nicht so laut wird, oder entzieht man sich einfach? Und um diese Kompromisse geht es. Das ist aber sehr schwer, wenn man Demenz als Krankheit – es ist natürlich 'ne Krankheit, ich formulier es anders: wenn man Menschen mit Demenz als *Kranke* bezeichnet. Dann denkt man, man müsste eben für sie sorgen, alles für sie tun, man müsste Rücksicht nehmen – es ist ja ein kranker Mensch – und das verhindert eine ganz normale Beziehung. Man muss einfach zu der Erkenntnis kommen, ein Mensch mit Demenz ist kein Kranker, sondern ein Partner in einer äußerst schwierigen Beziehung. Einer äußerst schwierigen Beziehung deswegen, weil diese Menschen sehr viel Energie absaugen – ob die jetzt klopfen oder Dinge tun, die sich nicht gehören, etwas in den Kühlschrank legen, das da nicht hin gehört, oder andere verrückte Dinge machen, mit dem Gebiss spielen – ich muss das jetzt nicht alles aufzählen – sie saugen unheimlich viel Energie ab. So. Und wenn ich weiß, dass ist ein Partner, ist ein Mensch, eine Person mit eigenem Willen, ja, und jetzt mache ich die ganz normale Beziehungsarbeit: Manchmal muss er zurückstecken und manchmal ich auch, aber keiner darf auf Dauer zurückstecken, oder niemand muss auch die Grenzen seiner Belastbarkeit überschreiten.

Es fällt schon schwer, das in einer Beziehung auszuhandeln, in der die Partner versuchen können, sich verbal zu verständigen, was nicht unbedingt gelingt. Das ist wohl ausgeschlossen, wenn eine der beiden Personen eine Demenz entwickelt hat. Es kann also nur so sein, dass eine(r) von beiden die Grenze für sich definiert und die Konsequenz zieht, sich Hilfe zu holen und, wenn es nicht anders geht, sich auch – zumindest räumlich – zu trennen. Natürlich ist das leichter gesagt als getan; ich liefere keine Rezepte, wie das umzusetzen ist, sondern wehre mich dagegen, dass diejenigen, die am Ende ihrer Kräfte diesen Schritt gehen, nach Einschätzung anderer dafür ein schlechtes Gewissen haben müssen.

So wie daheim – in der Nachbarschaft

Es macht mir unheimlich Freude;
es ist 'ne Bereicherung und auch 'ne sinnvolle Aufgabe.
Annelies Schönbohm, Gastgeberin im Projekt So wie Daheim

Erlensee im Hessischen Main-Kinzig-Kreis, eine Kleinstadt mit gut vierzehn-tausend Einwohnern; die Industriestadt Hanau liegt gleich nebenan. In einem Viertel mit gepflegten Vorgärten vor bürgerlichen Einfamilienhäusern versucht Hannelore – auch hier bleiben die Menschen mit Demenz und ihre Angehöri-gen anonym – ihre aufgeregte Mutter zu beruhigen. Ihr Mann hat ihr geholfen, die alte Dame die paar Stufen von der Haustür herunter zu geleiten und in den Rollstuhl zu setzen. Hannelore, in den Fünfzigern, hat ihre Mutter Lotty bei sich aufgenommen und versorgt sie, Tag und Nacht. Zweimal in der Woche hat sie eine Entlastung, für ein paar Stunden, wie an diesem Morgen. Dann besucht Lotty eine Frau in der Nachbarschaft. Das Prinzip kennen wir von den Tages-müttern, die mehrere Kinder bei sich aufnehmen – eine Alternative zu den Kin-dertagesstätten. Genauso funktioniert es in Erlensee, in dem Nachbarschaftspro-jekt *So wie daheim,* das die Angehörigen von Menschen mit Demenz entlasten soll: Die sollen sich für ein paar Stunden bei den Nachbarn wie zuhause fühlen.

Es nieselt etwas. »Halt mal bitte den Schirm, dass wir nicht nass werden! Ich kann ihn doch nicht alleine halten«, bittet Hannelore ihre Mutter, ihr zu helfen. Schließlich braucht sie beide Hände, um den Rollstuhl zu schieben. »Nimm doch mal bitte …!« bettelt sie geradezu. »NEIN!!«, lässt Lotty sich nicht erweichen, »ich nehm's nicht!« Also wird Lotty nass, ein wenig, zum Glück nieselt es ja nur, und Hannelore schiebt los. Irgendwie triumphierend grinst die alte Dame in die Kamera – wir begleiten die beiden für eine Fernsehdokumentation mit einem Team. Ob Lotty diese Nummer extra für uns inszeniert hat, wissen wir nicht. Es mag sein, dass unsere Anwesenheit sie irritiert hat. Aber außergewöhnlich ist die Situation nicht, erklärt uns Hannelore später. Es geht die Straße entlang, Mutter und Tochter rangeln verbal miteinander – die eine genervt und aggres-siv, die andere, angespannt, um Verständnis bemüht, versucht beruhigend zu wirken. Der Weg ist nicht weit, es ist ja ein Nachbarschaftsprojekt.

Annelies Schönbohm kommt die paar Stufen von der Haustür herunter, hilft Lotty aus dem Rollstuhl, stützt sie mit Hannelore auf der Treppe und lang-sam, Schritt für Schritt, gehen sie in die Diele des Einfamilienhauses, wo sie den Mantel ablegen, und weiter in das geräumige Wohn- und Esszimmer. An einem großen runden Tisch sitzen schon vier andere alte Damen. Gastgeberin Annelies Schönbohm rückt Lottys Stuhl in die Runde, legt ihr den Arm um die Schulter und versucht ihre offensichtlich düstere Stimmung aufzuhellen. »Lassense mich bitte in Ruh!«, wehrt die sich gegen die Berührung. Und die hilfreiche Nachbarin lässt sie in Ruhe.

Außer Hörweite, in der Diele, erklärt Tochter Hannelore die häusliche Situation:

> Ja, das größte Problem ist, dass meine Mutter bei uns nicht zuhause ist. Zuhause ist sie – das weiß ich nicht, sie möchte immer wieder nach Hause, kann mir aber auch nicht sagen, wo ihr Zuhause ist – wahrscheinlich da, wo sie geboren ist, wo sie als Kind aufgewachsen ist. Und das kann ich ihr leider nicht verständlich machen, dass das halt nicht mehr geht, weil: Ihre Heimat ist Ostpreußen. Und da geht's halt auch nicht mehr zurück.

Inzwischen frischen die alten Damen am Tisch alte Erinnerungen auf. Unterstützt von einer weiteren Nachbarin zeigt Annelies Schönbohm in einem Buch Bilder mit bunten Stoffdrachen. »Das sind die Drachen, die man steigen lassen kann … Haben Sie das schon mal gesehen – am Strand?« Die bunten Bilder und die direkte Ansprache erreichen die Gruppe, sogar Lotty: »Ich bin vorbei gegangen, hab geguckt … und weiter hab ich auch nicht geguckt …« Gezielt sprechen die beiden ehrenamtlichen Betreuerinnen mögliche Erlebnisse von früher an, an die sich die alten Damen vielleicht noch erinnern. Das gelingt so gut wie immer in derartigen Runden – ob in diesem eher privaten, kleinen Kreis, in einer Tagesstätte oder im Gemeinschaftsraum eines Heims – wenn alte Lieder angestimmt werden. Also legt Annelies Schönbohm eine entsprechende CD ein und alle singen mit »Auf der Lüneburger Heide …«. Es ist natürlich von Vorteil, dass es für die Generation der in den 30er- und 40er- Jahren Geborenen einen gemeinsamen Kanon an Volksliedern gibt. Interessant wird es, wie sich das in der nachfolgenden Generation entwickelt, wenn die Frage aus Jugendtagen auftaucht *Beatles oder Stones?* Immer wieder faszinierend ist es, zu erleben, wie textsicher die Alten sind, denen man nachsagt, dass sie alles oder fast alles vergessen würden. Jedenfalls nicht die Lieder von damals. »… bester Schatz, bester Schatz, bester Schatz, du weißt es ja …« Auch Lotty singt lauthals und mit leuchtenden Augen mit. Ihr Ärger scheint verflogen zu sein.

22 derartige Gruppen gibt es am 10. April 2018 im Main-Kinzig-Kreis mit 80 teilnehmenden Gästen. Die Psychologin Barbara Gregor, langjährige Leiterin der *Leitstelle für ältere Bürger* des Kreises, hatte ein solches Projekt während eines Urlaubs in Schottland kennengelernt, war angetan von der Idee und

übertrug sie in die ländlich strukturierte Region. Im Jahr 2006 hat es als Modell begonnen. Ziel war es, auszuprobieren, »ob sich ein in Schottland entwickeltes und bewährtes Konzept qualitätsgesicherter häuslicher Tages- und Kurzzeitpflege auf deutsche Verhältnisse übertragen lässt«, heißt es in der Kurzdarstellung des Spitzenverbandes der Gesetzlichen Krankenversicherung, der die Modellphase finanziert hat.[56]

Inzwischen ist diese Art der Betreuung in der Nachbarschaft ein ständiges Angebot des Kreises geworden. Die Gäste zahlen 44 Euro am Tag für den Besuch, die von der Pflegeversicherung erstattet werden. Die Gastgeberinnen – es sind auch einige Männer dabei – erhalten eine geringe Aufwandsentschädigung von 33 Euro pro Tag, 25 € dafür, dass sie ihre Wohnung zur Verfügung stellen, und die Kosten für das gemeinsame Mittagessen in Höhe von 5 € pro Gast.

Sie arbeiten – denn natürlich ist es eine, wenn auch unbezahlte, Arbeit – im Team: Die zweite Nachbarin spielt das Kartenspiel »Elfer raus« mit den Damen, während die Gastgeberin in der Küche das Essen bereitet. Sie hatte von dem Projekt gehört und fand die Idee gut, alte Menschen in ihrer Nachbarschaft vor Einsamkeit zu bewahren:

Ich muss sagen, es macht mir unheimlich Freude; es ist 'ne Bereicherung und auch 'ne sinnvolle Aufgabe – nicht nur für die pflegenden Angehörigen, die für einige Stunden entlastet werden, sondern auch für die Gäste. Sie haben soziale Kontakte, die sie pflegen können. Es macht einfach Freude, wenn man sieht, wie gerne sie kommen und wie viel Freude sie da dran haben.

Mit dieser Antwort liegt Annelies Schönbohm im Trend derer, die sich in dem Projekt engagieren. Im Endbericht der Modellphase haben im Jahr 2011 von 83 befragten Gastgeber*innen 75 angegeben, in ihrem Engagement eine *sinnvolle Aufgabe* zu sehen. Immerhin 30 von ihnen gaben an, die Aussicht auf einen *Zuverdienst* reize sie. Dabei ist es immer noch eine ehrenamtliche Tätigkeit mit einer geringen Aufwandsentschädigung von 25 Euro pro Tag. Je zehn gaben an, aus *Nächstenliebe* zu handeln oder, um *neue Erfahrungen* zu machen. Sieben Personen war das *eigenständige Arbeiten* wichtig. Die Autorinnen der Studie erkennen in ihnen vor allem ehemalige Pflegekräfte (Gregor et al. 2011, S. 20). Die konnten offensichtlich in dieser ehrenamtlichen Tätigkeit nach Ausscheiden aus dem Erwerbsleben das verwirklichen, was ihnen vorschwebte, als sie sich für einen Beruf in der Pflege entschieden hatten.

---

56 https://www.gkv-spitzenverband.de/pflegeversicherung/forschung/modellprojekte/pflege_ab-geschlossene_projekte_8/entwicklung_qualitaet.jsp – abgerufen am 31.03.2018.

Dass die Gäste sich bei einem solchen Besuch wohlfühlen, ist nicht weiter verwunderlich – wenn man voraussetzt, dass die Gastgeberinnen sie nicht überfordern, gerade zu Beginn in einer für sie fremden Umgebung. Dass die Angehörigen ein solches Angebot annehmen, wenn sie sich davon überzeugt haben, dass es den stundenweise Betreuten gut geht, ist auch leicht nachvollziehbar. So haben 97 Prozent (!) der befragten Angehörigen der Gäste im Projekt angegeben, sie hätten das Gefühl, dass die Betreuung zuverlässig durchgeführt wird, fast 90 Prozent fühlten sich durch das Angebot entlastet. (GKV-Spitzenverband Endbericht S. 57 f.)

Aber dass Menschen bereit sind, sich auf verwirrte und im Umgang mitunter schwierige Nachbarn einzulassen und sie für Stunden in der eigenen Wohnung aufzunehmen, erscheint mir erklärungsbedürftig. Der Endbericht gibt keine Auskunft darüber, was die *Sinnsuche* konkret beinhaltet.

Der Impuls, anderen auch auf diese Art zu helfen, scheint aber etwas Selbstverständliches zu sein – zumindest ist er das für Klaus Dörner. In seinem Buch *Leben und Sterben, wo ich hingehöre* (Dörner 2007, S. 55 ff.) greift er das vielfältige Engagement einer Vielzahl von Bürgern auf, auch im Sozialbereich. Ihm sei bei der Arbeit an seinem Buch klar geworden – wie er im Interview betont –, dass Menschen nicht nur hilfebedürftig sind, also Unterstützung brauchen, sondern auch *helfensbedürftig*. Diesen Begriff hat er geprägt und in einem weiteren Buch ausgeführt: *Helfensbedürftig. Heimfrei ins Dienstleistungsjahrhundert*. In der Auseinandersetzung mit sich verändernden gesellschaftlichen Strukturen zieht er eine Verbindung vom »größten Hilfebedarf der Menschheitsgeschichte« (Dörner 2012, S. 11), da immer mehr Menschen, auch mit einer Behinderung, immer älter werden und Unterstützung benötigen, zur Tatsache, dass auch immer mehr Menschen die herkömmliche Form der Hilfe kritisch sehen. Menschen,

> … die Profi-Hilfeformen der Industriegesellschaft – also Institutionalisierung, Spezialisierung und Monokultur – ablehnen und stattdessen die generationengemischte und integrierte Lebensweise in der eigenen Wohnung oder in der Vertrautheit des eigenen Viertels bevorzugen – bis hin zum Sterben. (S. 12)

Diesem Unbehagen an der professionellen Versorgung entspricht – so Dörner – die Bereitschaft vieler, eben selbst anzupacken und die benötigte Unterstützung zu leisten. In der Auseinandersetzung mit diesen Trends ist ihm der Gedanke gekommen,

… dass selbstverständlich jeder Mensch in sich selbst, ob er will oder nicht, gewissermaßen in seinem Instinkthaushalt ganz intuitiv ein gewissen Bedürfnis vorfindet, für andere Menschen etwas zu tun, für andere Menschen Bedeutung zu haben oder eben anderen Menschen zu helfen. (Interview 2007. Das Buch *Helfensbedürftig* hat er erst danach geschrieben.)

Spitzfindig könnte man die sehr unterschiedlichen Definitionen des Begriffs *Altruismus* heranziehen – wie sie etwa bei Wikipedia zu finden sind –, um zu ergründen, ob die nicht-professionellen Helfer nun aus Menschenliebe, Ideologie, zur Erlangung einer Belohnung in irgendeinem Himmelreich oder aus nüchternem Kalkül handeln. Für Dörner ist es ein sehr einfacher Vorgang, nämlich die Reaktion auf die Wahrnehmung eines hilfebedürftigen Menschen.

Der muss mir nur vor Augen kommen, dann spüre ich gerade schon den Impuls, ich müsste dem eigentlich helfen. Was noch lange nicht heißt, dass ich das auch wirklich tue, aber der Impuls ist da, also biologisch, wenn man so will, ist er da und dann kann ich natürlich mit meinen grauen Hirnzellen sagen, das ist eigentlich sehr unbequem und sehr lästig und sehr dumm von mir, wenn ich das täte, denn ich könnte in derselben Zeit für mich sehr viel größere Vorteile herausschinden, also werde ich mal irgendeine Ausrede erfinden, dass ich grade mal keine Zeit hätte, oder geh auf die andere Straßenseite, wenn ich jemanden sehe …

Dieser Impuls, anderen zu helfen, trägt den Helfenden nicht selten die abschätzige Bemerkung ein, sie hätten wohl ein Helfersyndrom, wenn im Vordergrund das Bedürfnis zu stehen scheint, gebraucht zu werden. Dieser von Wolfgang Schmidtbauer (1978/2007) eingeführte fachliche Begriff ist mittlerweile in den allgemeinen Sprachgebrauch übergegangen. Dörner lässt das, was er als *Helfensbedürftigkeit* beschreibt, auch nicht als so etwas wie eine milde Form dieses Syndroms gelten:

Nein, das ist eigentlich das Gegenteil. […] Das Helfersyndrom ist Gott sei dank aus der Mode gekommen. Das ist eine kulturelle Errungenschaft etwa der 70er Jahre gewesen, da kam das auf und wurde zu einem beliebten Gesellschaftsspiel für alle Menschen, die sich auf einer Party begegneten und wo der eine den Eindruck hatte, er müsste dem anderen irgendwie eins auswischen. Dann tat er das gewissermaßen, indem er gesagt hat: ›Du hast ja ein Helfersyndrom.‹ Damit war gemeint, dass man irgendetwas für andere getan hat, was dem damals im Aufwind befindlichen Zeitgeist des marktkonformen Eigennutzbetriebes entgegen war.

Es war damit also eher die Abwehr eines schlechten Gefühls wegen der eigenen Untätigkeit angesichts der Probleme anderer als eine Einschätzung von Schwierigkeiten aufseiten des so Kritisierten. Dörner sieht aber noch eine weitere Dimension, nämlich den Versuch sogenannter *Sozialprofis,* eine unliebsame Konkurrenz abzuwehren, die darin bestand,

> … dass hergelaufene Laien, Soziallaien, also normale Bürger […] sich anmaßten, im sozialen Bereich irgendwie etwas tun oder helfen zu können, und damit unser Geschäft gefährden, unser Profigeschäft gefährden. Denen haben wir dann das Helfersyndrom um die Ohren gehauen, damit sie gefälligst uns Profis in Ruhe unsere Sozialgeschäfte machen lassen.

Das war, bevor der aus der Antike stammende Begriff der *Zivilgesellschaft* in den 2000er-Jahren eine Renaissance erlebte und mit dem Inhalt bürgerlichen Engagements gefüllt wurde. (Enquete-Kommission des Deutschen Bundestages *Zukunft des Bürgerschaftlichen Engagements,* 2002)

Diese Skepsis der Profis oder deren Versuche, ihr Terrain vor nicht-professionellen Eindringlingen zu schützen, ist im Hessischen Projekt *So wie Daheim* nicht zu finden. Die Grenzen sind klar: Es ist ein Betreuungsprojekt nachbarschaftlicher Hilfe. Die Gäste sind verwirrt, aber nicht pflegebedürftig. So ist zum Beispiel eine Stuhlinkontinenz ein Ausschlusskriterium. Es ist eben keine Pflege, was im Projekt geleistet wird, auch keine Tagespflege, die im Pflegeversicherungsgesetz (SGB XI) klar geregelt ist. Es ist ein niedrigschwelliges Entlastungsangebot, als solches anerkannt – oder als Verhinderungspflege.

Auch bei Annelies Schönbohm in Erlensee. Die hat die Salatsauce angerührt und holt die Lasagne aus dem Ofen. Die Damen am großen Esstisch haben die Spielkarten weggeräumt und helfen – soweit sie dazu in der Lage sind und Lust haben –, den Tisch zu decken, verteilen Teller, Besteck und Servietten. Die vorhandenen Möglichkeiten zu erkennen, die Alten anzuregen, diese Möglichkeiten zu bewahren, aber auch die jeweilige Tagesform zu berücksichtigen und Unlust zu respektieren, ist die Herausforderung für die Gastgeberinnen:

> Schaffung einer Atmosphäre, in der die Gäste erwünscht sind, in der sie Wertschätzung und Achtung erfahren, wo sie erwartet und gebraucht werden, so dass die Gruppe eine Anziehungskraft für die Gäste hat. (Gregor et al. 2011, S. 48)

Auf diese Aufgabe haben sich die Gastgeber in einer Schulung vorbereitet: Zehn Tage Theorie, vom *Basiswissen Demenz* über die *Neue Kultur der Pflege, Hygi-*

ene, Tagesstrukturierung für verwirrte Menschen bis hin zu *Handlungssicherheit auch in schwierigen Situationen* und *Erste Hilfe,* dazu fünf Tage *Praktikum* mit Anwendung der erworbenen Kenntnisse (Gregor et al. 2011, S. 46). Vor allem geht es um die Haltung den Gästen gegenüber. So wird am Esstisch bei Schönbohms geflissentlich übersehen, dass Lotty schon beherzt zugreift, während die anderen innehalten und gemeinsam ein Tischgebet sprechen, und sie sich durch das Gemurmel nicht beeinträchtigen lässt.

Natürlich muss die Wohnung der Gastgeber*innen für den Besuch geeignet sein mit großem Esstisch, an dem sich die Gruppe versammeln kann, bequemen Sesseln und Sofa für die Ruhepause nach dem Essen, keine Stufen und Treppen auf dem Weg zur Toilette. Das sind keine unerfüllbaren Bedingungen, nicht auf dem Dorf und nicht in der Stadt. Eine größere Hürde gilt es vielleicht zu überwinden, diese Nähe zuzulassen, sich auf eine solche, durchaus verbindliche Beziehung mit den Nachbarn einzulassen. Schließlich sind wir oft bemüht, uns abzugrenzen. Für den Psychiater Klaus Dörner ist das überhaupt kein Problem, findet diese Begegnung doch in dem von ihm sogenannten *Dritten Sozialraum* statt. Mit diesem Begriff hat er im Jahr 2007 die seit den 1990er-Jahren bestehende Sozialraumorientierung in der Sozialarbeit weiterentwickelt – noch heute ist er aktuell:

> Das ist der soziale Nahbereich: das Stadtviertel, der Stadtbereich, die Dorfgemeinschaft, was man früher mit Nachbarschaft bezeichnet hat. Das Wort benutze ich nicht so sehr gerne, weil es so negativ aus der Vergangenheit besetzt ist. Der dritte Sozialraum, man nennt es auch den *Wir-Raum,* das ist der Raum, wo die Menschen zueinander von *Wir* sprechen, entweder wirklich sprechen oder sprechen könnten. Es hat jeder eine bestimmte Vorstellung davon, Größenordnung liegt etwa zwischen 1000 und 10000 Einwohnern, ziemlich genau. Das entspricht genau auch dem, was sich schon in den USA von den alten Wild-West-Pionierzeiten in vielen Städten bis heute als Strukturelement durchgehalten hat, was einen Teil der Vitalität der amerikanischen Gesellschaft – auch trotz ja nun wirklich desaströser sozialer Verhältnisse – ausmacht. (Interview, vgl. Dörner 2007, S. 92 ff.)

Diese Tradition sei – so Dörner – in unserer modernen Gesellschaft in einen »Dornröschenschlaf der Moderne« versunken. Jedenfalls bis zu Beginn der 1980er-Jahre. Denn ab dieser Zeit haben die vielen landauf, landab entstandenen Bürgerinitiativen

> … uns als Gesamtgesellschaft aus dem Dornröschenschlaf der Moderne wieder erweckt. Und dieser Dornröschenschlaf hieß, es gibt nur zwei Sozial-

räume, den privaten Raum und den öffentlichen Raum. Das lernen die Kinder in der Schule und die Bürger heute: Die machen nichts anderes, als dass sie wiederentdecken, zwischen *privat* und *öffentlich* gibt es einen *dritten Sozialraum* [...] mit ganz eigenen Funktionen und mit ganz eigenen Gesetzlichkeiten, was an sich in der ganzen Menschheitsgeschichte in allen Kulturen der Menschheitsgeschichte immer eine Selbstverständlichkeit war. Sie haben alle diesen dritten Sozialraum gekannt. Nur wir haben gedacht in den letzten hundert Jahren, wir hätten das nicht mehr nötig, wir könnten das über unseren Fortschritt überflüssig machen, weil wir ja das Helfen professionalisiert und institutionalisiert haben.

Die Schlussfolgerung könnte natürlich eine Romantisierung der bäuerlichen Großfamilie vergangener Zeiten sein, wenn wir uns vorstellen, dass die unproduktiven Alten, mit Respekt beachtet und liebevoll umsorgt, ihren Platz hatten; wenn wir mit leuchtenden Augen von Zuständen schwärmen, unter denen wir aber nicht wirklich leben wollten. Der Gefahr entgeht Dörner und analysiert sachlich:

> Sehr präzise gibt es drei Funktionen dieses dritten Sozialraumes: Einmal für den Hilfebedarf, mit dem die einzelne Familie überfordert ist, wo eben andere Menschen hinzukommen müssen. Zum zweiten der Hilfebedarf von Singles, von Alleinstehenden, die gar keine Familie haben – ganz wichtig, die werden immer gerne vergessen. Und zum dritten, was vielleicht am wichtigsten ist, hat dieser dritte Sozialraum die Funktion, sämtliche denkbaren Prozesse der Integration zu verwirklichen. Und das sind jetzt nicht mehr nur die Alterspflegebedürftigen und nicht mal nur die psychisch Kranken, sondern auch die Migranten. Denn Integration, dafür ist der Privatraum zu klein und der öffentliche Raum zu groß, so dass also reale wirksame Integration sich in diesem merkwürdigen Zwischengebilde von drittem Sozialraum abspielt. Und wenn man sich fragt, was denn das Wirkungsgeheimnis dieses dritten Sozialraumes ist, dann kann man das sehr leicht so beschreiben: Wenn ich jetzt meinetwegen von irgendjemanden aufgefordert würde, ich solle doch gefälligst für irgendwelche hilfsbedürftigen Menschen was tun, dann werde ich – in dieser allgemeinen Form – ihm sofort den Vogel zeigen, denn im Traum denke ich nicht daran, weil dann bin ich ja zum Schluss für das ganze Elend der restlichen Welt verantwortlich. Das nur über meine Leiche. Wenn der andere mir aber sagt: ›So hab ich das doch gar nicht gemeint, ich hab doch nur gemeint, die Hilfsbedürftigen, aber jetzt auch nicht alle, sondern meinetwegen nur die dementen Mitbürger in deinem Viertel, wo

du lebst, oder in deiner Dorfgemeinschaft, wo du lebst,‹ dann werde ich höchstwahrscheinlich sagen: ›Warum hast du das nicht gleich gesagt, das ist doch etwas ganz anderes, das ist überschaubar, das ist begrenzt, die kann man mit den Fingern an einer Hand abzählen, oder an zwei Händen vielleicht, je nachdem, wie groß das Viertel ist. Und vor allem sind das ja unsere Dementen, die gehören doch zu uns. Und dafür mach ich mich natürlich krumm. Nicht für die anderen, für die fremden Dementen, sondern für unsere ja.‹ Das ist das Wirkungsgeheimnis des dritten Sozialraums.

Er sieht durchaus, dass damit eine Ausgrenzung der *anderen,* der *Fremden* verbunden ist – die aber überwindbar ist. Das zeigte sich nicht zuletzt in der besonderen Situation, als Tausende geflüchteter Menschen plötzlich an den Bahnhöfen standen und nicht weiterwussten. Von einer *Welle der Hilfsbereitschaft* ist dann oft zu lesen, wenn die längst wieder abgeebbt ist. Es ist im gewöhnlichen Alltag nicht unbedingt eine *Welle,* aber Hilfsbereitschaft ist schon zu beobachten:

Und so kann man das Engagement der Bürger, wenn man das nach dem dritten Sozialraumprinzip organisiert, vermehrfachen und kann damit das gesamtgesellschaftliche Hilfesystem, den gesamtgesellschaftlichen Hilfebedarf dreimal, viermal, fünfmal effektiver machen. Weil die Zahl der Schultern sich entsprechend vermehren lässt.

Die Nachbarinnen brauchen Unterstützung, eine verlässliche Struktur, die ihr zivilgesellschaftliches Engagement ermöglicht. Der Erfahrungsaustausch mit seiner auch entlastenden Funktion gehört dazu wie die Besuche der Sozialpädagogin Gabriele Karadeniz in den Haushalten. Sie ist ansprechbar, einfach dabei, setzt sich dazu, wenn die Gäste spielen, und hat so auch einen Überblick über deren Entwicklung. Mit elf Gastgeberinnen und zwei Gastgebern trifft sie sich an einem Abend in Bruchköbel, eine der Städte im Landkreis, in der Mehrzweckhalle, so schmucklos und zweckmäßig, wie diese Hallen nun mal sind: großer Raum, Tische in Hufeisenform aufgestellt, Gabriele Karadeniz an der offenen Seite, neben sich das Flipchart. Sie ermuntert alle, offen nicht nur über die Sinnstiftung, sondern auch über die Probleme zu reden, die die Begegnung mit den Alten und ihren Angehörigen mit sich bringt.

Das Schwere ist, dass ein Gast, der am Anfang noch sehr fit war, zwar durch die Krankheit seine Sprache verloren hat und gar nichts sagt. Er guckt also nur und bekommt alles mit und lächelt auch sehr viel, …

drückt eine der erfahrenen Frauen, seit Jahren dabei, ihre Hilflosigkeit aus – ein Stichwort, das die Sozialpädagogin schon auf dem Flipchart notiert hat –

weil wir eben auch mit anschauen müssen, dass er sich nicht mehr richtig bewegen kann. Und das ist ganz einfach schon ein Problem.

Zumal absehbar ist, dass er schon bald auch nicht mehr mit ihrer Hilfe die Treppe zu ihrer Wohnung im ersten Stock hinaufkommen wird.

Es kann uns ja einfach auch passieren, dass von heute auf morgen einer gar nimmer kommt,

seufzt eine andere Gastgeberin.

Im Moment haben wir einen Gast im Krankenhaus – Blasenkrebs – und was ich schwer finde: Ich seh' in diesen zwei, drei Monaten extrem den Abbau, man kann wirklich zugucken, wie es der Frau immer schlechter geht – das geht einem schon nah.

Weil man auch nix tun kann,

wirft ihre Kollegin ein,

wir wissen beide, dass es jeden Tag zu Ende sein kann mit ihr …

Und dabei versagt ihr fast die Stimme.

Es ist eine Gratwanderung, die für professionelle Pflegekräfte selbstverständlich ist – oder sein sollte: Eine Beziehung aufzubauen, gleichzeitig aber die notwendige Distanz zu wahren, nicht übergriffig zu sein, aber herzlich zugewandt. Und das im Kontakt mit alten Menschen, die sich mitunter schlagartig verändern. Denn außer ihrer Demenz haben sie oft noch andere schwerwiegende gesundheitliche Probleme. Die plötzliche Veränderung fällt den Gastgeberinnen auf, wenn sie nach zwei oder drei Wochen Urlaub ihre Gäste wieder im Haus haben und merken, dass die in der Zwischenzeit weiter abgebaut haben. Oder wenn sie im Krankenhaus waren und verwirrter als zuvor in die Gruppe kommen. Auch das kann dann das Ende ihrer Teilnahme im Projekt sein. Es ist eine Beziehung auf Zeit. Deshalb – und nicht nur aus organisatorischen Gründen – ist es wichtig, dass sie immer zu zweit in der Betreuung sind. Und bei regelmäßigen Treffen, wie in Bruchköbel, ihre Erfahrungen darüber austauschen und die anderen ihnen versichern, dass sie mit ihren Belastungen nicht allein sind.

Aber sie erfahren auch von den Angehörigen, dass die Betreuten aufgelebt sind, seitdem sie diese Art von Zerstreuung und Beschäftigung haben, zweimal in der Woche.

Aber dadurch wächst natürlich auch diese extreme Nähe immer mehr …

Das wär'n bisschen zu viel,

wirft einer den wenigen Männern ein, bereits im Rentenalter – im Gegensatz zu den jüngeren Frauen,

… weil ich zu viel dann in den Gast, in seine Krankheit mit reingehe, und das kann ich nicht machen. Ich kann mit dem Gast wunderbar arbeiten, aber ich muss 'nen bestimmten Abstand wahren, sonst nehm' ich zu viel mit …

Sie sind keine Pflegekräfte, und ihre Wohnung ist keine Sozialstation. Sie sind einfach Nachbarn, wenn auch besonders geschulte, die sich der Menschen in ihrer Umgebung annehmen. Wichtig ist, dass auch sie die Möglichkeit haben, die Betreuung eines Gastes zu beenden:

Es ist natürlich so, dass Sie sagen können ›Es geht nicht mehr, das ist zu intim, das ist mir zu nah, zu viel an Pflege‹,

verdeutlicht Gabriele Karadeniz noch einmal die Grundsätze des Projekts. Das ist eine der Bedingungen, die es Interessierten erleichtern, sich auf diese ehrenamtliche Arbeit einzulassen.

Dieses Projekt ist von einem Modell zu einem Regelangebot des Kreises geworden, ist – nicht zuletzt durch den erweiterten Katalog der Pflegeversicherung – finanziell gesichert. Der Erfolg war nicht unbedingt abzusehen. Denn die Ausgangslage war ernüchternd, wie die Autorinnen in der Auswertung der Modellphase festgestellt hatten: Die Betreuungsform der Tagespflege, mit der Pflegeversicherung im Jahr 1995 eingeführt, sei zum Beginn des Projektes völlig unbedeutend gewesen: »Noch im Jahre 2007 nahmen nur 1,26 % aller Pflegebedürftigen in der häuslichen Pflege das Tagespflegeangebot in Anspruch« (Gregor et al. 2011, S. 1). Das hat sich in diesem Landkreis geändert. Mit fünf Gästen haben die Initiatorinnen zu dieser Zeit angefangen und kontinuierlich deren Zahl gesteigert: 16 Gäste waren es zu Beginn der Jahres 2008, 2009 bereits

60 Gäste und 75 im Jahr 2010. Seit 2011 nehmen im Durchschnitt 85 Gäste im Monat das Angebot an, 690 haben es insgesamt durchlaufen. Einige waren nur kurz dabei, andere über Jahre – die längste Teilnahme ist sieben Jahre. Daneben gibt es andere Gruppenangebote – etwa gemeinsam Spaziergänge und Bewegung mit weiteren ca. 60 Teilnehmenden (Stand 16.04.2018).

Diese Form der Tagespflege erfreut sich zunehmender Beliebtheit – und ist dennoch einzigartig, beschränkt auf den Main-Kinzig-Kreis – bis auf den gegenwärtigen Versuch, in der Freiburger Randgemeinde Opfingen etwas Ähnliches aufzubauen, und ein kleines Projekt in der Stadt Germering vor den Toren Münchens. Das ist erstaunlich, denn den Bedarf einer solchen Nachbarschaftshilfe gibt es überall. Und nicht nur in dieser hessischen Region mit ihren Dörfern und kleinen Städten sind Menschen bereit, ein solches Ehrenamt zu übernehmen. Allerdings ist es enorm aufwendig, ein solches Projekt am Laufen zu halten. Die professionellen Helferinnen betrachten sich als Dienstleister für die Gastgeberinnen und die Gäste. Sie schaffen und unterhalten die Struktur, die dieses ehrenamtliche Engagement erst möglich macht. Gabriele Karadeniz sieht darüber hinaus ein grundsätzliches Problem:

> Jeder denkt: ›Das geht doch nicht – es gibt die Familie, die sich kümmert, es gibt professionelle Dienste, die dafür ausgebildet sind; die sollen sich kümmern und müssen sich kümmern.‹ Aber was wir halt machen, ist, jemandem Unterstützung geben, der im Alltag einfach nicht alleine sein kann, der sich ganz doll freut und auch ganz viel davon profitiert, wenn er in 'ner Gruppe sein kann […] Und die Idee ist noch nicht da, es ist – glaube ich – noch nicht so weit gediehen, dass Leute sagen ›Das gehört dazu, wir werden immer mehr Menschen haben, die ein bisschen Unterstützung brauchen, und das können wir auch leisten.‹ Das ist – glaube ich – einfach noch nicht angekommen.

Es ist Nachmittag und Annelies Schönbohm bemüht sich, die gute Stimmung ihrer Besucherin Lotty zu bewahren: Schaun Sie mal, wer da kommt!

Aber das gelingt selbst der erfahrenen Gastgeberin nicht. Auf die bemühte Frage ihrer Tochter Hannelore »Alles gut?« gibt Lotty mit versteinerter Miene kurz zurück:

> Wie is, fahrn wir nach Hause?

Es ist ein Dialog, wie er wahrscheinlich häufig vorkommt, wenn die beiden Frauen wieder aufeinandertreffen.

Tochter: Ja, jetzt fahrn wir nach Hause.
Mutter: Dann is gut.
Tochter: Jetzt geht's los.
Mutter: Dann bin ich zufrieden.

Und während die Gastgeberin der alten Dame in die Jacke hilft, erklärt – etwas abseits – die Tochter, die aussieht, als habe ihr der halbe Tag ohne die Sorge für die Mutter gutgetan:

Ich hab' heute morgen Einkäufe getätigt, habe meinen Haushalt versorgt, habe dann – unter anderem – einen Termin für meine Mutter in der Kurzzeitpflege gemacht – da wir auch mal etwas Urlaub machen wollen, meine Mutter macht dort auch Urlaub und ist da eigentlich auch immer ganz gerne – und dann habe ich mich noch ein bisschen ausgeruht, mich darauf vorbereitet, meine Mutter jetzt wieder abzuholen …

Lotty sitzt schon im Rollstuhl:

Mach', es fängt an zu regnen, da werd' ich nass! Muss jetzt 'ne Dreiviertelstund fahren bis nach Friedeland …

womit sie wieder auf dem Weg zurück an einen früheren Ort sein dürfte. Eine Inszenierung, in der Tochter Hannelore auch diesmal wieder mitspielt:

OK, das machen wir jetzt auch.
Lotty: Kommst du mit?
Hannelore: Ja sicher komm ich mit.
Lotty: Ich dachte, ich sollt' alleine fahren!
Hannelore: Nein, nein, ich fahr mit dir, wir machen das gemeinsam, ne.
Lotty: Aber bleib' doch hier …
Hannelore: Wir machen das gemeinsam … Tschüss.

Und schiebt ihre auch diesmal wieder empörte Mutter im Rollstuhl aus der gepflasterten Einfahrt, rechts herum die Straße entlang durch den leichten Nieselregen nach Hause …

Menschen mit Demenz gehören dazu!

Das müssen wir doch auf die Beine kriegen – so ein Nachbarschaftssystem.
Maritta Gerwin, Fachstelle Alter, Arnsberg

Projekte engagierter Bürger, die sich um Menschen mit Demenz kümmern, gibt es nicht nur im Main-Kinzig-Kreis, sie sind im Laufe der Jahre geradezu in Mode gekommen. Wichtig für den Beginn der Bewegung war der Aufruf der *Aktion Demenz* an Interessierte und Engagierte, Laien und Profis, Bürger und Lokalpolitiker, sich auf den Weg zu einer *Demenzfreundlichen Kommune* zu machen. Zuvor hatte die Robert-Bosch-Stiftung zwei Jahre lang 70 Experten aus Wissenschaft und Praxis ehrenamtlich neue Wege erkunden lassen, wie die Gesellschaft auf die zunehmende Zahl von Menschen mit Demenz reagieren könne. Klar war: Die herkömmliche Reaktion, einerseits immer mehr professionell betriebene Einrichtungen für diese Menschen zu schaffen, war weder realisierbar noch überhaupt wünschenswert. Die Belastungen andererseits den Familien zu überlassen – und das heißt meist, den Ehefrauen, Töchtern und Schwiegertöchtern – kam genauso wenig in Frage. Die Erkenntnisse sind in dem Slogan zusammengefasst *Gemeinsam für ein besseres Leben mit Demenz.* Daraus ist nach Ablauf der zwei Jahre die *Aktion Demenz* entstanden – ebenfalls gefördert von der Robert-Bosch-Stiftung.[57]

Wir – ich bin Mitglied des Vorstands – haben uns folgenden Tatsachen gestellt:
- dass es Demenz gibt,
- dass wir – zumindest bei der Form, die besondere Ängste bewirkt und die wir *Alzheimer* nennen – nicht wissen, wie sie entsteht,
- dass wir sie bei lebenden Patienten weder nachweisen können noch verhindern oder gar heilen.

Die Voraussetzung dafür, *ein besseres Leben mit Demenz* zu realisieren, ist, diese Tatsachen zu akzeptieren und dieses Phänomen einer Gesellschaft mit zunehmender Zahl alter Menschen nicht der Sphäre von Medizin und Pflege zu überantworten. Es ist klar: Demenz lässt sich nicht *wegmachen,* anders als zum Beispiel die Viruskrankheit Poliomyelitis, die Dank erfolgreicher Impfkampagnen

---

57 Zur Geschichte: Gronemeyer 2015, S. 26 ff., zur Vielfalt der Projekte: Rothe et. al (2015).

in Europa als ausgerottet gilt. Gronemeyer sieht für eine Gesellschaft mit einer wachsenden Zahl von Menschen mit Demenz eine weitere Besonderheit:

> Die Demenz entzieht sich der Planung. Dies stellt die planende, rationale, zukunftsorientierte Moderne vor irritierende Aufgaben. Die Demenz ist eine Provokation für eine Gesellschaft, die sich auf dem Weg in eine immer perfekter kontrollierte und organisierte Gestaltung sieht. (Gronemeyer 2015, S. 20)

Erforderlich war – und ist bis heute – ein Umdenken. Grundsätzliches haben wir im Jahr 2008 beim *Esslinger Aufbruch* festgehalten – damals sind auf unsere Einladung hin über dreihundert Aktive und Interessierte, sogenannte Betroffene und Pflegepersonen, vor allem viele Bürger aus Esslingen zum Thema Demenz miteinander ins Gespräch gekommen. Fast zehn Jahre danach mag es kaum erwähnenswert erscheinen, aber für uns war eine Änderung im Sprachgebrauch ein wichtiger Schritt: Fortan gab es für uns nicht *die Dementen*, sondern *Menschen mit Demenz*. Wir wollten – und wollen – Menschen, die Merkmale einer Demenz zeigen, nicht auf diese Merkmale reduzieren. Es ist ein Denk-Prozess, der in anderen gesellschaftlichen Bereichen schon stattgefunden hatte, auch wenn er nicht immer und überall Früchte trägt: So sieht die UN-Behindertenrechtskonvention in dem, was wir als *Behinderung* bezeichnen, nicht die *Eigenschaft* eines Menschen, sondern betrachtet die *Wechselwirkung* zwischen einer Funktionseinschränkung und den Barrieren, die in der Umwelt errichtet werden (www.behindertenrechtskonvention.info). Entscheidend ist dabei natürlich, nicht einfach eine Vokabel auszutauschen, sondern die Haltung gegenüber den gemeinten Menschen zu verändern – und den Umgang mit ihnen. Nun ist es vielleicht naheliegend, in Zeiten neoliberaler Sozialpolitik die oder den Einzelnen mit einem solchen Problem allein zu lassen oder den guten Rat zu geben, sich dagegen zu versichern oder anders darauf vorzubereiten. Demenz ist dagegen eine *gesellschaftliche* Herausforderung, die es als Gesellschaft anzunehmen gilt. Die daraus zu ziehenden Konsequenzen sind neu, betrachtet man das Phänomen, das gemeinhin als *Alzheimer* bezeichnet wird, in seiner Geschichte.

Zunächst stand die Medizin im Vordergrund, der Versuch, entsprechend den Erkenntnissen Alois Alzheimers eine Krankheit des Gehirns zu diagnostizieren. Auf einer zweiten Ebene kam die *soziale Perspektive* hinzu: die Erkenntnis auch von Medizinern, dass die Einbindung in ein fürsorgliches Umfeld Einfluss auf die Entwicklung einer Demenz hat, und dass die pflegenden Angehörigen Unterstützung brauchen. Die Schottin Mary Marshall, ehemals Professorin und

Direktorin des Demenzforschungs-Zentrums an der Universität Stirling, hat eine dritte Ebene betont und in die Diskussion eingebracht: die *bürgerschaftliche Ebene.* (siehe http://dementia.stir.ac.uk)

Diese bürgerschaftliche Ebene ist der Ansatzpunkt der *Aktion Demenz.* Ziel ist es, das Schlagwort von der *gesellschaftlichen Teilhabe* konkret im Alltag wirksam werden zu lassen, dort, wo die Menschen leben, also im Quartier, in der angestrebten demenzfreundlichen Kommune.

Fünf **Leitsätze**, formuliert im *Esslinger Aufruf* im November 2008, bilden die Grundlage:

1. **Menschen mit Demenz sind Bürger!**
   Bislang haben wir Menschen mit Demenz vor allem als Kranke behandelt und versorgt. Das ist nicht genug. Ihnen als Bürgerinnen und Bürgern zu begegnen, fällt uns aber oftmals schwer.
2. **Menschen mit Demenz gehören dazu!**
   Wir können und müssen viel mehr tun, dass Menschen mit Demenz und ihre Familien sich nicht zurückziehen und in die Isolation gedrängt werden.
3. **Menschen mit Demenz haben Rechte!**
   Die Rechte von Menschen mit Demenz werden im Alltag – oft aus Fürsorglichkeit – eingeschränkt. Achten wir darauf, dass sie weiterhin können, was ihnen möglich ist.
4. **Menschen mit Demenz gehen uns alle an!**
   Wie wir im Alter leben, wie wir pflegen und betreuen, ob wir die Verantwortung teilen und unser soziales Miteinander neu beleben – das ist die Angelegenheit *aller* in dieser Gesellschaft: der Jungen und Alten, der Politik und Verwaltung, der Kunst und Kultur, der pflegenden Angehörigen und beruflich Pflegenden, der Kirchen, Unternehmen, Gewerkschaften, des Sports und aller anderen bürgerschaftlich engagierten Menschen.
5. **Menschen mit Demenz brauchen unsere Phantasie!**
   Wir wollen ein Gemeinwesen, in dem alle Verantwortung füreinander tragen. Dafür werden wir eingefahrene Wege verlassen müssen.
   In Deutschland, Österreich und in anderen Ländern haben sich Menschen in Kommunen und Initiativen auf den Weg gemacht. Von ihren Erfahrungen wollen wir lernen. Werden wir aktiv für ein Gemeinwesen, in dem es sich gut leben lässt – für Menschen mit Demenz und alle anderen: in der Nachbarschaft, im Stadtteil, im Dorf und in der Gemeinde. (Aktion Demenz 2008, Esslinger Aufruf)

Ob diejenigen, die in den vergangenen zehn Jahren aktiv waren, diesem Aufruf gefolgt sind, lässt sich nicht feststellen. Es ist auch nicht wichtig. Vielleicht war die Zeit einfach reif für einen derartigen Aufbruch.

Eine der ersten Kommunen auf diesem Weg war die Stadt Arnsberg im Sauerland, Sitz der Bezirksregierung, knapp 80 000 Einwohner, viele Beamte, viele Ältere. In der Stadtverwaltung war man schon lange bestrebt, denen etwas zu bieten – das Übliche sind abgesenkte Bordsteine, längere Grünphasen an der Ampel und am Sonntag ein Konzert im Park. Dafür wurde die Stadt bereits als *seniorenfreundlich* belobigt. Zielgruppe waren die rüstigen und rastlosen jungen Alten, die es immer noch gibt. Aber auch die werden richtig alt – und der eine oder die andere vielleicht auch verwirrt. Die Arnsberger dachten also weiter: Ihre Stadt sollte *demenzfreundlich* werden, waren sich Bürgermeister und Stadtverordnete einig. Die Isolation der Betroffenen wollten sie durchbrechen und die Lebensqualität der Bürgerinnen und Bürger erhalten, auch im Alter. Der damalige Bürgermeister Hans-Josef Vogel sah darin einen wichtigen Baustein der lokalen Familienpolitik:

> Ich sage inzwischen, dass der Satz ›Familie ist da, wo Kinder sind‹ richtig ist, aber nur einen Halbsatz bildet. Familie ist auch dort, wo Menschen gepflegt werden, unterstützt werden, die demenzerkrankt sind oder die anders pflegebedürftig sind.

Diese Erkenntnis war kurz nach der Jahrtausendwende noch nicht weit verbreitet. Vogel hat seinen Sozialdezernenten berechnen lassen, wie sich die Zahl der Menschen mit Demenz bis zur Mitte des Jahrhunderts in der Stadt entwickeln wird. Der kam – wie auch immer – auf eine Zahl von 2 000 bis 3 000 Menschen mit Demenz; im Jahr 2020 sollten es bereits 1 800 sein. Allein um diejenigen zu versorgen, die zu diesem Zeitpunkt bereits ein fortgeschrittenes Stadium erreicht haben sollten, bräuchte man – so die Vermutung – zwei neue Heime und für die anderen eine nicht zu realisierende Dichte von Anbietern ambulanter Dienste. Die kommunalen Finanzen lassen das – ob im Sauerland oder anderswo – nicht zu, die erforderlichen Fachkräfte sind nicht in Sicht. Zudem dämmerte den Arnsbergern, dass es keine Lösung sein könne, die Aufgabe der Pflege den professionellen Dienstleistern oder weiterhin allein den bis an die Grenze belasteten Angehörigen zu überlassen.

Was die Arnsberger für ihre Stadt festgestellt haben, beschreibt Klaus Dörner für die Gesellschaft insgesamt. Er fordert die Bürgerinnen und Bürger auf, neue Wege der Sorge um und für alte Menschen zu suchen. Denn

… ganz allein mit diesen modernen Prinzipien der Professionalisierung und der Institutionalisierung des Helfens kommt ihr nicht mehr zurecht. Mengenmäßig nicht, von der Bezahlbarkeit her nicht, aber auch vom Sinn her nicht. Ihr könnt nicht alle Menschen ab 65 oder ab 70 oder ab 75 oder ab 80 ausgrenzen in Institutionen. Das kann man machen mit einer kleinen Minderheit, aber nicht bei einer großen Zahl von etlichen Millionen Menschen. Das geht nicht. Also müsst ihr, ob ihr wollt oder nicht, ihr Bürger, müsst ihr neue Formen des Helfens euch ausdenken, wo nur noch ein Teil des Hilfebedarfs dann auch von Profis wahrgenommen wird, nämlich da, wo es gar nicht anders geht und wo die Profis das auch wirklich besser gelernt haben als alle anderen und auch die technischen Fähigkeiten haben. Aber ein Teil des gesamten Helfensbedarfs ist wieder an die Bürger im Allgemeinen zurückzugeben, die, ob sie das wollen oder nicht, das auch zu übernehmen haben. Natürlich solche Teile, die man auch entweder ohne Ausbildung oder mit geringer Ausbildung, mit Fortbildung, dann auch machen kann. (Interview, vgl. Dörner 2012)

Diese Argumente fielen auch im Sauerland auf fruchtbaren Boden. Der Entschluss, es in Arnsberg anders zu versuchen, beruhte also auf einer anderen Sicht auf die Bürger und nicht zuletzt auf der Einsicht, dass ein als erforderlich angesehener Ausbau der Versorgungsstruktur nicht zu finanzieren wäre. Die Verwaltung mit dem Bürgermeister an der Spitze hat sich daraufhin aufgemacht, ihre Stadt *demenzfreundlich* zu gestalten. Dafür wurden auch die Profis gebraucht. Dass die sich untereinander nicht mehr nur als Konkurrenten auf einem lukrativen Markt sehen, sondern vernetzen sollten, war selbstverständlich. Dass die unterschiedlichen Betreuungsangebote für die Bevölkerung transparent gestaltet wurden, ebenfalls. Die Überlegung des Soziologen Gronemeyer, der die Stadtvertreter beraten hat, war eine andere:

Wie weit kann man das alte bürgerschaftliche, zivilgesellschaftliche Engagement wieder zum Leben erwecken? Das ist eine Art Auferstehungsvorgang und mit der Auferstehung ist es nicht so ganz einfach, wie wir alle wissen, d. h., man kann das nicht nur beschwören, man kann das nicht nur fordern, sondern man kann in kleinen Schritten versuchen, so etwas in die Gesellschaft zurückzuholen.

Dass diese Einsicht nicht auf die Predigt am Ostersonntag beschränkt bleiben muss, zeigen erfolgreiche Beispiele. Da ging es allerdings um eine wesentlich geringere Zahl als die der alten Menschen. Bürgermeister Vogel zieht eine Parallele:

Als erstmals viele Menschen an AIDS erkrankt sind, haben sich viele Gruppen gebildet, die in der AIDS-Hilfe zusammengearbeitet haben, die dort Enormes geleistet haben, weil das offizielle System ausgefallen war. Es muss uns jetzt Ähnliches wieder gelingen, dass wir Kräfte mobilisieren, auch vor dem Hintergrund, dass wir wissen, dass zukünftig immer mehr Menschen alt werden, die keine Kinder haben, die kinderlos groß geworden sind. Da kann man natürlich nicht sagen ›Das war's‹. Da braucht man neue Alterssolidaritäten. Das mit anzuregen, das wollen wir in Arnsberg versuchen.

Sie haben es versucht. Zum Beispiel bei einer alleinlebenden 86-jährigen Frau. Eine Nachbarin hatte die Polizei alarmiert, weil sie die alte Dame seit Tagen nicht gesehen hatte. Die Zeitungen stapelten sich vor der Tür, der Briefkasten quoll über. Die Wohnung wurde aufgebrochen, die Mieterin hatte einen Schwächeanfall erlitten, lebte noch. Die Sozialarbeiterin der *Fachstelle Alter* aus der Stadtverwaltung, Marita Gerwin, wurde hinzugerufen und erinnert sich:

Da war gleich der Kommentar, ›Die kann nicht mehr allein leben, die müssen wir unterbringen‹, und sie war völlig irritiert: ›Was hab' ich verbrochen, dass die Polizei hier steht?‹

Da zeigte sich, dass es eben von Vorteil ist, wenn Fachleute dabei sind, deren Erfahrung und Vorstellungskraft über die Absicht hinausgehen, das vermeintliche oder tatsächliche Problem, also die alte Dame, irgendwo unterzubringen:

Diese Frau sagte dann, ›Ich nähe doch noch im Auftrag für andere Leute, ich muss nicht aus dieser Wohnung raus, wenn nur vielleicht jemand täglich da wär, der einmal nach mir schaut, der mich gelegentlich unterstützt.‹ Und das haben wir als Motivation gesehen, zu sagen ›Das müssen wir doch auf die Beine kriegen, so ein Nachbarschaftssystem zu entwickeln. Das, was es früher gab, müssten wir reaktivieren.‹ Wir haben ganz viele Menschen gefunden, die gesagt haben ›Genau das könnte ich mir vorstellen.‹

Voraussetzung dafür, dass sie sich so etwas vorstellen konnten, war zweierlei: die Kenntnis dessen, worum es überhaupt ging, und die Einschätzung, was bei einem solchen Engagement auf sie zukommen könnte. Deshalb sind Marita Gerwin und ihre Mitstreiter in Arnsberg an die Öffentlichkeit gegangen. Ob auf der Kanzel in der Kirche oder beim Schützenfest, beim Kaffeeklatsch in der Altentagesstätte oder im Schulunterricht – überall sollte Demenz zum Thema werden. So haben sie viele Bürger erreicht – auch für andere Aufgaben als die Sorge um die kollabierte 86-jährige Schneiderin.

Die ehemalige Büroleiterin eines Notars, Annemarie Baumann, liest alten Menschen vor. Für einige Stunden geht sie in die Familien und verschafft den gestressten Angehörigen eine *Auszeit:* Mal alte Bekannte besuchen ohne den verwirrten Ehemann, der gerade etwas ganz anderes zu erleben scheint als die Menschen um ihn herum, oder einkaufen gehen ohne die alte Mutter, die plötzlich Fremde anspricht. Ihre Scheu vor Menschen, die sich so anders verhalten, als die anderen es von ihnen erwarten, hat Frau Baumann bei der örtlichen Caritas verloren, in einem Kurs, wie ihn auch andere Wohlfahrtsorganisationen anbieten. Sie hat – in groben Zügen – gelernt, was eine Demenz ist, vor allem, wie man auf einen alten Menschen reagieren kann, der – salopp gesagt – auf einmal neben der Spur ist: zuhören, sich darauf einlassen, nicht dagegen an argumentieren, dass die gerade wieder aktuellen Erlebnisse doch Jahrzehnte zurückliegen.

Information ist also der erste Schritt. Und dann? Reimer Gronemeyer:

> Der zweite Schritt kann ganz vielfältig klein, mit viel Phantasie in Gang gesetzt werden: Warum haben wir nicht eine Situation, dass an dem einen oder anderen Restaurant, an dem einen oder anderen Café ein Schild steht: ›Hier sind Menschen mit Demenz und ihre Angehörigen willkommen!‹? Wir wissen ja, dass es viele Familien gibt, wo jemand mit Demenz in der Familie lebt, die nicht mehr rausgehen, die verhäuslichen, die die Tür zumachen. Wir müssen versuchen, sie in die Öffentlichkeit zurückzuholen, in die Sportvereine, in das Kino, in die Gaststätten. Das sind ganz kleine, völlig kostenlose Schritte. Aber sie setzen voraus, dass der Blick sich erst einmal dreht in eine Richtung, wo man sagt ›Aha, das ist das‹. Das ist doch eine Möglichkeit, dass man jemanden mit einbezieht.

Das sagt sich leicht, ist aber oft nicht leicht durchzustehen für die Begleiter der durchaus anstrengenden Menschen, die munter Konventionen sprengen. Die Angehörigen schämen sich, ist die Erfahrung auch von Annemarie Baumann, vor allem dann, wenn es um besondere Anlässe geht, bei denen die Beteiligten Wert auf Etikette legen oder auf das Einhalten ritueller Abläufe. Die Konsequenz: Wenn niemand zur Betreuung in dieser Zeit da ist, bleiben eben auch die Angehörigen zuhause,

> … weil's vielleicht peinlich ist, wenn der Vater vielleicht mal irgendwelche Dummheiten macht, oder die Mutter vielleicht den Kaffee verschüttet bei 'ner

offiziellen Einladung, oder in 'ner Kirche bei 'ner Hochzeit, was ich kürzlich erlebt hab: Der Chor sang ›Heilig, Heilig‹ und die Oma sang immer hinterher, was den Chor sehr irritiert hat – die Familie hatte solche Köpfe – aber mich hat's eigentlich zum Schmunzeln angeregt, weil ich dachte, diese Dame hat das immer gern gesungen, jetzt hört sie's und singt mit.

Das hat etwas Komisches, wenn man sich diese Situation vorstellt – aber nicht für die davon Betroffenen, deren Feier, lange erwartet und als etwas ganz Besonderes sorgfältig geplant, auf einmal ins Lächerliche zu kippen droht. Zu hoffen ist, dass sie hinterher darüber lachen konnten …

Die ehrenamtliche zeitweilige Begleiterin ermuntert bei ihren Besuchen die Angehörigen, sich nicht zu verstecken, sondern ihre Furcht vor Beschämung zu überwinden und auch mit Menschen mit Demenz in Cafés und Gaststätten zu gehen. Das ist zweifellos eine gute Idee, vorausgesetzt, die vielleicht inzwischen ungewohnte Umgebung bringt keinen zusätzlichen Stress. Zu fragen ist auch, wie denn die Gastronomen darauf reagieren, deren andere Gäste sich vielleicht belästigt fühlen und künftig woanders hingehen könnten. Gronemeyer:

Das ist ohne Frage ein großes Problem. Es wird sich nur ändern, wenn man zwei Dinge bedenkt: Das eine, dass die Zahl der Menschen, die betroffen sind im Sinne, dass sie diese Krankheit haben und dass ihre Angehörigen ihrerseits etwas mitbekommen, inzwischen ziemlich groß ist. Und das könnte auch im direkten Geschäftsinteresse von Restaurantbesitzern sein, zu sagen, diese große Gruppe wollen wir eigentlich nicht verlieren.
Das ist ein Nützlichkeitsargument. Darüber hinaus muss man sich irgendwie in eine Richtung begeben, dass die Gesamtgesellschaft ihre Vorzeichen ändert und sagt: ›Ausschließen bringt da nichts – so wahr es mich selber treffen kann, so wahr geht es darum, diesen Anblick mit zu tragen.‹ Ich meine, in unserer Öffentlichkeit in Deutschland ist ja über lange Zeit dieser Prozess, dass die aus der Öffentlichkeit verschwinden, sehr betrieben worden, und wir müssen uns einfach trauen, solche Menschen wieder in unser öffentliches Leben zurückzuholen und mit ihnen umgehen zu können. Das ist nicht einfach, aber es ist gleichzeitig auch etwas ganz Schönes.[58]

---

58 Zu der Zeit benutzte der Soziologe noch den Begriff ›Krankheit‹, von dem er sich später distanzierte: Dammann/Gronemeyer 2009.

Völlig überraschend sind solche Ideen nicht, schließlich ist das ein seit Langem geführter Diskurs zur Inklusion von Menschen mit Behinderung. Wie bei denen geht es auch bei Menschen mit Demenz darum, dass sie überhaupt erst einmal sichtbar werden in der Gesellschaft – nicht nur am 5. Mai, dem *Europäischen Protesttag zur Gleichstellung von Menschen mit Behinderung,* sondern tagtäglich im Alltag.

Ganz konkret haben Bürger daran gearbeitet, oft mit viel Mühe, meist ohne großen finanziellen Aufwand. Im sauerländischen Arnsberg wie im sächsischen Zwickau, in großen Städten wie auf dem Land, im Norden wie im Süden der Republik. Die Mitglieder der Aktion Demenz haben diese Bemühungen unterstützt, haben Anregungen gegeben und den Erfahrungsaustausch organisiert, in kleinen Workshops wie auf größeren Tagungen, zum Beispiel im Oktober 2011 in Zusammenarbeit mit dem Deutschen Hygienemuseum in Dresden. Die Robert-Bosch-Stiftung hat etliche Projekte in den Kommunen finanziell unterstützt. Mitglieder der Aktion Demenz haben Initiativen nach einem vorher festgelegten Verfahren der Stiftung für das Förderprogramm *Menschen mit Demenz in der Kommune* vorgeschlagen. 78 von ihnen haben in der Zeit von 2008 bis 2015 für konkrete kleine Vorhaben eine finanzielle Unterstützung erhalten (siehe Rothe 2015).

Und dann? Dann können sich die politisch Verantwortlichen in den Kommunen zurücklehnen und den Erfolg eines solchen zivilgesellschaftlichen Bemühens abwarten – oder auch dessen Scheitern. Denn dieses ehrenamtliche Engagement braucht eine professionelle Unterstützung, hat auch der Arnsberger Bürgermeister Hans-Josef Vogel gleich erkannt:

> Wer heute eine Stadt gestalten will, darf nicht nur in den Haushaltsplan schauen, sondern soll sich das Potential seiner Bürgergesellschaft anschauen. Und das zu unterstützen, weil das nicht von selbst geht, dafür auch Mitarbeiter einzusetzen, die koordinierende Aufgaben haben, die anregen, die quasi als Animateure tätig sind, die sich mit den Themen beschäftigen, die das weiter vermitteln, die Kommunikation betreiben, die Menschen ansprechen, die zum Mitmachen, zu Initiativen ermuntern, ich glaube, das ist eine neue Rolle, die wir in den Städten noch lernen müssen.

In Arnsberg haben sie das gelernt und trotz – wie es in fast allen Kommunen heißt – leerer Kassen einen Mitarbeiter extra dafür eingestellt, in der *Fachstelle Alter.* Der Stein ist also ins Rollen gekommen. Viele Menschen haben die Anregungen aufgegriffen.

Notwendige Infrastruktur

Lokalpolitiker können sich nicht zurücklehnen und die engagierten Bürger mal machen lassen. Gefordert ist, wer für Infrastruktur einer Kommune Verantwortung trägt und tätig ist.

Die Stadtplanerin Sabrina Hurt hat für ihre Masterarbeit (Hurt 2014) Anforderungen an die »verantwortungsvolle Kommune« formuliert, eine Kommune also, in der man sich der Verantwortung für die Lebensbedingungen *aller* Bewohnerinnen und Bewohner bewusst ist. Besonders gilt dies für verletzliche und schutzbedürftige Menschen. Hurt hat dafür verschiedene Dimensionen herausgearbeitet.

Erforderlich ist zunächst ein *wertschätzendes gesellschaftliches Wohnumfeld*. Ein Umfeld also, in dem auch ein alter Mensch mit seiner Verwirrtheit anerkannt, akzeptiert und nicht nur geduldet ist. Das klingt nach einem frommen Wunsch – an wen auch immer –, liegt aber durchaus in der Verantwortung einer Kommune, deren Vertreter den Bürgern natürlich keine Haltung vorschreiben, wohl aber für Informationen sorgen und für Verständnis werben können.

Als zweites nennt sie ein *bedarfsgerechtes Wohnen in Gebäuden und Wohnungen*. Dazu gehört die entsprechende Ausstattung einer Wohnung, aber auch deren Erreichbarkeit. Eine Wohnung im vierten Stock ohne Aufzug hält auch einen alten Menschen in Bewegung, solange der noch Treppen steigen kann. Wenn nicht, ist er isoliert. Dann braucht er einen barrierefreien Zugang.

Wer alt, langsam und nicht mehr gut zu Fuß ist, braucht kurze Wege, um seinen täglichen Bedarf zu decken. Der Supermarkt vor den Toren der Stadt nützt mobilitätseingeschränkten Menschen nichts – war vielleicht auch in jüngeren Jahren für sie schon unerreichbar. Sie brauchen Geschäfte, ab und zu vielleicht den Hausarzt, alles in ihrem Quartier – Hurt nennt als dritten Punkt eine *kleinräumige Versorgungsinfrastruktur*.

Nicht nur alte Menschen müssen in ihrer Kommune unterwegs sein können, müssen dafür das System des Öffentlichen Personennahverkehrs verstehen, sich z. B. eine Fahrkarte am Automaten ziehen können. Erforderlich ist eine *Anpassung der Verkehrsinfrastruktur*. Zu der gehören ein barrierefreier Zugang zu Bus und Bahn und das Gefühl, sicher da anzukommen, wo man hinwill.

Schließlich – und da schließt sich der Kreis zum wertschätzenden Umfeld, zu den Bürgerinnen und Bürgern der Kommune – fordert die Stadtplanerin eine *tragende soziale Infrastruktur*. Es genügt nicht, dass jemand sich versorgen kann oder versorgt wird. Nicht nur Menschen mit Demenz, nicht nur Alte brauchen den Kontakt zu ihren Nachbarn, zu Freunden um die Ecke, brauchen das freundliche Nicken, wenn sie in die hoffentlich vorhandene Kneipe gehen und so weiter …

Von diesen Kriterien für eine verantwortungsvolle oder demenzfreundliche Kommune profitieren nicht nur Menschen mit einer Demenz. Immer wieder wird darauf verwiesen, dass nicht allein Menschen im Rollstuhl oder mit Rollator verzweifelt vor Barrieren stehen. Und die bestehen nicht nur aus Treppenstufen.

> Barrierefreiheit heißt, dass Gebäude und öffentliche Plätze, Arbeitsstätten und Wohnungen, Verkehrsmittel und Gebrauchsgegenstände, Dienstleistungen und Freizeitangebote so gestaltet werden, dass sie für alle ohne fremde Hilfe zugänglich sind. (Aktion Mensch, Barrierefreiheit)

Dazu gehört mehr, als nur Rampen statt Treppen einzurichten, breite Türen und einen absenkbaren Einstieg in den Bus. Wenn Teilhabe ernst gemeint ist, müssen für Menschen mit Hörproblemen andere Verständigungsmöglichkeiten angeboten werden, etwa mithilfe von Gebärdensprachdolmetschern. Internetseiten sind für Menschen mit einer Sehbehinderung so zu gestalten, dass präsentierte Texte vorgelesen werden können. Bescheide und Formulare sind auch in leichter Sprache anzubieten – was nicht nur Menschen mit einer Behinderung zu schätzen wissen.

Auf die besondere Bedeutung des öffentlichen Personennahverkehrs weist auch die *Deutsche Alzheimer Gesellschaft* hin, die fordert, das Personal der Verkehrsbetriebe für die Situation von Menschen mit Demenz zu sensibilisieren und für den Umgang mit ihnen zu schulen. Davon betroffen sind – nach Einschätzung der Fachleute – auch Menschen zu Beginn ihrer Demenz, denen es nicht mehr möglich ist, selbst Auto zu fahren.

> Die Nutzung des ÖPNV kann dazu beitragen, die gewünschte Mobilität und damit auch die Teilhabe am gesellschaftlichen Leben aufrechtzuerhalten. Menschen mit Demenz sind dabei auf Unterstützung und Verständnis in ihrem Umfeld angewiesen. (Pressemeldung Deutsche Alzheimer Gesellschaft vom 27.03.2018)

Das gilt für das Personal in Bus und Bahn – und auch für andere Fahrgäste, unabhängig von der Entwicklung einer Demenz. So bilden sich vor den Fahrkartenautomaten etwa an den Flughäfen lange Schlangen von gerade Angekommenen, die versuchen zu identifizieren, in welchem der jeweils farblich anders gestalteten Sektoren des Verkehrsnetzplans ihr Ziel liegen könnte und welcher Tarif für die Fahrt dahin der richtige ist …

Polizei

Ich kann einen kranken Menschen sicherlich
nicht so anfassen wie einen Straftäter.
Polizist

Unser Gemeinwesen ist zu wenig auf Menschen vorbereitet, die im Alltag an sie gerichtete Erwartungen nicht erfüllen, die die anderen als verwirrt erleben. Nicht immer ist das Verständnis vorhanden; es kommt mitunter zu heftigen Konflikten. Wer wird gerufen, wenn jemand auffällig wird, renitent, uneinsichtig ist, im Supermarkt an der Kasse durchgeht, ohne zu bezahlen, oder orientierungslos an der Endhaltestelle im Bus sitzen bleibt? Klar, die Polizei.

Polizeirevier im niedersächsischen Uelzen. Im Erdgeschoss nehmen die Beamten Notrufe entgegen und fahren los, wenn sie gebraucht werden. Im ersten Stock, im großen, braun getäfelten Besprechungsraum, sitzen an einem Vormittag eine Oberkommissarin und ihr Kollege, ebenfalls Oberkommissar, die anonym bleiben. Ich sehe zu bei der Einsatznachbesprechung mit zwei Expertinnen, Petra Heinzel vom Seniorenservicebüro der Stadt und Silke Jäschke vom Seniorenbegleiterbüro der Ev. Familien-Bildungsstätte Uelzen. Sie haben den Polizisten in einer Schulung erklärt, in welcher Situation Menschen mit Demenz sind, die hilf- und orientierungslos jemandem auffallen oder manchmal auch aggressiv in einer für sie unüberschaubaren Situation reagieren. Der Polizistin ist dadurch klar geworden:

Diese Leute sind in 'ner Ausnahmesituation, die haben in den allermeisten Fällen große, große Angst. Und sich das klar zu machen und dafür Verständnis zu haben, ich glaube, das ist schon die halbe Miete.

Es ist nicht außergewöhnlich, dass Polizisten bei einem Einsatz auf Menschen treffen, die für ihre Argumente und Anweisungen nicht erreichbar sind, sei es bei häuslichen Streitigkeiten oder Kneipenschlägereien mit Betrunkenen zum Beispiel. In derartigen Fällen ist – meist – die Sache klar: Widerstand wird gebrochen. Mit Gewalt – zu Boden bringen, fesseln, mitnehmen. Das geht aber nicht immer:

Ich kann einen kranken Menschen sicherlich nicht so anfassen wie einen Straftäter, der nicht will und sich womöglich aggressiv verhält. Und damit sind wir ruckzuck am Ende unserer Möglichkeiten.

So ist die Erfahrung des Polizisten. Zu verstehen, dass die Kommunikation nicht so läuft, nicht so laufen kann, wie gewöhnlich, hilft in Stress-Situationen – übrigens nicht nur bei Menschen mit eingeschränkten kognitiven Möglichkeiten. Seine Kollegin berichtet:

Meine Kollegin und ich sind zu einem Einsatz gerufen worden, wo es hieß, dass eine alte Dame in einem Bistro steht und nicht bezahlen will. Und wir sind natürlich unter dem Vorzeichen losgefahren, ok – da ist 'n Delinquent, der will nicht bezahlen, also 'ne Straftat. Dass irgendwas nicht stimmte – das haben wir sofort gemerkt. Aber wenn man so auf einer Spur ist – nämlich in Richtung Delinquenz – dann umzuschwenken auf jemanden, der wirklich geistig nicht mehr in der Lage ist zu begreifen, was er da eigentlich gemacht hat, das war interessant, das bei mir und meiner Kollegin zu erleben. Es stellte sich dann eben heraus: Diese alte Dame hatte tatsächlich was bestellt, hatte das bekommen, hatte es auch aufgegessen und hatte einfach nicht genug Geld mit, das zu bezahlen. Und der Bistro-Besitzer hat überhaupt nicht verstanden, dass es sich um jemanden handelt, der nicht mehr im Vollbesitz seiner geistigen Fähigkeiten das alles getan hat. Zumal diese alte Dame auch immer so lachte und dazu aggressiv war. Und das war einfach 'ne ganz merkwürdige Situation.

Der andere Blick auf diese merkwürdige Situation hat den Polizistinnen demnach geholfen. Die Erwartungen des Bistro-Besitzers und der alten Dame, die offensichtlich nicht wusste, wie ihr geschah, waren wohl unterschiedlich: Durchsetzung von Recht auf der einen und Gewährung von Schutz auf der anderen Seite. Die Expertin vom Seniorenbegleiterbüro hofft, dass das Auftreten der Polizei beruhigend wirkt. Ob die Beamten bei der beschuldigten Person diese Wirkung haben, hängt sicherlich von deren Blick auf und von ihrer Erfahrung mit der Institution staatlicher Gewalt ab: Sind sie die Ordnungshüter, die auch einen Streit schlichten, ist das wahrscheinlicher, als wenn in ihnen nur die Verfolger von Straftaten gesehen werden. Wichtiger Faktor ist ihr Auftreten, betont Silke Jäschke:

Was Sie richtig gemacht haben, war: Ruhig bleiben und versuchen, wie kann ich demjenigen erklären, was er tun muss.

Ruhig geblieben sind die beiden Polizistinnen.

Dann haben wir es aber doch irgendwann aufklären können bzw. haben diesen Bistro-Besitzer beruhigen können und haben dann zu der alten Dame gesagt: ›Kommen Sie, wir bringen Sie jetzt nach Hause!‹ Da war sie ganz erleichtert. Und wir natürlich auch, wir waren auch erleichtert, dass sich diese Situation irgendwie klären ließ.

Bis es darum ging, dass diese Dame einsteigen sollte. Und da ist mir erst wirklich klar geworden, was Demenz eigentlich bedeutet: Wir standen da zwanzig Minuten und haben versucht, diese Dame in das Auto zu bekommen. Und irgendwann hab ich gemerkt, die weiß nicht mehr, wie einsteigen geht! Sie weiß nicht mehr ›Das sind meine Knie und die muss ich jetzt einknicken und muss eine bestimmte Bewegung machen, um in das Auto zu kommen.‹ Sie stand an der offenen Tür und hat immer gesagt ›ja, Auto …‹ Wir haben beide mit allen Mitteln, die uns zur Verfügung standen, ihr einen unbewussten Prozess, den wir ja ganz früh lernen – einsteigen und nie darüber Gedanken machen – versucht zu erklären. Es ging einfach nicht.

Es ist naheliegend, in einer solchen Situation Hand anzulegen, wenn die Erklärungen offensichtlich nichts bringen. Das übliche Prozedere wäre, die Person, unwillig oder unfähig, irgendwie in den Streifenwagen zu verfrachten.

Sobald wir sie anfassten, fing sie an wie am Spieß zu schreien. Und zwar nicht 'n bisschen, sondern richtig laut. Das war ja auch der Grund, warum dann immer mehr Passanten dastanden. Das wird dann wirklich schwierig irgendwann: Der Bürger von außen sieht nur, da ist die Polizei mit 'ner alten Dame. Die bugsieren die da in den Streifenwagen, und sie will das nicht und schreit. Und das ist natürlich ganz schlecht für die Außenwirkung.

Es hätte wohl auch nichts geholfen, ein Taxi zu rufen, wenn die Schwierigkeit darin bestand, nicht in ein Auto einsteigen zu können. Hinzu kommt, dass die ganze Aktion bis dahin schon eine halbe Stunde gedauert hat. »Das ist sicherlich 'ne Grenzsituation«, wirft ihr Kollege ein:

Wenn wir in einem Team vor Ort sind und haben die Zeit, dann können wir uns die Zeit natürlich auch nehmen. Wenn es über 'ne halbe Stunde hinaus geht – andere Dinge passieren ja nun mal auch –, dann wird's kritisch, und dann wird es in der Regel so sein, dass wir dann 'nen Rettungswagen dazu holen, weil wir es einfach nicht mehr leisten können. Wenn der Zeitfaktor zu groß wird, dann müssen wir irgendwie versuchen, uns rauszudrehen.

Die Alten-Expertin hält das für eine gute Idee, in einem solchen – wie sie es nennt – ›psychischen Notfall‹ den Rettungsdienst zu rufen: »Die können dann beurteilen, kommt jemand mit oder wie kann man die Situation lösen.« Es wäre natürlich keine Lösung des Problems, sondern dessen Abgabe an eine andere Institution – den Rettungsdienst eben. Ob Rettungssanitäter oder -assistenten besser in der Lage sind, die Situation zu entschärfen, ist fraglich. Für die Polizistin in Uelzen kam das nicht in Frage:

> Man muss erst mal merken ›Ich bin hier in 'ner Sackgasse und jetzt muss ich kreativ sein und mir überlegen, wie komme ich aus dieser Sackgasse wieder raus?‹ Und das unter Stress, gerade wenn die Einsatzlage das nicht zulässt, ist das wirklich schwer. Wirklich. Und zum Beispiel auf die Idee, dass wir 'nen Krankenwagen rufen könnten, sind wir überhaupt nicht gekommen, denn diese Dame, die war mobil und alles. Und da will man ja die Kollegen, die sonst Leben retten, auch nicht zusätzlich 'ranziehen.

Einfacher ist es in einer solchen Situation, wenn eine vertraute Person in der Nähe ist oder dazu geholt werden kann. Denn die kann beruhigend wirken. Das kann auch ein Polizeibeamter sein, der zum wiederholten Male zu jemandem gerufen wird:

> Bei den Bekannten hat man irgendwas aus deren Lebensgeschichte vielleicht noch im Hinterkopf, man kann was ins Spiel bringen, wo sie oder er sich tatsächlich dran erinnert. Da hat man schon 'ne Tür, die geöffnet werden kann.

Seine Kollegin erinnert sich an solche einfacheren Einsätze:

> Hier in Uelzen gibt es jemanden, der immer wieder von Passanten beobachtet wird in der Stadt, das weiß man dann schon, und dann geht man da ganz anders und entspannt ran: ›Ach, das ist Herr Sowieso, alles klar‹, wir fahren da hin und dann trifft man ihn und man freut sich, ihn auch mal wieder zu sehen. Ich glaube nicht, dass er sich daran erinnert, dass man sich vor 'n paar Tagen schon gesehen hat. Aber ich glaube, diese entspannte Art und Weise und die Freundlichkeit, in der man ihn dann auch anspricht, die bringt dann schon ganz viel. Der freut sich auch, uns zu sehen, kommt mit und alles gut.

Ob es wirklich erforderlich ist, die Polizei zu rufen, wenn jemand seltsam in der Öffentlichkeit wirkt und verwirrt zu sein scheint, ist fraglich – zumal wenn diese auffällige Person schon bekannt ist. Hilfreich können auch die Nachbarn sein. Übrigens, die beiden Polizistinnen haben es irgendwann dann doch geschafft, die alte Dame vom Bistro nach Hause zu bringen.

Rettungsdienst

Man versucht dem Patienten das Gefühl zu vermitteln,
dass man ihn versteht – selbst wenn man ihn nicht versteht.
Notfallsanitäter

Die Einschätzung der Altenexpertin in Uelzen, dass Mitarbeiter des Rettungsdienstes beurteilen können, ob jemand *mitkommen soll,* oder die *Situation anders bereinigen* können, ist eher Anzeichen einer gewissen Hilflosigkeit und Hoffnung auf – ja, was eigentlich? Vielleicht auf das Vertrauen erweckende Auftreten der Retter. Denn warum sollte jemand, der offensichtlich verwirrt, aber nicht verletzt oder krank ist, in einen Rettungswagen steigen? Außer sie oder er wollte das immer schon mal und hat die – gewiss auch interessanten – Fahrten im Streifenwagen schon hinter sich. Und was sollen die Retter dann mit ihrem verwirrten Patienten machen? Nach Hause fahren – mit dem Rettungswagen? Oder in die nächste Klinik und ihn da in der überfüllten Notaufnahme in den Wartebereich setzen? Ohne dass es auch nur den Hauch einer medizinischen Indikation dafür gibt? Wohl kaum. Es ist ein Problem, dass sich nicht einfach weiterreichen lässt an den Rettungsdienst.

Die Rettungssanitäter, Rettungsassistenten oder Notfallsanitäter haben oftmals schon Mühe genug, eine verwirrte Person mit – sogar schweren – Verletzungen oder schwerer Krankheit davon zu überzeugen, dass der Transport in eine Klinik erforderlich, vielleicht sogar *dringend* erforderlich ist.

Katholisches Marienkrankenhaus in Hamburg, Fortbildung. Thema *Rettungsdienst und Demenz.* Eine Klasse der Berufsfachschule der Hamburger Feuerwehr ist gekommen, knapp dreißig junge angehende Rettungskräfte, unter ihnen zwei Frauen. Der Chefarzt der Geriatrischen Klinik hat eingeladen, stellt dar, was Demenz und Delir überhaupt sind und welche Besonderheiten es bei alten Patienten mit mehreren Krankheiten gibt – zu denen dann auch noch eine Demenz kommt. Die jungen Leute sollen »die Welt aus der Sicht des Demenzkranken sehen« – so der Titel eines Vortrags – und vor allem den »Umgang mit Menschen mit Demenz im Rettungsdienst« üben und dabei »Probleme lösen, Konflikte vermeiden«.[59] Erfahrene Rettungskräfte und Ärzte referieren und spielen an diesem Tag die Patienten. Sie lassen die angehenden Kolleginnen und Kollegen spüren, was sie in langen Jahren mit anstrengenden, unwilligen und verständnislosen alten Menschen erlebt haben. Die Schüler haben

---

59 Die ganztägige Veranstaltung hat Ende Januar 2018 stattgefunden. Das Programm der Workshops ist abrufbar unter www.rettungsdienstdemenz.splashthat.com – abgerufen am 08.06.2018. Ansprechbar ist PD Dr. Daniel Kopf, Chefarzt Geriatrie.

als Praktikanten an Rettungswachen schon erste Erfahrungen gesammelt. Selten mit verwirrten alten Patienten, häufiger mit jüngeren, stark betrunken, die gestürzt sind, sich verletzt haben und aggressiv sind.

Die Retter wissen weder, was passiert ist, ob stimmt, was die Patienten ihnen sagen, noch können sie sich darauf verlassen, dass die tun, was die Helfer in der Situation für hilfreich und angemessen halten. Praktische Übung dazu: Einer der Ausbilder spielt einen alten Mann mit »mittelschwerer Demenz«, der allein ins seiner Wohnung lebt, einen »starken Willen« hat und allein zurechtkommt. Sein Sohn hat ihn gefunden, offensichtlich gestürzt, ohne Erinnerung daran, mit Schmerzen, absolut uneinsichtig und genervt, dass der Rettungsdienst plötzlich da ist. Vermutet hat der Sohn, dass sein Vater sich was gebrochen hat, vielleicht sogar den Oberschenkelhals. Ein Notarzt wurde nicht alarmiert.

Es entwickelt sich eine Szene, von der die Ausbilder hinterher sagen, sie sei vielleicht etwas krasser gewesen als gewöhnlich im Alltag – aber durchaus möglich: Der alte Mann hängt im Sessel, streitet ab, dass er gestürzt ist, lässt sich kaum anfassen, erst recht keinen Clip an den Finger legen, über den die Sauerstoffsättigung des Blutes gemessen wird. Mitfahren will er schon gar nicht. Und als der zweite Retter ihn zum Aufstehen bewegen will, um ihm vor Augen zu führen, dass er das nicht kann, lehnt er das – logischerweise – als unsinnig ab. Es geht hin und her – ein für die beiden jungen Retter unlösbares Problem.

In der Auswertung des Rollenspiels schildern sie ihre Hilflosigkeit. Sie sind angekommen, haben sich vorgestellt, *wie man das so macht,*

> … und dann kam nach und nach durch, dass man keinen Zugang zum Patienten kriegt und der das auch überhaupt nicht zulässt. Und dann abzuwägen, was man dann als Nächstes am besten macht […] Gut, ich konnte jetzt den Puls fühlen, das habe ich direkt gemacht, da konnte er nichts gegen machen, wusste vielleicht auch gar nicht, dass ich's mache …

Der Puls war unauffällig, die Retter haben sich – wie der Ausbilder lobend hervorhebt – davon überzeugt, dass ihr Patient nicht in einem kritischen Zustand war. Mehr konnten sie in dem Moment nicht tun – außer darauf zu warten, dass der hinzugerufene Notarzt den alten Herrn beeindrucken würde …

Demenzsensibles Krankenhaus

Wir haben einfach mehr Zeit für die Patienten.
Svenja Ostojic, Stationsleiterin

Wird der alte Herr mit Verdacht auf Oberschenkelhalsbruch in die Klinik eingeliefert, besteht ein hohes Risiko, dass man dort auf Patienten wie ihn nicht ausreichend vorbereitet ist. Bisweilen drängt sich der Verdacht auf, dass in den modernen Unternehmen der sogenannten *Gesundheitswirtschaft*, die zuvor als Teil der öffentlichen Infrastruktur galten, kein sonderliches Interesse besteht an alten, oft multimorbiden, damit schwierig zu behandelnden Patienten, die zudem nicht die erwünschten Erlöse bringen. Diese Patienten sind nicht in der Lage, sich den Organisationsprinzipien anzupassen, die oft aus der industriellen Fertigung übernommen wurden – damit rechnen z. B. die Autoren um Gronemeyer/Jurk 2017 ab. Mehr als acht Millionen ältere Patienten – das sind die über 65 Jahren – werden im Jahr in den bundesdeutschen Kliniken stationär behandelt. Bei 40 Prozent dieser älteren Patienten in Allgemein-Krankenhäusern liegen »kognitive Störungen« vor, bei fast jedem Fünften eine Demenz. Das haben Forscher in einer repräsentativen Untersuchung im Jahr 2016 im Auftrag der Robert-Bosch-Stiftung herausgefunden.[60] Oft – so ein weiteres Ergebnis der Studie – wird das Vorliegen der Demenz nicht erkannt.

In den Notaufnahmen wird die *Triage* angewandt, das heißt, die ankommenden oder eingelieferten Patienten werden angesehen und nach dem Schweregrad ihrer Verletzung oder Erkrankung in Gruppen eingeteilt – je nachdem, wie dringlich eine Behandlung ist.[61] Die Wartezeit kann für verwirrte Personen, die nicht lebensbedrohlich verletzt oder erkrankt sind, unerträglich sein. Damit ihr Verwirrtheitszustand bei der Einteilung berücksichtig werden kann, muss er natürlich erst einmal erkannt werden. In einigen Krankenhäusern sind dafür bereits Programme installiert worden.[62]

Die Schwierigkeiten sind aber nicht vorbei, wenn ein verwirrter Patient schließlich auf der für sein medizinisches Problem zuständigen Station gelandet ist. Denn auch dort ist man in der Regel auf ihn, seine besondere Verletz-

---

60 General Hospital Study GHoSt: http://www.bosch-stiftung.de/de/projekt/menschen-mit-demenz-im-akutkrankenhaus – abgerufen am 08.06.2018.

61 https://www.pschyrembel.de/Manchester%20Triage%20System/K0RQ5/doc/ – abgerufen am 08.06.2018.

62 Statt vieler das Beispiel der Notaufnahme und Kurzliegerstation im Albertinen-Krankenhaus Hamburg: Gröning, M. et al.: Hightouch statt Hightech. Versorgung älterer Notfallpatienten, in: Dtsch Arztebl 2013; 110(7): A 262–5: https://www.aerzteblatt.de/archiv/134521/Versorgung-aelterer-Notfallpatienten-Hightouch-statt-Hightech – abgerufen am 08.06.2018.

lichkeit und seine Bedürfnisse nicht eingestellt. Das kann fatale Folgen haben: Diese verwirrten Patienten nerven – salopp gesagt – das Personal und andere Kranke, können ihre Beschwerden nicht angemessen äußern, lassen die erforderliche »Compliance« vermissen – tun nicht, was sie sollen –, benötigen einen erhöhten Pflegeaufwand und bringen die Station in Aufruhr. Durch die fremde Umgebung und eine ihre Demenz nicht berücksichtigende Behandlung verschlimmert sich ihre Verwirrtheit bis hin zum akuten Delir. Die Folge ist nach der Entlassung oft eine – vermeidbare – Einweisung ins Pflegeheim.[63]

Dass es möglich ist, auch diesen Patienten gerecht zu werden, zeigen ermutigende Beispiele: So hat die chirurgische Abteilung einer Klinik Altenpflegerinnen eingestellt, die alte Patienten durch ihren gesamten Aufenthalt begleiten. Der erhöhte Aufwand rechnet sich für den Klinikträger, da es – kurz gesagt – so gelingen kann, das sogenannte *Postoperative Delir* zu vermeiden und aufwendige Nachbehandlungen nicht mehr erforderlich sind.[64]

In anderen Kliniken sind spezielle Stationen eingerichtet worden, in denen der Tagesablauf auf die Bedürfnisse der verwirrten alten Menschen abgestellt ist: Das Personal ist speziell geschult und hat mehr Zeit. Es gibt tagesstrukturierende Angebote, gemeinsame Aktivitäten und Mahlzeiten. Das ist wichtig, da viele alte Menschen mit der üblichen Verpflegung im Krankenhaus nicht zurechtkommen. Bleibt das Essenstablett unberührt stehen, wird es abgeräumt; der Patient hat eben keinen Appetit …

Die Robert-Bosch-Stiftung hat das Thema in die Diskussion gebracht und eine Reihe von Kliniken gefördert, in denen sich die Mitarbeiter darum bemühen, ihr Haus demenzsensibel zu gestalten.[65] Der Deutsche Evangelische Krankenhausverband – DEKV – hat im Mai 2017 eine Fachtagung zu diesem Umgestaltungsprozess durchgeführt und ein Empfehlungspapier herausgegeben *Auf dem Weg zu einem demenzsensiblen Krankenhaus*.[66]

---

63 Auf das Problem und Ansätze für eine Lösung weist die Deutsche Alzheimer Gesellschaft hin, mit zahlreichen Nachweisen und Literaturangaben: https://www.deutsche-alzheimer.de/angehoerige/mit-demenz-im-krankenhaus.html – abgerufen am 08.06.2018.

64 St. Franziskus-Hospital Münster https://www.sfh-muenster.de/unsere-kompetenzen/anaesthesie-operative-intensivmedizin/perioperative-altersmedizin/ – abgerufen am 08.06.2018.

65 Die geförderten Kliniken sind mit Links aufgelistet unter http://www.bosch-stiftung.de/de/projekt/menschen-mit-demenz-im-akutkrankenhaus/gefoerderte-projekte– abgerufen am 08.06.2018.

66 Deutscher Evangelischer Krankenhausverband – DEKV (2017), Auf dem Weg zu einem demenzsensiblen Krankenhaus. Empfehlungspapier, Berlin: oV. http://www.dekv.de/fileadmin/user_upload/downloads/Internet/DEKV_Empfehlung_demenzsensibles_Krankenhaus_online_2017.pdf– abgerufen 08.06.2018.

Eine der beteiligten Kliniken ist das Ev. Krankenhaus Alsterdorf in Hamburg. Die Besonderheit: Die Klinik ist die einzige im Stadtstaat Hamburg mit einem Versorgungsauftrag für Menschen mit Behinderung. Dazu kommt die spezielle Station DAVID Diagnostik – Akuttherapie – Validation – Innere Medizin – Demenz. Aufgenommen werden Patienten mit kognitiven Einschränkungen, also auch einer Demenz, und einer internistischen Erkrankung, sei es die Harnwegsinfektion oder Lungenentzündung, der Diabetes oder die Herzschwäche. Der entscheidende Unterschied zu internistischen Stationen in anderen Häusern ist die ruhige Atmosphäre, betont die Stationsleiterin Svenja Ostojic:

> Wir haben einfach mehr Zeit für die Patienten: Wir gehen morgens rein, wecken die Patienten; wenn jemand noch nicht aufstehen möchte oder sich nicht waschen lassen möchte, dann probieren wir's halt später noch mal. Also, wir haben mehr Zeit …

Und sie berücksichtigen den Willen des Patienten, auch eine – vorübergehende – Unwilligkeit. Pflegekräfte, Ärzte und Therapeuten sind besonders geschult im Umgang mit verwirrten Menschen. Grundlage ist ein Handlungsleitfaden der Stiftung Alsterdorf *Menschen mit Demenz im Krankenhaus*[67]. Wichtig für die verwirrten und in fremder Umgebung zusätzlich verunsicherten Patienten ist eine Tagesstruktur. So werden sie – wenn sie nichts dagegen haben – möglichst aus ihren Zimmern in einen der Aufenthaltsräume geholt, vor allem zu den Mahlzeiten. Wer nicht mobil ist, wird mit einem fahrbaren Liegestuhl bewegt, um so am gemeinsamen Tagesablauf teilzunehmen. An den Wänden hängen Plakate von Filmen, von denen jemand vermutet hat, dass die Alten sie in früheren Jahren gesehen haben – Ingrid Bergmann und Humphrey Bogart grüßen aus *Casablanca*. Einer der Räume erinnert an ein Wohnzimmer, das ein – sicherlich junger – Innenarchitekt vom Besuch bei seiner Großmutter vor Augen gehabt haben dürfte.

Um nicht noch mehr Verwirrung durch einen Ortswechsel innerhalb der Klinik hervorzurufen, finden Untersuchungen und Behandlungen möglichst im Zimmer der Patienten auf der Station statt, z. B. mit einem fahrbaren Ultraschallgerät. Chefarzt Dr. Georg Poppele:

> Dadurch muss er den Raum nicht verlassen, er wird nicht durch andere Geräusche, durch andere Räume verunsichert, muss dort nicht warten, sondern er ist in seinem Bereich, entweder in seinem Zimmer oder in seinem Bett.

---

67 http://www.evangelisches-krankenhaus-alsterdorf.de/fileadmin/site_content/Unser_Haus/ allgemein/2016_04_06_EKA_Demenzleitfaden.pdf – abgerufen am 08.06.2018.

Das ist ein Unterschied zu Kinderkliniken, in denen Untersuchungen ausdrücklich nicht in den Patientenzimmern der Kinder vorgenommen werden, damit die ihr Bett und die Umgebung als sicheren Ort wahrnehmen können, an dem ihnen niemand weh tut.

Wird ein Patient in einer anderen Abteilung vorgestellt – etwa Röntgen –, wird er begleitet. Der Aufenthalt dort soll so arrangiert werden, dass keine langen Wartezeiten entstehen.

Neben dem größeren Aufwand an Zeit ist es eine Herausforderung für das Personal, immer und immer wieder zu erklären, welcher diagnostische Schritt und welche Behandlung anstehen und warum die Patienten überhaupt im Krankenhaus sind. Wenn die mit dem Argument widersprechen, sie seien doch nicht krank und fühlten sich gut, bestärken Pflegekräfte Ärzte und Therapeuten sie in dieser positiven Haltung. Svenja Ostojic:

> Wir steigen sozusagen auf den fahrenden Zug auf, wir validieren mit den Patienten: Also wir sagen nicht ›Ne, ne, ne das stimmt nicht‹, wir spielen die Rolle so'n bisschen mit. Wir belügen die Patienten nicht, aber wir sagen auch nicht, dass sie Unrecht haben, dass sie falsch liegen.

Den eintönigen Klinikalltag unterbricht etwa der Besuch einer Musiktherapeutin auf der Station. Trotz aller Bemühungen bleibt es natürlich ein Aufenthalt in einem Krankenhaus. Den gilt es so kurz wie möglich zu halten, um die Patienten in ihre gewohnte Umgebung zurückkehren zu lassen. Hilfreich ist dabei, dass eine Sozialarbeiterin die häusliche Versorgung klärt und eventuell Hilfen anregt und einleitet.

Eigentlich sollte es nichts Besonderes sein, was in dieser Klinik – wie einigen anderen – für verwirrte alte Patienten angeboten wird. Es ist schon auffällig, dass vor allem kirchliche und frei-gemeinnützige Häuser die Vorreiter sind. In diesen Institutionen scheint man eher geneigt zu sein, die gesellschaftliche Herausforderung anzunehmen, sich auch um diese besonders verletzliche, bedürftige und mit höherem Aufwand zu versorgende Gruppe von Patienten zu kümmern.

Freiwillige – Retter des Sozialstaates?

> Beliebt ist der Ehrenamtliche vor allem, weil er nichts kostet.
> *Gronemeyer/Wißmann 2008, S. 104*

Die *Aktion Demenz* hat nicht die Urheberschaft für diese Ideen und Strategien für sich beansprucht, egal ob die in Deutschland stattgefunden haben, wie das Programm des Bundesministeriums für Familie, Senioren, Frauen und Jugend *Lokale Allianz für Menschen mit Demenz* (https://www.lokale-allianzen.de/programm.html), oder im europäischen Ausland. Allerdings betrachten deren Mitglieder die Entwicklung mit einer gewissen Ernüchterung, wenn auf einmal sogar leitende Mitarbeiter der Ministerialbürokratie auf den Zug aufspringen:

> Im Grunde hat sich damit die Gesundheitsadministration das Thema angeeignet und somit ist fast zwangsläufig aus der bürgerschaftlichen Idee (›Aufbruch‹) eine Variante der Versorgung geworden. (Gronemeyer 2015, S. 30)

Es hat natürlich nie so etwas wie ein Audit stattgefunden, nach dessen Absolvierung ein Dorfbürgermeister stolz eine Plakette *Demenzfreundliche Kommune* an die Rathaustür hätte schrauben können. Es gab und gibt weder eine gültige Definition, wie denn eine solche Kommune auszusehen habe, noch Rezepte, wie man dahin gelangen könnte. Im Vordergrund stand und steht der Diskussionszusammenhang, in dem die Beteiligten sich darüber austauschen, ob die eingeforderten phantasievollen Ideen neue Wege zu einem besseren Umgang mit Menschen mit Demenz und ihren Angehörigen eröffnen oder nur eine Sackgasse sind. Reimer Gronemeyer sieht als Erster Vorsitzender des Vereins die demenzfreundliche Kommune durchaus als ein »zwiespältiges Unternehmen« und fragt:

> Gehört sie auch in die Reihe der munter produzierten Projekte, mit denen das Thema Demenz möglichst unsichtbar gemacht werden kann? Ist es eine bequeme Chiffre, auf der Praktiker und Theoretiker ihr Demenz-Süppchen kochen können? [...] Freude über den Erfolg mischt sich mit Skepsis über erkennbare Tendenzen, aus dem als aufsässig gedachten Vorhaben ein ›smoothes‹ Projekt zu machen, mit dem sich Kommunen schmücken können, ohne Anstrengungen zu machen, wirklich etwas zu verändern. (S. 26)

Gronemeyer argwöhnt angesichts dessen, was kommunale Vertreter plötzlich als demenzfreundlich ansahen, »dass es unter dem Stichwort Demenzfreundliche Kommune im Grunde um eine Optimierung professioneller Praxis ging« (S. 30). Nun ist selbstverständlich nichts dagegen einzuwenden, eine Versorgungsstruktur zu verbessern, erst recht angesichts der Tatsache, dass die in Teilen dem prosperierenden Markt für Gesundheitsdienstleistungen überantwortet wird. Nur ist das nicht die Idee der demenzfreundlichen Kommune, die ein emanzipatorisch bürgerschaftliches, ein zivilgesellschaftliches Unterfangen ist.

Besonders kritisch wird es, wenn Kommunalpolitiker mit dem Engagement der Bürger die Hoffnung verbinden, ihre nicht gerade üppig gefüllten Kassen vor weiteren Sozialausgaben zu bewahren. Damit ist nicht gemeint, dass jemandem etwas vorenthalten wird, auf das er einen rechtlichen Anspruch hat. Allerdings ist es schon ernüchternd, dass die sogenannten *Tafeln* inzwischen fest eingeplant zu sein scheinen, um die Ernährung Armer in dieser reichen Gesellschaft zu gewährleisten. Es geht vielmehr um das, was zum Beispiel die Stadt München »Eine Freiwillige Leistung des Sozialreferats« nennt und ausführt:

> Wenn das Einkommen nicht mehr ausreicht oder die gesetzlichen Leistungen ausgeschöpft sind, sind die Schenkungs-, Spenden- und Stiftungsmittel möglich. Dringend benötigter Bedarf des täglichen Lebens können (sic!) darüber finanziert werden.[68]

In München verweist das Sozialreferat also für den *dringend benötigten Bedarf des täglichen Lebens* auf sogenannte *freiwillige Leistungen*.

Es gehört keine besondere prophetische Gabe dazu, sich vorzustellen, wie es weitergehen könnte mit dem Um-, Rück- oder Abbau des Sozialstaates. Die Mitglieder der *Aktion Demenz* haben deshalb von Anfang an den Erfolg ihrer Aktionen selbstkritisch eingeschätzt. So haben Reimer Gronemeyer und Peter Wißmann im Jahre 2008 gefragt: »Noch mehr Aufgaben für die überlasteten Bürger?« und auch gleich die Antwort geliefert:

> Der Sozialstaat schrumpft und die ratlosen Funktionäre des Sozialstaates rufen eilig die Zivilgesellschaft aus, die klaffende Löcher im sozialen Netz flicken sollen. Beliebt ist der Ehrenamtliche vor allem, weil er nichts kostet. Die Versorgung von Menschen mit Demenz ist teuer – herbei also die Freiwilligen, die – Kosten minimierend – die Versorgung der Kranken übernehmen. (Gronemeyer/Wißmann 2008, S. 104)

---

68 https://www.muenchen.de/rathaus/Stadtverwaltung/Sozialreferat/Themen/Freiwillige-Leistungen/Schenkungs--Spenden--Stiftungsmittel.html – abgerufen am 18.04.2018.

Es ist die Diskussion, die landauf, landab über Sinn und Gefahren ehrenamtlichen Engagements geführt wird. Natürlich besteht das Risiko, dass sinnvollerweise von Profis übernommene Aufgaben aus Kostengründen auf Ehrenamtliche verlagert werden. Es ist Aufgabe von Gewerkschaften und Berufsverbänden, darauf zu achten, dass dies nicht geschieht. Werden ehrenamtlich engagierte Bürger nicht als Lohndrücker oder billige Alternative zu den Profis missbraucht, lassen sich mit ihrer Tätigkeit keineswegs Kosten einsparen. Der Arnsberger Bürgermeister hatte trotz knapper Mittel eine Stelle zur Koordinierung des Engagements im Bereich der Alten eingerichtet.

Als *Freiwillige Leistungen* bezeichnet man in der Münchener Stadtverwaltung das, was die mangelnde Existenzsicherung für Arme abmildern soll. Sogenannte Freiwillige Leistungen, auf die kein einklagbarer Rechtsanspruch besteht, sind in den Kommunen aber vor allem erforderlich für das, was eine Stadt erst lebenswert macht – und das gefährdet ist: »Freiwillige Leistungen – Stadt baut auf ihre Bürger« berichtet zum Beispiel Franz Neugebauer am 20.12.2017 in den Westfälischen Nachrichten über eine Kleinstadt mit knapp siebentausend Einwohnern. Die liegt im Umfeld von Münster und ist – wie viele andere Kommunen auch – in finanziellen Schwierigkeiten.

> Sie sind nicht zwingend erforderlich, aber bewirken, dass das Gemeinwesen in der Stadt Horstmar funktioniert. Deswegen möchte Bürgermeister Robert Wenking auf die freiwilligen Leistungen trotz Haushaltssicherungskonzeptes nicht verzichten. Ihre Streichung würde Strukturen gefährden, die lange gewachsen sind und für die Stadt und ihre Bürger lebensnotwendig sind, meint der Verwaltungschef.

Aber die Bürger sollen dafür was tun, berichtet der Reporter weiter:

> Auch hinsichtlich der Bewältigung der Flüchtlingsthemen habe sich gezeigt, dass ein gesundes und funktionierendes Netzwerk zwischen Vereinen, Ehrenamtlichen und Gruppen bestehe, das sich in dieser Notsituation mehr als bewährt habe. Durch die Tatkraft und Unterstützung der Helfer und deren ehrenamtliches Engagement habe man den öffentlichen Haushalt deutlich entlasten können.[69]

---

69 http://www.wn.de/Muensterland/Kreis-Steinfurt/Horstmar/3098243-Freiwillige-Leistungen-Stadt-baut-auf-ihre-Buerger – abgerufen am 18.04.2018. Derartige Beispiele finden sich viele im Internet.

Ob das ein Missbrauch des ehrenamtlichen oder freiwilligen Engagements ist oder die tatkräftige Hilfe engagierter Bürger, kommt auf den Standpunkt des Betrachters an. Es ist beides: Auf der einen Seite passt es zu gut in neoliberale Strategien, den Sozialstaat zurückzufahren und die Bürger zu Vorsorge und Selbsthilfe aufzurufen, auf der anderen Seite zeigt sich darin, dass Bürger bereit sind, Verantwortung zu übernehmen – wie Politiker es gern in Sonntagsreden äußern und Wissenschaftler bestätigen:

> Es ist der Zweiten Engagementberichtskommission ein Anliegen, zu betonen, dass es zu den erfreulichen gesellschaftlichen Entwicklungen des vergangenen Jahrzehnts gehört, dass sich freiwilliges Engagement immer mehr zu einer selbstverständlichen Komponente der Lebensführung eines großen Teils der Bevölkerung in Deutschland entwickelt hat. (Zweiter Engagementbericht, S. 9)

Das ist, stellt Claudia Pinl nüchtern fest, in der deutschen Gesellschaft willkommen,

> … weil dort das Zwischenreich zwischen Staat, Familie und Erwerbssphäre – ›Zivilgesellschaft‹ genannt – in seiner Funktion für den Zusammenhalt der Gesellschaft als Ganzes wertgeschätzt wird. (Pinl 2015, S. 1)

Sie zitiert Zahlen aus einer Berechnung der Prognos AG für das Jahr 2009. In der

> … kommt eine eindrucksvolle Zahl von 4,6 Milliarden Jahresarbeitsstunden zusammen, das entspricht der Arbeitsleistung von 3,4 Millionen Vollzeitbeschäftigten. Aber anscheinend reicht das nicht, denn es vergeht kaum ein Tag, an dem nicht durch Politik, Medien oder Prominenz weiteres freiwilliges Engagement eingefordert wird.[70]

An dieser beeindruckenden Zahl zeigt sich aber auch ein Problem: In unseren gesellschaftlichen Diskursen sind wir geneigt, Arbeit dann ernst zu nehmen, wenn sie *Erwerbs*arbeit ist. Die notwendige gesellschaftliche Arbeit, die darüber hinausgeht, wird dabei eher vernachlässigt. Deshalb rufen die von Pinl genannten Zahlen Erstaunen hervor. Die Autorin kritisiert vehement den vor allem von Tony Blair in Großbritannien und Gerhard Schröder in Deutschland

---

70 Pinls Quelle: Prognos AG/AMB Generali Holding AG, Engagementatlas 09. Daten. Hintergründe. Volkswirtschaftlicher Nutzen, Aachen 2009, S. 13.

vorangetriebenen Politikwechsel: vom klassischen Sozialstaat zur individuellen Eigenverantwortung und Leistungsbereitschaft. Dazu gehöre auch, dass der Staat auf Einnahmen verzichte und infolgedessen »Leistungen der öffentlichen Daseinsvorsorge zurückgefahren« werden (S. 2).

Dazu passt, die geforderte Leistungsbereitschaft der Bürger als ein Gemeinschaft und Sinn stiftendes Element zu betrachten. Die Chance, daran teilzuhaben, haben aber nicht alle, bemängeln die Autoren des Zweiten Engagementberichts:

> Die Kommission ist der Auffassung, dass sich in der Gesellschaft in Deutschland eine zunehmende soziale Ungleichheit zeigt, die zu einer ungleichen Beteiligung der sozialen Schichten an Freiwilligenaufgaben führt, indem vor allem besser gestellte Gruppen am Engagement teilhaben. Wo Ausgrenzungstendenzen wirken, kann – nach Ansicht der Sachverständigen – auch das freiwillige Engagement, das der gesamten Gesellschaft dienen soll, zur Vergrößerung und Verfestigung sozialer Ungleichheit beitragen. (Zentrale Ergebnisse, S. 9)

Die Autoren sehen also vor allem die unterschiedlich verteilten Chancen, sich am gesellschaftlichen Engagement zu beteiligen und fordern, die soziale Spaltung auch in diesem Bereich zu bekämpfen, besser noch, zu verhindern.

Es gibt viele Möglichkeiten sich zu engagieren, ablesbar im alle fünf Jahre für das Bundesministerium für Familie, Senioren, Frauen und Jugend herausgegebenen Freiwilligensurvey. Die aktuelle Untersuchung von 2014 weist aus, dass immer mehr Menschen sich freiwillig engagieren – 43,6 Prozent der Wohnbevölkerung ab 14 Jahren (Simonson et al. 2016, S. 3). Die Autoren liefern Auswertungen zu diversen Merkmalen der Engagierten, zeigen, dass etwas mehr Männer als Frauen dabei aktiv sind, der Anteil mit höherem Bildungsabschluss steigt und mit 16,3 Prozent der größte Anteil im Bereich des Sports unterwegs ist. »Als ›freiwillig engagiert‹ wird gezählt, wer in der Befragung angibt, freiwillige oder ehrenamtliche Arbeiten oder Aufgaben außerhalb von Beruf und Familie auszuüben« (S. 4, Fußnote 1).

Von Interesse für die demenzfreundlichen Kommunen ist eine Gruppe, die »informelle Unterstützung im außerfamilialen sozialen Nahraum« leistet – nicht in der Öffentlichkeit, sondern im privaten Bereich:

> Zwei Fünftel der Wohnbevölkerung im Alter ab 14 Jahren leisten informelle Unterstützung für Nachbarinnen und Nachbarn, Freundinnen und Freunde, Bekannte und andere. Die informelle Unterstützung umfasst instrumentelle Hilfeleistungen, die Betreuung und Pflege nicht-verwandter gesundheit-

lich eingeschränkter Personen außerhalb des eigenen Haushaltes sowie die Betreuung nicht-verwandter Kinder. Bei den letzteren beiden leisten Frauen einen wesentlich höheren Beitrag als Männer, während Frauen anteilig seltener instrumentelle Hilfen leisten. (S. 7)

Es dürften also auch in diesem Bereich die alten Rollenbilder weiterhin bedient werden: Die Männer nehmen den Hammer in die Hand, und die Frauen wechseln die Windeln.

19 Prozent der Befragten hatten die Aufgabe übernommen »Kinder betreuen für Nachbarinnen und Nachbarn, Freundinnen und Freunde und Bekannte«, während »nicht-verwandte gesundheitlich eingeschränkte Personen pflegen außerhalb des Haushaltes« der Arbeitsbereich von 3,4 Prozent der so Engagierten ist. Es wundert nicht, dass sich der Anteil von Männern und Frauen gerade dabei erheblich unterscheidet: Diese sind mit 4,2 Prozent dabei, jene mit 2,6. Die Übernahme derartiger Aufgaben nimmt mit steigendem Alter zu – bis auf 6,1 Prozent bei denen, die 65 Jahre und älter sind (S. 8).

Es stellt sich die Frage, warum sich Menschen überhaupt engagieren, unabhängig davon, ob sich darin ein Trend zeigt oder nicht. Es geht um individuelle Beweggründe. Herausgefunden haben die Forscher:

Die Motive der Engagierten sind vielfältig. Am häufigsten geben Engagierte an, ihre Tätigkeit mache ihnen Spaß. Es engagieren sich aber ebenfalls viele, um mit anderen Menschen zusammenzukommen oder um die Gesellschaft mitzugestalten. (S. 12)

So haben 80 Prozent der Aussage »Spaß haben« »voll und ganz« und weiter 13,9 Prozent »eher« zugestimmt. 80 Prozent wollten mit ihrem Engagement »mit anderen Generationen zusammenkommen«. Über die Hälfte (51,5 Prozent) hatte die Hoffnung, auf diesem Weg Qualifikationen zu erwerben, knapp ein Viertel (24,9 Prozent), beruflich voranzukommen, und 7,2 Prozent, etwas dazu zu verdienen (S. 12).

Vor allem die letztgenannten Punkte der Motivation sind interessant. Wer es nötig hat, sich auf diesem Wege zu qualifizieren, beruflich voranzukommen oder etwas dazu zu verdienen, sollte doch nicht repräsentativ für die Freiwilligen sein. Denn an anderer Stelle des Forschungsberichts

… zeigt sich zudem ein deutlicher Zusammenhang zwischen selbst eingeschätzter finanzieller Situation und freiwilligem Engagement: Personen, die ihre finanzielle Lage als sehr gut einschätzen, engagieren sich zu einem fast doppelt so hohen Anteil wie Personen, die ihre finanzielle Lage als sehr schlecht bezeichnen. (S. 13)

Auf diesen Umstand haben ja auch die Autoren des Zweiten Engagementberichts hingewiesen. Darin sehe ich ein Spannungsverhältnis: Auf der einen Seite gehört es wohl zum guten Ton in gutsituierten Kreisen, für andere Gutes zu tun. Da mitzuhalten hat offensichtlich Schwierigkeiten, wer nicht dazugehört. Auf der anderen Seite ist dieses Engagement attraktiv, den eigenen Status nicht nur im Ansehen zu verbessern, sondern auch zum Erwerb von Qualifikationen und zur Aufbesserung der finanziellen Lage zu nutzen.

An dieser Stelle sei noch ein kritischer Blick auf die harmonisch anmutende »sorgende Gesellschaft«, wie Thomas Klie sie nennt, geworfen, auf den »dritten Sozialraum« von Klaus Dörner und – noch einmal – auf die »demenzfreundliche Kommune« der *Aktion Demenz*. (Klie 2014, Dörner 2007, Dörner 2012) Die Soziologin Tine Haubner aus Jena kritisiert *Die Ausbeutung der sorgenden Gemeinschaft* (Haubner 2016). Sie untersucht den Bereich der Pflege und angrenzender Tätigkeiten, also auch die Alltagsbegleitung für Menschen mit Demenz. Dabei identifiziert sie einen »schleichenden Gestaltwandel« des – wie sie es nennt – *neuen Ehrenamts:* Das habe sich von

… christlich motivierter Opferbereitschaft im Geiste des Diakonissenwesens [zu einer] semi-professionalisierten Sozialdienstleistung gemausert, die sich mitunter als kleiner Player auf dem Quasi-Markt Pflege zu platzieren anschickt. (S. 426)

Dadurch habe sich das Ehrenamt

… in eine nebenberufliche, informelle Beschäftigung verwandelt, die mit ambulanten Diensten konkurriert, gesetzliche Pflegelohn- und Professionalitätsstandards unterminiert, die Differenz zum Niedriglohnsektor nivelliert und zum Teil gerade auf jene Akteure Attraktivität ausübt, die von geringen Rentenleistungen betroffen sind. (S. 426)

Auch wenn in der repräsentativen Umfrage zur Freiwilligenarbeit nur wenige Personen die Hoffnung ausgedrückt haben, mit ihrem Engagement etwas zu verdienen, ist das eine bedeutsame Aussage, die näher untersucht werden sollte: Geht es ihnen um eine monetäre Form der Anerkennung? Oder haben sie auf dem Arbeitsmarkt keine Chance, ihr – vielleicht karges – Einkommen aufzubessern? Die Untersuchung zeigt mit zunehmendem Alter einen steigenden

Anteil Engagierter – Haubner nennt ausdrücklich diejenigen, »die von geringen Rentenleistungen betroffen sind«. Ich fürchte, dass sich in diesem Engagement Alter weniger deren Gemeinschaftssinn zeigt, nach dem Motto, »der Gesellschaft etwas zurückgeben«, als vielmehr die bittere Notwendigkeit, die nicht ausreichende Rente aufzubessern – in einem Bereich, in dem es überhaupt Chancen gibt, noch gebraucht zu werden.

Es ist in den Kommunen bei dem Bestreben, demenzfreundlich zu werden, darauf zu achten, dass die ehrenamtlich Engagierten nicht mit professionellen Helfern konkurrieren und dabei professionelle Standards unterminieren. In der hessischen Nachbarschaftshilfe *So wie daheim* ist klar geregelt, dass eben keine Pflegeleistung ist, was die Gastgeberinnen für Menschen mit Demenz anbieten. Aber natürlich übernehmen diejenigen, die sich als Vorbereitung auf eine solche Tätigkeit Kenntnisse aneignen und deren Anwendbarkeit in einem Praktikum überprüfen, eine *semi-professionalisierte Sozialdienstleistung*. Erkennbar ist das auch in anderen Bereichen: Was aus einer zivilgesellschaftlichen Idee werden kann, untersucht Michaela Fink am Beispiel der Hospizbewegung und fragt: *Die Hospizidee: Haltung oder Dienstleistungskonzept?* (Fink 2012, S. 246)

Es ist wohl nichts dagegen einzuwenden, dass sich jemand für sein freiwilliges Engagement die erforderlichen Kenntnisse und Fertigkeiten aneignet. Problematisch ist, wenn das die einzige Chance ist, in den Bereich einer Erwerbstätigkeit zu gelangen, um so den Lebensunterhalt zu bestreiten oder über das unterste Existenzminimum hinauszukommen. Da treffen unterschiedliche Interessen aufeinander: Die Hoffnung der eigentlich ehrenamtlichen Helfer auf eine Verbesserung ihrer Situation und die Hoffnung derer, die ohne große Kosten eine Hilfe erhalten, für sich oder ihre Angehörigen. Die Profis sind da zwiegespalten: Einerseits müssen sie die Billigkonkurrenz der semi-professionellen informellen Helfer fürchten, andererseits nehmen die ihnen die Tätigkeiten ab, die keinen finanziellen Ertrag bringen. Haubner drückt es so aus:

> Zu einer vergleichsweise kostengünstigen Nutzung von Arbeitskraft kommt es indes, wenn die Freiwilligen in den Pflegehaushalten den Einsatz ambulanter Anbieter mindestens ergänzen, wenn nicht gar deren Verrichtungen übernehmen. Aus Sicht der ambulanten Dienste stellen die Engagierten dabei entweder Konkurrenten oder durchaus hilfreiche bis notwendige Kooperationspartner dar. (Haubner 2016, S. 428)

Deren Arbeitsgebiete – denn, auch wenn es nicht entlohnt wird, ist es Arbeit, wenn auch nicht Erwerbsarbeit – sind eigentlich sauber voneinander getrennt – eigentlich. Denn …

Freiwillige verabreichen selbst Medikamente und Injektionen für eine minimale Aufwandsentschädigung. Betreuungskräfte übernehmen an der Schwelle zum Niedriglohn die Arbeit des examinierten Fachpersonals; und migrantische Laienpflegerinnen werden als »Haushaltshilfen« beschäftigt und entlohnt, obwohl sie faktisch verantwortungsvolle Rundum-Pflegearbeit für mitunter mehr als eine Person verrichten. (S. 433 f.)

So identifiziert die Autorin vier Gruppen als Opfer dieser Ausbeutung: neben den *Angehörigen,* die als der oft genannte größte Pflegedienst der Nation tag-ein tagaus die Betreuung und Pflege sicherstellen, die *Migranten:* »Die 24-Stunden-Polin als Sklavin des 21. Jahrhunderts« (S. 431) überschreibt sie drastisch einen Abschnitt ihrer Abhandlung. Die *Freiwilligen* hat sie sowieso im Blick und »neben den ›neuen Freiwilligen‹ sind auch Arbeitslose verstärkt ins Visier der Arbeitskraftmobilisierung geraten« (S. 428). Sie sieht im Bemühen politischer Instanzen um das zivilgesellschaftliche Engagement durchaus die Mobilisierung von Arbeitskräften, um Lücken zu schließen – sei es angesichts der als zu hoch bewerteten Kosten oder angesichts des Mangels an interessierten Arbeitskräften.

Von der Drogeriemarktkette ins Pflegeheim – so stellt sich Bundesarbeitsministerin Ursula von der Leyen die Zukunft für einige der früheren Schlecker-Frauen vor. Doch die Wirklichkeit sieht ganz anders aus.[71]

Es ging um 23 300 ehemals Beschäftigte der Drogeriemarktkette Schlecker, über die das Hamburger Abendblatt am 02.10.2012 berichtete. Die ganz anders aussehende Wirklichkeit bestand in der ernüchterten Feststellung, dass sich kaum eine Verkäuferin nach der Insolvenz ihres Arbeitgebers um eine Tätigkeit in der Pflege beworben hat. Dazu kam der heftige Gegenwind, der der damaligen Arbeitsministerin aus den Berufsverbänden der Pflegekräfte entgegenschlug:

Die Idee, die Schlecker-Mitarbeiter durch eine Umschulung in die Altenpflege zu stecken, suggeriere doch sehr stark, dass Altenpflege jeder kann. Neben Lebenserfahrung ist eine Vielzahl weiterer Qualifikationen nötig, um den Beruf professionell auszuführen.[72]

---

71 https://www.abendblatt.de/wirtschaft/article109588342/Schlecker-Frauen-Die-Illusion-der-Pflege-Ausbildung.html – abgerufen am 21.04.2018.
72 PPM PRO PflegeManagement Verlag & Akademie: »Von der Leyen: Schlecker-Frauen sollen in die Pflege« http://www.ppmverlag.org/verlag/artikel-lesen/artikel/schlecker-umschulung/ abgerufen am 21.04.2018.

Haubner fürchtet, dass die mitunter enthusiastische Betrachtung einer neuen Gestaltung des Zusammenlebens doch nur die schnöde Instrumentalisierung dieses hoffnungsvollen Engagements für die Zwecke des Systems sein könnte. Als Beispiel nennt sie § 64 SGB XII:

> Soweit häusliche Pflege ausreicht, soll der Träger der Sozialhilfe darauf hinwirken, dass die häusliche Pflege durch Personen, die dem Pflegebedürftigen nahestehen, oder als Nachbarschaftshilfe übernommen wird. (https://dejure. org/gesetze/SGB_XII/64.html – abgerufen am 22.04.2018)

Es gehört sicherlich eine gute Portion guten Willens dazu, in dieser Vorschrift, zunächst die informellen Netze in Anspruch zu nehmen, eine Stärkung des zivilgesellschaftlichen Engagements zu sehen. So demaskiert Haubner die unter diesen gesellschaftlichen Bedingungen als naiv und illusorisch einzuschätzenden Zukunftsvisionen als eine »auf Kosteneinsparung abzielende(n) Hybridisierung sozialer Daseinsfürsorge« – egal, ob die als *Kommunitarismus* oder *Konvivialität* oder was auch immer bezeichnet werden (S. 453).

Claudia Pinl hält das bürgerschaftliche Engagement, »die tätige Anteilnahme an dem, was um uns herum geschieht,« für unverzichtbar in der Demokratie, warnt aber:

> Die wichtige Ressource Engagement wird jedoch missbraucht, wenn sie – institutionalisiert und auf Dauer berechnet – dazu dient, die Löcher in den Etats der öffentlichen Daseinsvorsorge zu stopfen und Mängel lediglich zu verwalten, statt sie zu beheben. (Pinl 2015, S. 6)

Bedeutet das nun, es lieber nicht mit der demenzfreundlichen Kommune zu versuchen und stattdessen die staatliche Fürsorge einzufordern? Keineswegs. Der Fehler liegt schon in der Konstruktion dieses Gegensatzes. Wir sollten nicht *den Staat* oder *die Gesellschaft* aus ihrer Verantwortung für Menschen in Krisensituationen entlassen. Wir sollten auch nicht hilfreich einspringen, wo gesellschaftliche Institutionen dieser Verantwortung nicht nachkommen – zumindest nicht, ohne diese einzufordern. Wir sollten aber bereit sein, über die bestehenden institutionellen Grenzen hinaus zu denken, Neues zu versuchen mit dem Ziel, das erprobte und für gut befundene Neue in institutionellen Settings wirksam werden zu lassen.

Der alte Tischler

Wir haben gelernt, mit der Krankheit umzugehen
und dadurch – denk ich – geht's uns heute auch gut.
Ilse, fast 80, Ehefrau

Eine einsame Landstraße. Dörte, 42, fährt vor der Arbeit noch mal schnell im Nachbardorf bei ihren Eltern vorbei.

Das mach' ich jeden Tag, wir telefonieren und ich schau immer einmal nach dem Rechten, ob alles in Ordnung ist, ob meine Mutter Hilfe braucht. Ja, das mach ich jeden Tag.[73]

Und wie jeden Morgen schließt Dörte die Haustür auf, eilt die schmale Treppe hinauf in den ersten Stock des großen alten Hauses, dann noch drei Stufen – barrierefrei ist das wirklich nicht – öffnet die Glastür und steht im Wohnzimmer. »Guten Morgen!«, begrüßt sie ihre Mutter und durchquert das große Zimmer,

Hallo Papa, guten Morgen, Papa! Guten Morgen …

Reinhard, der alte Tischler, sitzt in seinem Sessel, etwas zur Seite gekippt, Ilse, seine Frau, Dörtes Mutter, auf dem Sofa daneben. Mit einem Lächeln im Gesicht ergreift er Dörtes Hand und hält sie fest.

Ja, Ich geh mal kurz in die Küche, gucken, ne. Lässt du mich einmal los?!

versucht Dörte, sanft aber bestimmt ihre Hand zurückzuziehen.

Ja, machst du das mal? Lässt du mich einmal los, bitte! … du, ich muss mal einmal in die Küche, darf ich mal meine Hand haben?

Mit eisernem Griff hält der kräftige Mann die Hand der Tochter.

Darf ich meine Hand haben, bitte!

---

73 Ich habe Dörte und ihre Eltern 2015 für eine Dokumentation begleitet.

Mit einiger Mühe windet Dörte ihre Finger aus der Umklammerung des alten Handwerkers.

Dankeschön! Ich komm sofort wieder, ne. Du, ich komm sofort wieder!

… und ist im nächsten Augenblick auch schon wieder zurück.

Zwei Stunden zuvor war der Pflegedienst da gewesen, wie jeden Morgen und jeden Abend, hat den Achtzigjährigen aus dem Bett geholt und angezogen. Das wäre wirklich zu viel für die fast gleichaltrige Ilse. Gemeinsam mit Dörte richtet sie Reinhard im Sessel auf.

Wollen wir uns jetzt hier wieder festhalten?

Damit legt sie Reinhards Hand auf die Lehne.

Sehr schön, gucke mal, Papa. Und jetzt einmal wieder zum Aufstehen kommen?

Verständnislos sieht der alte Mann seine Tochter an.

Ja, ein bisschen sortier'n. … Einmal hoch … einmal mitkommen …

Die eine links, die andere rechts, ziehen die beiden Frauen ihn langsam hoch in den Stand und halten ihn fest. Dörte schiebt mit einer Hand den Rollator heran, legt die Hände des Vaters auf die Griffe und löst die Bremse.

Alles los? Jetzt wollen wir mal mit dir laufen, ne.

Schritt für Schritt geht die Tochter mit ihm durchs Wohnzimmer, dann fünf, sechs Meter den Flur entlang. Reinhard stützt sich auf seinen Rollator und setzt mechanisch einen Fuß vor den anderen. Dass er früher Tischler war, sieht man: getäfelte Wände, einige Decken sind auch holzverkleidet und an der einen Hand fehlen zwei Finger. Am Ende des Flures drehen die beiden vorsichtig um und kehren zurück.

Sieben Jahre vorher hatte Reinhard die ersten Symptome gezeigt, verwechselte Tageszeiten und Wochentage, kam nicht mehr klar, als er für kurze Zeit auf sich allein gestellt war, erinnert sich seine Frau:

Gemerkt haben wir das, denk ich, alle. 2008 hab ich ein neues Knie bekommen und während des Krankenhausaufenthaltes ist uns aufgefallen, dass er mit der Zeit nicht zurecht kam. Und dann haben die Kinder zu mir gesagt, ich müsste mit ihm zum Arzt, das hab ich dann auch gemacht. Erst zum Hausarzt, der dann festgestellt hat, dass einiges auch nicht stimmte: Er sollte eine Uhr malen. Eine Uhr wurde gezeichnet, da sollte er zehn Minuten nach elf reinzeichnen und das hat nicht geklappt; es war absolut nicht möglich. Und dann hat der Hausarzt uns weiterempfohlen in die Psychiatrie. Da haben wir einen Termin bekommen, es hat sehr lange gedauert. Dann haben wir einen Test machen müssen und dieser Test ist schlecht ausgefallen. Und dann hat man uns das eben prophezeit, dass es Demenz – in Richtung Alzheimer geht. Und war dann auch schon ziemlich weit fortgeschritten.

Wir haben einen Test machen müssen, erklärt seine Frau, die sich und ihren Mann nach gemeinsamen Jahrzehnten eher als Paar wahrnimmt und weniger als einzelne Personen. Die Familie machte durch, was viele Familien in einer solchen Situation durchmachen. Sie waren geschockt. Ihr Vater auch, ergänzt Dörte.

Er selbst konnte das auch nicht glauben, dass er krank ist. Hat er oft gesagt ›Ich bin doch nicht krank!‹, wenn er Tabletten einnehmen musste … auch wegen der Vergesslichkeit, da ist man ja nicht krank, man darf ja auch im Alter mal was vergessen … Und das war ja nun bei uns ein bisschen anders gelagert.

Nachts geisterte der alte Mann durchs Haus und tagsüber durchs Dorf. Er wollte weiter Auto fahren. Seine Frau nahm ihm die Schlüssel weg. Ständig gab es Streit. Sie ließ eine gesetzliche Betreuung einrichten.

Da fing das an, dass er abgebaut hat. Dann ging das ziemlich rapide abwärts. Dann kamen die Schwierigkeiten, da wurde er etwas aggressiv – manchmal – dann stand er auch nachts manchmal auf, war unruhig – bis 2012, da sind *wir* (!) einmal heftig gefallen, mussten ins Krankenhaus. Das hat so vier Monate gedauert, dann haben wir ihn wieder auf den Beinen gehabt, und dann fing das an, ruhig zu werden. Also, seitdem ist er eigentlich auch ruhig, umgänglich, ja. Es ist besser geworden, ja, für uns besser geworden. Die Zeit vorher war sehr anstrengend, manchmal recht aasig …

Die Erinnerung an diese Zeit ist gleich bei den beiden Frauen. Die Interpretation, die Erklärung für Reinhards Verhalten aber ist unterschiedlich, wenn Dörte ihrer Mutter geradezu ins Wort fällt:

Ja, das war aber auch, lag aber auch ein bisschen da mit dran, dass wir ihn auch nicht wirklich verstanden haben und sicherlich auch falsche Dinge von ihm abverlangt haben, weil wir einfach auch noch nicht mit der Krankheit so gut umgehen konnten. Und dann kommt das manchmal schon zu so Situationen, wo er, weil er auch einfach gar nicht mitkommen konnte vom Kopf her, dass er dann ärgerlich wurde.

Und dabei hält sie seine Hand. Es wirkt harmonisch, wie der alte Tischler im Sessel sitzt, umrahmt von seiner Tochter auf der einen, von seiner Frau auf der anderen Seite. Es ist nicht erkennbar, ob er realisiert, dass sie über ihn berichten, aber er nimmt irgendwie Anteil an dem Gespräch, wirft ab und zu ein »Ja …« ein.

Und das haben wir dann doch gut gelernt, ihn immer da abzuholen, wo er steht und auf ihn einzugehen, ja, seitdem läuft das einfach auch viel besser, seitdem wir die Krankheit auch besser verstanden haben.

Da sind sich die beiden einig. Ilse:

Ja, wir haben ganz einfach gelernt, mit der Krankheit umzugehen und dadurch – denk ich – geht's uns heute auch gut. Und haben das alles so weit im Griff …

Und wenn die alte Dame *wir* sagt, dann meint sie auch die ganze Familie, allein wäre sie mit der Situation überfordert. Aber da ist ja vor allem Dörte, ihre Tochter, berufstätig und mit eigener Familie, die täglich aus dem Nachbardorf kommt.

Also grundsätzlich ist es für mich so, dass ich meine Mutter unterstütze und versuche zu entlasten. Dass ich da allzeit parat stehe sozusagen und immer, wenn's irgendwelche Probleme gibt, bin ich halt da. Ja, und ich denke, irgendwie auch jetzt für Papa, gerade über die Zuneigung eben dementsprechend auch die Sicherheit zu geben und die Zuwendung zu geben, dass er sich wohlfühlt.

Dann sind da noch die Freunde, von früher, die aus dem Dorf und aus der Umgebung. Sie sind zwar nicht in die Sorge um den verwirrten alten Mann eingebunden, haben sich aber auch nicht zurückgezogen, wie es manche alten Paare erleben, wenn eine oder einer von ihnen eine Demenz entwickelt.

Sie waren immer bei uns, auch heute noch. Nein, zurückgezogen überhaupt nicht. Sicher war es für sie auch ungewohnt, die haben sich sicherlich auch damit auseinandergesetzt, bisschen auseinandersetzen müssen, aber sie sind auch heute noch für uns da. Wenn ich um Hilfe gebeten habe und mal in Not geraten bin, hab ich immer Hilfe erfahren – von allen Seiten, das kann ich nicht anders sagen, es ist auch heute noch so, es ist auch heute noch so.

Es klingt perfekt und das könnte Zweifel wecken. Allerdings haben Ehefrau und Tochter nicht verschwiegen, dass sie harte Zeiten hinter sich haben, wenn sie einigermaßen entspannt auf diese Zeit zurückblicken.

Das kommt daher, dass wir uns rechtzeitig Hilfe geholt haben und auch sehr viele Informationen zusammengesammelt haben und dann diese Hilfe auch angenommen haben. Wir sind alle Sachen abgelaufen, sprich: den Pflegedienst, auch die Tagespflege, die für uns ja ganz wichtig ist, weil die sehr viel Entlastung bringt. Daher können wir und dürfen wir auch mal entspannt sein, dass meine Mama freie Zeit hat, die Dinge zu tun, die sie auch gerne mal möchte. Ja, und alles andere drum und dran haben wir halt gut gelernt und angenommen, ja. Was für uns immer so wichtig ist und was wir inzwischen, ja, gut gelernt haben, meinen Papa da abzuholen, wo er gerade steht. Und dadurch läuft es halt einfach wunderbar.

Es ist ein Lernprozess, den die Familie durchlaufen hat: zu erkennen, was eine Demenz ist, wie sie sich auf die direkt und die mittelbar Betroffenen auswirkt. Es gehört dazu, dass sie sich eingestanden haben, Hilfe zu benötigen, die gesucht und auch angenommen haben. Wobei es für die Profis sicherlich nicht einfach war, Dörtes Ansprüchen zu genügen, die für ihren Vater natürlich immer nur das Beste will:

Wir bekommen Hilfe über den Pflegedienst, den wir morgens und abends haben, wenn's auch mal nötig tut, am Mittag noch dazu – das ist ganz unterschiedlich, aber es reicht in der Regel morgens und abends. Und wir (!) gehen dreimal die Woche in die Tagespflege, da fühlt er sich sehr, sehr wohl – das hatten wir am Anfang auch nicht gedacht: Als wir ihn den ersten Tag hingebracht haben, haben wir noch gedacht ›oh je, was jetzt wohl passiert‹. Und da ist genau das Gegenteil passiert von dem, was wir erwartet haben. Das war also sehr, sehr erfreulich, und er geht nach wie vor sehr, sehr gern in die Tagespflege.

Die gibt es nicht in ihrem Dorf, sondern in der Kleinstadt, ein paar Kilometer entfernt. Dreimal in der Woche fährt seine Frau ihn mit dem Auto hin; die Tochter holt ihn – wenn sie zu der Zeit nicht arbeiten muss, ab. Allein der Aufwand für diese Fahrten nötigt Respekt ab – manch einer würde wahrscheinlich verzweifeln und voller Wut reagieren. Denn es hört sich einfach an, ist es aber nicht.

Natürlich ist der alte Mann auf dem Beifahrersitz eingeschlafen, während Dörte ihn über die Landstraßen kutschiert, und wacht erst wieder auf, als die in der heimischen Garage den Motor abstellt.

Wollen wir aussteigen, Papa? Jetzt müssen wir gucken, dass wir schön mit viel Schwung raussteigen. Hilfst du mir dabei?

Reinhard sieht sie an – möchte seiner Tochter wohl den Gefallen tun, weiß aber offensichtlich nicht, wie. Die dreht ihren Vater auf dem Beifahrersitz zur Tür – ein spezielles Drehkissen macht das möglich – hebt seine Beine an und setzt seine Füße auf den Garagenboden.

Und jetzt hilfste mit? Ja, guut! Ganz toll … Schön hinstellen! Ja … sehr gut …

Mit einem Schwung hat sie Reinhard aus dem Auto gezogen, hakt ihn unter und bugsiert ihn langsam zur Haustür. Ilse ist dazu gekommen und nimmt auf der anderen Seite seinen Arm.

Nee, die müssen wir anlassen noch, Papa. Ach herrjeh …

Für Reinhard scheint klar zu sein: Er ist zuhause. Er schlüpft einfach aus den Schuhen und steht mit Socken auf dem kalten Betonboden.

Papa, wir müssen doch die Schuhe wieder anziehen!

Die zierliche Ilse hält ihren großen schweren Mann fest und Dörte versucht, ihm die Schuhe wieder anzuziehen.

Da reinsteigen … und jetzt übernehm' ich das wieder. Darf ich deine Hand haben? … Dankeschön.

Langsam führt sie den alten Mann ins Haus. Vor Jahren haben sie einen Treppenlifter installiert, als der Weg in die Wohnung im ersten Stock für Reinhard zu beschwerlich wurde.

Guck, und jetzt wollen wir uns da rauf setzen … Halt dich fest! … sehr gut …

Aber auch im ersten Stock sind es noch mühsame drei Stufen bis zum Wohnzimmer, bis Reinhard erschöpft wieder in seinem Sessel sitzt. Irgendwann wird er diesen Weg nicht mehr schaffen und damit auch die Tagespflege nicht mehr besuchen können. Dann wird Ilse, seine Frau von immerhin auch fast achtzig Jahren, die meiste Zeit allein mit ihm sein. Da drängt sich schon die Frage auf, ob sie nicht mal darüber nachgedacht hat, dass er in einem Heim gut aufgehoben sein könnte.

Nachgedacht schon, aber das hab ich eigentlich von vornherein abgelehnt, muss ich sagen. Also, wenn ich denke, ich sollte da jeden Tag – oder jeden zweiten Tag – hinfahren, das könnte ich nicht. Und ihn dann wieder … da weggehen? Das würde mir sehr schwer fallen… das war eigentlich nicht beabsichtigt. Und nach Möglichkeit auch jetzt nicht. Er soll zuhause bleiben – es sei denn, es kommt 'ne totale Umstellung, oder wie auch immer, dass andere Schwierigkeiten auftreten, dann könnte, dann müsste man vielleicht mal drüber nachdenken, aber so nicht!

Dass die Situation für ihre Mutter noch belastender werden könnte, sieht auch Dörte:

Ich finde ein Heim grundsätzlich nicht negativ, das möchte ich ganz klar sagen, also für meinen Papa finde ich das negativ, ja, weil er sich einfach nicht äußern kann. Irgendwie, denk ich dann immer – da mag ich auch falsch liegen – aber man kann nicht so, vielleicht nicht so individuell auf meinen Papa eingehen, weil ich diese Situation halt nur kenne. Obwohl ich nicht weiß, ob es Abteilungen oder Heime gibt, wo das möglich ist. Also soweit haben wir uns da noch nicht erkundigt. Na, das möchte ich jetzt gar nicht so abstreiten, aber für mich ist es einfach so: Ich weiß, dass wir ganz speziell auf ihn eingehen können und ihn dadurch gut versorgen; er ist dadurch sehr ruhig, sehr ausgeglichen und ich finde, es ist für uns 'n sehr schöner Weg.

Auch der Idee eines sogenannten Demenzdorfes, die so viele fasziniert (und die ich später vorstelle), kann sie nichts abgewinnen. Für andere mag das eine Lösung sein, aber doch nicht für ihren Vater!

Ich habe noch nicht wirklich verstanden, wie das funktionieren soll. Wenn ich so meinen Papa angucke, dass er da alleine sich in so einem Dorf fortbewegen sollte, das wäre gar nicht möglich. Das wäre vorher vielleicht schon möglich gewesen, aber, wenn ich so an die Zeit zurückdenke, kann man sich das nicht vorstellen, wer oder wie man da so die Betreuung aufrechterhalten möchte. Also, aufgrund unseres Verlaufes kann ich mir ein Demenzdorf nicht vorstellen.

Mit ihrer einfachen Frage, wie ihr immobiler Vater, der einige Zeit zuvor seine Sprache verloren hat, sich in einem – wie auch immer gearteten – Dorf allein bewegen oder auch nur seine Wünsche artikulieren soll, entzaubert sie die phantastische Vorstellung, man könne die verwirrten Alten aus dem Weg schaffen und sie gleichzeitig irgendwie so weiter leben lassen wie früher.

Die Vorstellung, ihre Mutter könne – mit verstärkter Hilfe der Familie und eines Pflegedienstes – den alten Tischler auf Dauer gut versorgen, erscheint mir unrealistisch. Die Ehefrau hat einen klaren Blick auf die Situation:

> Im Moment kommt das für mich nicht in Frage, dass ich meinen Mann ins Heim gebe. Man kann aber nicht sagen, dass ich das gar nicht will: Mir kann ja auch etwas zustoßen, dass sich auch, dass wir dann doch gezwungen sind, ihn dann ins Heim zu geben. Das möchte ich eigentlich noch dazu erwähnen.

Dörte macht sich wieder auf den Weg. Für den Rest des Tages kommen Ilse und Reinhard allein klar. Und abends wird ihnen wieder jemand vom Pflegedienst helfen und den alten Herrn ins Bett bringen. Zur Not kommen die Helfer auch zwischendurch vorbei, wenn etwas Unvorhergesehenes passieren sollte. Und Dörte natürlich auch.

Ob es in Familien immer so harmonisch zugeht, in denen eine oder einer eine Demenz entwickelt hat, kann ich nicht beurteilen. Zahlen der Deutschen Alzheimer Gesellschaft legen nahe, dass die Versorgungssituation des alten Tischlers nicht ungewöhnlich ist:

> Rund 80 % aller Demenzkranken werden von ihren Angehörigen versorgt und begleitet – von Ehepartnern, Kindern und Schwiegerkindern, Enkeln oder anderen Familienmitgliedern oder von Freunden. (https://www.deutsche-alzheimer.de/angehoerige.html – abgerufen am 13.04.2018)

Es mutet wie ein wohlfeiler Rat an, was dort präsentiert wird: In den *Informationen für Angehörige von Menschen mit Demenz* betonen die Ratgeber der Alzheimer Gesellschaft, es gebe »viele Möglichkeiten, aus der Zeit mit der Krankheit wertvolle und erfüllte gemeinsame Jahre zu machen«. Das mag schwer vorstellbar sein – angesichts der vielen Horror-Geschichten in unseren Medien – ist aber genau das, was Dörte empfindet, wenn sie sagt »es ist für uns 'n sehr schöner Weg«. Damit steht sie nicht allein: 39 Prozent der Menschen, die sich intensiv um jemanden mit Demenz kümmern, hielten bei einer Umfrage im Jahr 2017 ein gutes Leben mit Demenz für möglich.[74] An dieser Stelle sei nochmal betont, dass das nicht bedeutet, die Schwierigkeiten zu bagatellisieren, gar ein Leben mit Demenz zu romantisieren. Wir müssen aber einfach zur Kenntnis nehmen, dass auch die Bewältigung des gemeinsamen Alltags erfüllende Momente bieten kann. Und anstrengend ist: In derselben Meldung ist zu lesen, dass 59 Prozent der Angehörigen oft am Ende ihrer Kräfte sind. Für sie hat Dörte, die als sorgende Tochter seit Jahren in der Verantwortung steht, einen ganz praktischen Rat:

> Ich würde mich überall, wo ich die Möglichkeit habe, informieren und Rat und Tat holen. Und auch versuchen, das dann mal anzunehmen und auch anzuschauen. Es gibt ja den Pflegestützpunkt zum Beispiel, wo man sich gut informieren kann. Man kann sich auch bei den Pflegediensten informieren. Also ich würde mir überall mal den Rat holen und das dann auch wirklich ausprobieren. Und auch nicht nur kurz, sondern vielleicht auch mit ein bisschen Geduld.

Das bedeutet, das Auftreten einer Demenz in der Familie nicht als individuellen Schicksalsschlag zu sehen, sondern durchaus als eine Herausforderung auch für die Menschen im Umfeld – und für die professionellen Helferinnen und Helfer.

In einer bundesweiten Befragung der Bevölkerung ab 16 Jahren hielten 35 Prozent der Angehörigen von Menschen mit Demenz den *eigenen* Haushalt für den besten Ort für ein Leben mit Demenz; bei Befragten ohne diese Erfahrung betrug der Anteil 28 Prozent.[75] Weitere 15 Prozent – ob mit oder ohne entsprechende Erfahrung – bevorzugten den Haushalt von *Angehörigen*. Allerdings geht aus der Präsentation der Daten nicht hervor, wie diese Antworten begründet sind: Ist es die Vorstellung für das eigene – spätere – Leben? Ist damit die Bereitschaft verbunden, auch selbst einen Angehörigen mit Demenz aufzunehmen? Oder nur der Wunsch, irgendwann einmal von den eigenen Kindern versorgt zu werden? Es bleibt unklar. Fast jeder Dritte – 30 Prozent – konnte keine Präferenz angeben. Und nur 16 Prozent halten »ein gutes Pflegeheim« – was auch immer sie sich darunter vorstellen – für den Ort, an dem Menschen mit einer Demenz gut leben können. Bei Angehörigen von Menschen mit Demenz sind es 17 Prozent.

Klie wirft in seiner Präsentation einen Blick auf die Realität: Danach lebt ein Drittel von ihnen im Heim, zwei Drittel werden von Angehörigen versorgt. Wohngruppen spielen mit 1,8 Prozent so gut wie keine Rolle.

---

74 DAK Gesundheit, Pressemeldung vom 26.10.2017: Demenz – Angehörige am Ende ihrer Kräfte.
75 Quelle: Allensbacher Archiv, IfD-Umfrage, Juli 2017, zitiert bei Klie (2017).

Horror Heim? – Besseres (als) Heim?

Da kann ich mir durchaus vorstellen, dass es der Horror sein kann.
Hilko, Altenpfleger, zur Situation in Heimen

Ein Heim ist nicht grundsätzlich schlecht, findet Dörte, hat aber Zweifel, dass die Pflegekräfte in einer solchen Umgebung auf ihren Vater eingehen könnten, da der doch seine Wünsche nicht mehr äußern kann. Anne kann sich vorstellen, für ihre Mutter einen Heimplatz zu suchen, wenn es gar nicht mehr anders geht. Nur 16 Prozent der für die *DAK Gesundheit* Befragten halten ein – *gutes* – Heim für einen geeigneten Ort für einen Menschen mit Demenz. Was ist das Problem?

Das Elisabeth Altenpflegeheim in Hamburg-Eimsbüttel, zentrale Lage, quirliger Stadtteil, ein Haus mit gutem Ruf. Es ist kurz nach sieben. Ich begleite Pfleger Hilko; er hat Frühdienst auf der Dementenstation, läuft über den langen Flur – das Haus war früher eine Klinik – klopft an die Türen, wartet kurz und lauscht – und geht hinein.

> Bongiorno Ragazzo, Francesco … Guten Morgen! … Du tust wieder so, als wenn du schläfst, oder was? … Bongiorno! …

Sie kennen sich, der Pfleger und der alte Herr, der vor langer Zeit aus Italien zugewandert ist. Wahrscheinlich trifft Pfleger Hilko mit seiner saloppen Art genau den Ton, mit dem Francesco am besten zu erreichen ist. Während der langsam aufsteht, ins Bad schlurft und sich die Zähne putzt, räumt Hilko das Zimmer auf, streift sich die Gummihandschuhe über, zieht Betttuch und Unterlage ab und stopft beides in den Wäschesack auf dem Flur.

> Sagst Bescheid, wenn du Hilfe brauchst, ja!

Francesco kommt mit dem Anziehen hoffentlich alleine klar. Pfleger Hilko muss den Nächsten fürs Frühstück fertigmachen. Von irgendwoher hallt laut dröhnend ein Staubsauger über den langen kahlen Flur. In einem der vielen Zimmer sitzt ein alter Mann auf seinem Bett, fast fertig. Eine Socke hat er schon über den Fuß gezogen, die andere hält er in der Hand. Eigentlich braucht er jetzt nur ein wenig Unterstützung von seinem Pfleger. Doch der nimmt ihm die Socke aus der Hand, streift sie über den Fuß und zieht die andere gerade. Gelernt hat Hilko das anders:

Wünschenswert wäre es natürlich, Bewohner richtig anleiten zu können, eben Hilfe zur Selbsthilfe, dass sie soweit mobil sind und selbstständig noch Sachen machen können, aber dazu haben wir einfach nicht genügend Zeit …

Er und eilt zum nächsten Zimmer, lässt im Bad Wasser in die Waschschüssel laufen, nimmt den Waschlappen und wendet sich der alten Frau im Bett zu. Schließlich leben auf dieser Station dreiunddreißig alte Menschen. Das Ziel ist eigentlich die *aktivierende Pflege*. Die alten Herrschaften sollen unterstützt und angeleitet werden, weiterhin das zu tun, was sie gewohnt sind und mit ein wenig Hilfe auch noch selbst tun können. Aber neben dem Bett zu stehen, geduldig zu erklären, wie der Waschlappen zu handhaben ist, dauert ziemlich lange. Schneller geht es, der alten Dame mit dem Lappen durchs Gesicht zu wischen. Das liegt nahe, wenn man die Pflegekräfte über die Station hetzen sieht.

Die Psychologin Eva-Marie Kessler führt ein derartiges Verhalten von Pflegekräften auf deren Altersbilder zurück, auf sogenannte *dependency support scripts:* Nach diesen *Drehbüchern* helfen sie den Alten auch dann, wenn die eine solche Hilfe gar nicht benötigen:

> Selbstständiges Verhalten wurde vom Pflegepersonal häufig mit Verhalten beantwortet, das abhängiges Verhalten verstärkt. Solche beruflichen Verhaltensmuster, die sowohl als Produkt von Altersbildern wie auch von institutionellen Pflegepraktiken betrachtet werden können, führen zu einem zunehmenden Verlust von Autonomie und einer Zunahme von Hilfsbedürftigkeit. (Kessler 2015, S. 150 f. mit Nachweisen)

Kessler scheint davon auszugehen, dass dies ein Problem von Wissen und Einstellung ist:

> Wenn die Pflegekräfte die Möglichkeit hatten, ihr eigenes pflegerisches Handeln zu reflektieren, dann wurde das hier genannte scriptum (Konzept, BP) mit hoher Wahrscheinlichkeit aufgegeben. (S. 151)

Das ist ein – mit Verlaub – etwas zu banaler Erklärungsversuch. Hat denn dem examinierten Altenpfleger Hilko niemand erklärt, was *aktivierende Pflege* ist: »mit den Händen in den Hosentaschen« den zu Pflegenden zu beaufsichtigen? (http://www.pflegewiki.de/wiki/Aktivierende_Pflege abgerufen am 16.04.2018) Es ist nicht sehr wahrscheinlich, dass seine Art, mit den Alten auf seiner Station umzugehen, auf seine *Altersbilder* zurückzuführen ist. Wenn man es als so etwas wie den *Stil des Hauses* betrachtet – Kessler nennt es *institutionelle Pflege-*

praktiken – muss man fragen, worin eine solche Handlungsstrategie begründet ist. Einen kleinen Hinweis gibt die Autorin, wenn sie Untersuchungen heranzieht, die zeigen,

> … dass eine Stichprobe von Pflegekräften, die in Pflegeheimen arbeiteten, ein höheres Maß vor Angst vor ihrem eigenen Altern hatten als Erzieher/inn/en in Kindertagesstätten. (151, Formulierung und Schreibweise so im Original!)

Diese Angst dürfte weniger auf einer negativen Einstellung gegenüber alten Menschen beruhen als vielmehr auf der Erfahrung, unter welchen Bedingungen die in unseren Heimen versorgt werden – oft in Hektik und mit nicht ausreichendem Personal. Pfleger Hilko hetzt über den Flur, hält kurz inne – und reflektiert:

> Heute ist 'n Luxustag. In der Regel sind wir zu dritt in der Pflege und einer im Service – manchmal haben wir auch das Pech, dass wir zu zweit sind – und das heißt dann, dementsprechend kommen die meisten Bewohner definitiv zu kurz.

Francesco hat sich inzwischen angezogen. Hilko holt ihn ab und bringt ihn zum Frühstück. Es sieht aus, als hätte der Pfleger einen inneren Schalter umgelegt: vom gehetzten schnellen Schritt auf dem Weg ins Zimmer zum langsamen Gang mit dem alten Herrn den langen Flur des ehemaligen Krankenhauses entlang zum Essensraum.

In der kleinen Küche der Dementenstation schmiert inzwischen die Servicekraft die Brötchen – für diejenigen, die das mit Anleitung und Hilfe vielleicht ja auch selbst könnten. Aber das würde zu viel Zeit kosten. So geht es schneller …

Währenddessen ist der Altenpfleger schon bei seinem nächsten Arbeitsschritt, eilt durch den Speiseraum und verteilt Medikamente und Zuwendung – alles genau dosiert. Hier ein schnelles, aber durchaus herzliches Wort, dort ein aufmunterndes Schulterklopfen und eine Ansprache, die wahrscheinlich die Kriterien für eine kultursensible Pflege erfüllen soll: Er hat nicht nur dem italienischstämmigen Francesco mit seinem »Bon giorno, Ragazzo« so etwas wie Heimatgefühl zu vermitteln versucht, sondern auch dem einzigen schwarzen alten Mann im Speiseraum, den er auf Englisch anspricht: »Everything okay?« – was der, wie wahrscheinlich jeden Morgen, brav beantwortet: »Everything okay.« Der Pfleger dürfte es gerade noch gehört haben – bereits auf dem Weg zum nächsten Tisch. Den kleinen Becher mit den Pillen hingestellt, »aber auch viel Wasser trinken«, ermahnt er einen weiteren alten Mann, »kommst zurecht?« – und ist schon bei Anita. Die sitzt da an ihrem Tisch am Fenster, klein, zart, in sich zusammengesunken, eine Brötchenhälfte in der Hand. Der erste Moment des kurzen Innehaltens: Hilko geht vor ihr in die Knie und freut sich,

… dich heute zu sehen!

Die alte Dame lässt er damit geradezu aufblühen:

Wir beide gehören zusammen, nech.
Das sag mal.
Joa. Meine Nase läuft!
Hast 'n Schnupfen gekriegt, Anita, oder was?
Weiß ich nicht. Muss ja einer mitgebracht haben …
Ich war's diesmal nicht!
… geschenkt …
Ich war's aber nicht.

Laut und druckvoll putzt Anita sich die Nase.

Und nochmal!

Und Anita putzt sich nochmal die Nase, laut und vernehmlich. Hilko ist schon wieder unterwegs, erklärt aber noch kurz auf dem Flur, wie er seine Balance findet – zwischen dem Bedürfnis der alten Leute nach persönlicher Ansprache und seiner zeitlichen Belastung:

Ich nehm' mir die Zeit, weil – wenn man einfach nur über die Bewohner hinweggeht, werden sie auch unsicher und das ist irgendwie auch nicht meine Art, für mich ist es durchaus wichtig – die Zeit wird genommen!

Und damit eilt er weiter. Es ist ein Alltag wie in vielen der über dreizehntausend deutschen Pflegeheime. Dabei brauchen gerade Menschen mit Demenz Ruhe und eine entspannte Atmosphäre. Hektik kann ihre Situation verschlimmern. Pfleger Hilko versucht zumindest, den Stress nicht auf die Bewohnerinnen und Bewohner seiner Station zu übertragen, wenn er ruhig mit ihnen spricht, langsam mit ihnen über den Flur geht, immer ein aufmunterndes Wort auf den Lippen. *Eins* – oder vielmehr einen kurzen Satz.

Die angespannte Personalsituation in den Heimen ist bekannt. Das Versprechen der im Frühjahr 2018 zustande gekommenen Großen Koalition im Bund, achttausend neue Stellen in der Altenpflege zu finanzieren, wird – vorsichtig gesagt – mit einer gewissen Verwunderung in den dreizehntausend Heimen zur Kenntnis genommen.

Natürlich ist nicht von einem Heimleiter zu erwarten, dass er die Personalsituation in seiner Einrichtung als ungenügend bezeichnet. So relativiert der Leiter des Elisabeth Alten- und Pflegeheims, der Soziologe Dr. Hans-Jürgen Wilhelm, die in den Institutionen oft gehörte Klage, es gebe zu wenig Personal:

> Da kommt's immer darauf an, welchen Anspruch ich habe: Wenn es darum geht, dass wir ein komplettes soziales Netzwerk ersetzen, das im Leben vorhanden war, dann wird das eine professionelle Einrichtung in dem Sinne nie schaffen; wir werden sicher nicht eine sehr gute Pflege leisten können mit dem Personal, das wir haben […] Wir werden soziale Angebote schaffen können, die dem Bewohner helfen, den Alltag zu meistern, […] aber eine Kompensation des sozialen Umfeldes, der Familie oder des Ehepartners kann auch eine solche Einrichtung nicht bieten.

Ein solches soziales Angebot gibt es auch auf der Dementenstation: Zweimal pro Woche sitzen acht der verwirrten alten Damen und Herren im sogenannten *Plüschzimmer* um den geradezu festlich gedeckten runden Tisch. Es könnte ein Treffen mit der Verwandtschaft oder mit alten Freunden sein, in der *guten Stube,* die viele früher hatten: das besondere Zimmer, das nur zu besonderen Anlässen genutzt wurde. Die etwas altertümliche Einrichtung erinnert daran – oder an das, was Innenarchitekten sich heute unter Gemütlichkeit in früheren Zeiten vorstellen.

»Meine alten Zähne – das schaffen sie noch.« Eine alte Dame nimmt das weiche Rosinenbrötchen aus dem herumgereichten Korb. Sie weiß, was sie kauen kann und entscheidet selbst darüber – statt dass ihr dieses Brötchen geschmiert vorgesetzt wird. Drei junge Frauen – fachkundig, nicht in weißer Dienstkleidung wie die Kolleginnen der Pflege, eingestellt für die Begleitung durch den Alltag – helfen, wo es nötig ist – nicht mehr. Eine von ihnen reicht den Kaffee und die Milch herum, wobei es kein Problem ist, wenn jemand mit zu viel Schwung die Tasse verpasst. Eine der jungen Frauen liest vor:

> Die Geschichte heißt *Frühstück im Café:* Es war an einem schönen Mittwoch Morgen, die Uhr zeigte gerade neun Uhr, also früh genug, um etwas zu unternehmen.

Die alten Damen – zwei Herren sind auch dabei – lauschen aufmerksam der Geschichte, die sie vielleicht so ähnlich erlebt haben oder gern erlebt hätten: Die

Erzählerin kam im Café mit dem netten Herrn am Nachbartisch ins Gespräch, wobei sie sich etwas ungeschickt anstellte:

Aber dummerweise stieß ich dabei mein Glas Apfelsaft um. Oh Schreck! Wie war mir das peinlich. Aber Erich lachte nur …

Und die alten Damen am Tisch lachen mit. Zweimal in der Woche, für einige der über dreißig Bewohnerinnen und Bewohner der Dementenstation. Es ist immerhin ein Schritt, die oft als kalt kritisierte Routine des Heim-Alltags zu durchbrechen. Diese Kritik sieht der Heimleiter Wilhelm in falschen Erwartungen begründet:

Eine Einrichtung wie die unsere ist ja auch keine Alternative zur ambulanten Versorgung, wie das immer dargestellt wird. Eine stationäre Einrichtung ist aus meiner Sicht eine Einrichtung, die dann eine Hilfe bietet, wenn die ambulante Versorgung nicht mehr helfen kann, wenn andere – teilstationäre – Angebote auch keine Lösung mehr finden können.

Da steht dann die *Pflege* im Vordergrund, strukturieren medizinisch hergeleitete pflegerische Verrichtungen den Tag. So eilt Pfleger Hilko über den Flur ins Dienstzimmer, schließt den großen Schrank mit den Medikamenten auf, nimmt diverse Schachteln heraus und zählt einzelne Pillen ab – wie es auf dem Verordnungsblatt in der Akte des jeweiligen Bewohners steht. Wer alt ist, hat oft mehrere gesundheitliche Probleme. Einige lassen sich zumindest lindern. Immer wieder ist zu hören, dass Menschen in Pflegeheimen mit Medikamenten ruhiggestellt werden, um den knappen Pflegekräften die Arbeit zu erleichtern. Das weist Hilko weit von sich:

Einige Bewohner brauchen sicherlich Medikamente, um ruhig zu werden, weil sie innerlich so getrieben sind, aber das sprechen wir immer mit unseren Neurologen und Hausärzten ab. Es ist nicht so, dass wir uns damit die Arbeit leichter machen wollen. Also das ganz bestimmt nicht.

Und dabei zählt der Pfleger weiter konzentriert Tropfen, Kapseln und Dragees in die kleinen Becher.

Die Vorlesestunde im Plüschzimmer ist mittlerweile beendet, und die Gruppe ist aufgebrochen in den benachbarten Park. Es ist ein Vorteil, dass das Heim in einem quirligen Stadtteil liegt und der Park mit Wiesen, großen alten Bäumen und glatten Wegen gleich hinter dem Haus beginnt. Einige aus der

Gruppe sind ganz gut zu Fuß, andere gehen langsam, gestützt auf Stock und Rollator oder eingehakt bei einer der drei jungen Begleiterinnen, die Halt und Sicherheit vermitteln. Wer gar nicht mehr zu Fuß unterwegs ist, wird im Rollstuhl geschoben. Einige mussten die Betreuerinnen zum Spaziergang motivieren, fast überreden. Nicht aber Eva, Mitte Siebzig. Ich spreche sie an, frage, ob sie oft spazieren geht.

> Das möchten Sie gern wissen, nich? Dann können wir ja mal tauschen. Dann sind Sie nämlich einjesperrt ... wolln Sie das? ... Na also, dann tauschen Sie lieber nicht mit uns!
> ›Biste eingesperrt, Eva? Wir gehen doch raus ...‹, wirft eine der jungen Frauen ein.
> Ja, aber nich immer. Ich möchte immer draußen sein ...!

Vor allem möchte sie wohl selbst darüber bestimmen und nicht unbedingt mit der Gruppe unterwegs sein – trotz all der Angebote in einer für die Branche vorbildlichen Einrichtung mit Kulturprogramm und Bewegungsangeboten, Bastelstunde und Café im Haus. Es ist die Schwierigkeit, so etwas wie einen gemeinsamen Nenner für eine Vielzahl unterschiedlicher Menschen mit unterschiedlicher Biographie, unterschiedlichen Erfahrungen, Gewohnheiten und Vorlieben zu organisieren. Und es ist die Schwierigkeit, die Balance zu finden zwischen dem Versuch, jemanden, der unentschlossen oder gehemmt ist, aufzumuntern, an der gemeinsamen Aktion teilzunehmen, und sein Bedürfnis nach Ruhe einfach zu akzeptieren. Dörte, die Tochter des alten Tischlers, kann sich nicht vorstellen, dass professionelle Helferinnen in wechselnden Schichten ihrem sprachlich nicht mehr artikulationsfähigen Vater da gerecht werden können.

Um zwölf Uhr gibt es Mittagessen. Die meisten der dreiunddreißig Bewohnerinnen und Bewohner der Dementenstation sitzen im großen Speiseraum, einige in den kleineren Nachbarräumen. Hochbetrieb: Die Frau vom Küchenservice füllt aus den Bottichen im Warmhaltewagen die Teller und reicht sie weiter an die Pflegekräfte, Alltagsbegleiterinnen und Praktikantinnen. Die steuern einen der Tische an. Je nach Orientierung und Kaufähigkeit ist das Essen schon zerkleinert, sind die Kartoffeln zu Mus gestampft. Es ist laut, hektisch. Hilko geht zu einer Bewohnerin an den Tisch, verweilt kurz, redet mit ihr. Es ist eine Gratwanderung für ihn und seine Kolleginnen, die Wartenden schnell zu versorgen, das Essen nicht kalt werden zu lassen und sich trotzdem Zeit für ein paar – kurze! – persönliche Worte zu nehmen. Die alte Dame am Tisch lächelt den Pfleger dankbar an. Für außenstehende Betrachter ist es nicht unbedingt die Atmosphäre, die sie sich für ihr eigenes Alter oder das ihrer Angehörigen wünschen.

Das hat auch Matthias Vollbracht festgestellt, der für die *Berufsgenossenschaft für Gesundheitsdienst und Wohlfahrtspflege* – BGW – das Bild untersucht hat, das in Medien von der Altenpflege gezeichnet wird:

> Die Kluft zwischen Theorie und Praxis wird als groß empfunden und die ausgesprochene oder unausgesprochene Erwartung der Älteren und ihrer Angehörigen ist, dass auch im Alten-/Pflegeheim eine Situation erfahren wird, die sich als Zuhause beschreiben und erfahren lässt und nicht nur ein Heim ist, in dem elementare Bedürfnisse befriedigt werden. (Vollbracht 2015, S. 115)

Das sieht der Heimleiter ganz nüchtern:

> Wenn ich den Wunsch äußern dürfte, wäre es mir vielleicht auch lieb, wenn ich nicht in eine stationäre Einrichtung einziehen müsste. Aber wenn ich aus pflegerischen, medizinischen oder sozialen Gründen in so eine Situation komme, bin ich sicher außerordentlich dankbar, dass es dieses Angebot, diese Lösung für meine Probleme gibt.

Das mag sein. Für andere ist ein solches Leben schlicht *Horror.* Pfleger Hilko kann das nachvollziehen. Er hat es erlebt, in den Häusern, in denen er vorher gearbeitet hat:

> Wenn man sich dann vorstellt, ein Wohnbereich mit sechzig Bewohnern, das sind dann halt drei, vier Pflegekräfte, dann auch noch nicht eingearbeitet, vielleicht von der Zeitarbeit – das ist dann einfach auch ein ganz anderes Arbeiten – da kann ich mir durchaus vorstellen, dass es der Horror sein kann. Definitiv.

Matthias Vollbracht hat im Fazit seiner Untersuchung Verständnis für eine solche Einschätzung: So sei es nach einer Umfrage der größte Wunsch von Pflegekräften »mehr Zeit für die Pflege zu haben«, denn sie »leiden enorm unter den unwürdigen Arbeitsbedingungen«. Schließlich arbeiten sie in einem sozialen Beruf, »der Helfende hilflos zurücklässt, weil sie sich einem lieblosen System hilflos ausgeliefert fühlen« (Vollbracht 2015, S. 115, Bezug auf die Zeitschrift *Psychotherapie und Seelsorge* 1/2015).

Andererseits – und da widerspricht er sich selbst – hat er zuvor die Tendenz in vielen Berichten kritisiert, genau diese Zustände als nicht haltbar anzuprangern, untermauert mit drastischen Aussagen von Menschen, die einen Einblick in den Alltag haben. Nach seiner Einschätzung »bleibt bei solcher Zitierung auch die Präsentation von Lösungen tendenziell auf der Strecke …« (72) Er scheint zu ahnen, dass die Kritiker mehr wollen, als dass ein paar Stellen zusätzlich für Pflegekräfte in jedem Heim bewilligt werden:

> Einerseits ist die Auswahl solcher Quellen und Zitate selbstverständlich ein journalistisch legitimes Vorgehen, andererseits erweckt es gleichzeitig den Verdacht, dass tatsächlich die Alten- und Pflegeheime ein Grundsatzproblem haben. (72)

Ja. Genau darum geht es!

Nun kann man versuchen, die Situation in der stationären Pflege zu entschärfen, kann mehr Personal in die Heime holen – wenn es den gesellschaftlichen Konsens gibt, das Geld dafür bereitzustellen. Man kann das Personal besser qualifizieren und besser bezahlen. Alles keine schlechte Idee und dringend erforderlich. Dann kommen die Strategen – zumindest sehen sie sich so – und wollen im Zeitalter der Digitalisierung Management-Strukturen etablieren, die sich nach ihrer Einschätzung in der Industrie bewährt haben: Was für die Fahrzeugproduktion gut war, müsse doch auch im Heim funktionieren. Mit diesem Trend hat – durchaus vergnüglich – Hans Bartosch abgerechnet: Alles im Sozialbereich soll heute irgendwie *Management* sein. (Bartosch 2017)

Selbstverständlich muss es ein gesellschaftliches Anliegen sein, die Situation in den Heimen zu verbessern. Das bewahrt allerdings nicht vor dem Nachdenken darüber, ob es vielleicht Besseres als Heime gibt.

Der Vorkämpfer der Sozialpsychiatrie Prof. Klaus Dörner kritisiert grundsätzlich, dass wir bestimmte Menschen und Menschengruppen aus der Gemeinschaft ausschließen:

> Das haben wir ja über 100 Jahre oder 150 Jahre etwa mit den psychisch Kranken gemacht, von einem bestimmten Grad an natürlich immer mit den geistig Behinderten, auch mit den körperlich Behinderten, auch mit den – in Gänsefüßchen – missratenen Jugendlichen. Und als die Alten sich dann entsprechend vermehrt haben, dass sie überhaupt zu einem gesellschaftlichen Problem wurden aufgrund ihrer Vermehrung, ist man mit ihnen genauso umgegangen wie mit den psychisch Kranken, mit den Behinderten und hat dafür ein flächendeckendes System an Institutionen, also Altenpflegeheime, gegründet und gedacht, wir gehen damit genauso um wie mit allen anderen. Knapp 100 Jahre hat das auch so einigermaßen funktioniert. Die Akzeptanz der Heime war sogar in der Anfangszeit relativ groß, was vor allem damit zusammenhing,

dass man die Heime nach dem Prinzip der gesunden Mischung betrieben hat. Das heißt, da gab es dann immer fittere Alte und weniger fitte Alte und die konnten sich gegenseitig so mit Sinn, mit Bedeutung für andere versorgen, dass das für alle Beteiligten ein einigermaßen bekömmliches Leben war.

Das ist vorbei, seitdem alte Menschen erst in sehr hohem Alter und wenn es gar nicht mehr anders geht, ins Heim kommen – die Kehrseite der Maxime *ambulant vor stationär*. Natürlich ist es sinnvoll und entspricht meist dem Willen der Gepflegten, so lange wie möglich in ihrer gewohnten Umgebung zu leben. Als Folge sind in den letzten Jahren der Altersdurchschnitt der Heimbewohner und der Aufwand für ihre Pflege gestiegen. Gesunken sind dabei deren Möglichkeiten, wie vor dem Umzug ins Heim aktiv zu sein. Dörner sieht diese Entwicklung kritisch:

> Das Heimsystem, das Altenpflegeheimsystem, hat sich dann gewissermaßen selbst dem Zeitgeist gefügt und hat sich immer mehr rationalisiert, das heißt, immer mehr diese gesunde Mischung aufgegeben: die Fitten zu den Fitten und die weniger Fitten zu den weniger Fitten. Je mehr das passierte, ist das Leben im Heim – weil es dann zunehmend nur noch weniger fitte oder gar nicht fitte oder zum Schluss nur noch demente Menschen in der Monokultur geworden sind – immer unerträglicher geworden. Die Bürger haben darauf reagiert und haben das Heim immer mehr abgewählt. […] Das heißt, die Heime haben sich durch ihr Bestreben, sich immer mehr zu rationalisieren, immer mehr zum Auslaufmodell gemacht.

Nun kann man das achselzuckend zur Kenntnis nehmen, es ignorieren oder gutheißen, dass die Heime dadurch irgendwann vom Markt verschwinden, kann sie sogar schließen und abschaffen. Radikal, einfach – und falsch, findet der Psychiater.

> Um meine Antwort zu verstehen, muss ich kurz sagen, dass ich selber 17 Jahre lang Heimleiter gewesen bin. In einem Groß-Heim für 435 Menschen, schwerpunktmäßig psychisch Kranke, aber auch geistig Behinderte und auch Alterspflegebedürftige. Für einen Einzugsbereich von einer Million Einwohner. Und in meiner Verantwortlichkeit habe ich natürlich zunächst mal überlegt, wie kann ich diese, damals Anfang der 80er-Jahre sehr traurige Situation in diesem Heim verbessern, und hab mich auch an diese Aufgabe rangemacht.

Der erste Schritt war, die organisatorischen Bedingungen zu verbessern, mehr Personal einzustellen und die Wohnräume zu verkleinern – zu der Zeit gab es für chronifizierte psychisch Kranke und Menschen mit Behinderung in den Institutionen noch große Schlafsäle. Es war aber auch die Zeit, in der diese Institutionen grundsätzlich infrage gestellt wurden, auch in der ost-westfälischen Provinz. Zunehmend forderten kritische Wissenschaftler und Praktiker wie Klaus Dörner, eine Reform müsse weitergehen, denn eine organisatorische Verbesserung »ändert grundsätzlich an dem Ausschließungscharakter oder Ausgrenzungscharakter eines Heims, einer Institution überhaupt nichts.« Seine Konsequenz:

> Und in dem Maße, wie ich das dann erkannt habe, hab ich mich an die Arbeit gemacht und habe Stück für Stück, oder Mensch für Mensch natürlich, versucht, mir die Leute genauer anzugucken und für jeden Einzelnen eine ihm bekömmliche Lebens- und Wohnform, soweit möglich auch noch Arbeitsform, möglichst in seinem eigenen Stadtviertel, in seiner eigenen Dorfgemeinschaft zu finden und andere Menschen, sowohl Professionelle, wie aber auch Nachbarn und Bürger dazu zu bringen, das erforderliche Maß an Unterstützung, an Hilfen dann auch von sich aus zu geben.

Das war zwar ein großer Schritt, aber nicht so radikal wie der des italienischen Psychiaters Franco Basaglia. Der hatte in den 60er-Jahren in Italien erfolgreich dafür gekämpft, die großen Institutionen – die eher Internierungslager für Menschen mit psychischer Behinderung waren, einfach zu schließen. Das hat Dörner immer abgelehnt:

> Italien ist der totale Irrtum, alle Menschen träumen von Italien, die Italiener können zwar toll schwätzen, aber sie haben eigentlich einen ziemlich neoliberalen Stil mit diesen Anstaltsinsassen gemacht. Sie haben gesagt: ›Freiheit heilt, ab morgen seid ihr frei!‹ und haben sie dann mit ihrem gleichwohl vorhandenen Leiden allein gelassen, so dass das das totale Chaos geworden ist.

Genauso wenig, wie die damaligen Aktivisten den Insassen der Anstalten gerecht wurden, indem sie die einfach vor die Tür gesetzt haben, kann es eine Lösung sein, die bestehenden Heime zu schließen, in der Hoffnung, wenn es die Institution nicht mehr gibt, verschwindet auch das Problem, das zum Aufenthalt in der Institution geführt hat. Der Gedanke erscheint geradezu absurd. Eine dennoch radikale Kritik an der Institution Heim, die nicht allein die Ausstattung und die Gestaltung des Alltags aufgreift, sondern den Ausschließungscharakter grundsätzlich infrage stellt, muss weitergehen. Sie muss Überlegungen zur Folge haben, wie für die besonders vulnerablen alten Menschen mit Demenz gleichzeitig eine gute Sorge und die Teilhabe an der Gesellschaft zu ermöglichen ist.

Idylle hinterm Zaun – Von Holland lernen?

Die Inklusion muss ein Stück weit in der Einrichtung stattfinden.
Initiatorin eines ›Demenzdorfes‹

Es scheint unmöglich zu sein, die verwirrten Alten, für die im Alltag kein Platz mehr ist, irgendwo so unterzubringen, dass sie nicht stören, sich aber einigermaßen wohlfühlen.

In der Lüneburger Heide, tiefste norddeutsche Provinz, hatten einige Pflegespezialisten und Lokalpolitiker deshalb eine Idee: Ein Dorf wollten sie bauen, nur für Menschen mit Demenz, erklärten sie der staunenden Öffentlichkeit und gründeten einen Verein, um das ehrgeizige Projekt zu realisieren. Im Vorstand: Heinz Meierhoff, Vorstandsvorsitzender des Roten Kreuzes und größter Anbieter von Pflegeleistungen im Landkreis Uelzen. Ich besuche ihn im Mai 2015 in seinem Büro in der Kreisstadt. Auf dem Tisch liegen, groß und bunt, die Baupläne. Begeistert erläutert er seinen Mitstreitern, was alles möglich ist:

> Das Gesamtgelände ist hier zu sehen [...] Veranstaltungsräumlichkeiten in diesem Zentralgebäude, die Verwaltung, dann die fiktiven Geschäfte, ein Café – realistisch – ein Vorplatz, eine Kapelle, ein Andachtsraum oder sonstwie nutzbarer Raum und im Halbkreis die ganzen Gebäude.

Vorplatz, Kapelle, Andachtsraum, Café und natürlich die Verwaltung sollen *realistisch* sein, die Geschäfte – sagt der Vorstandsvorsitzende – aber *fiktiv*. Wahrscheinlich stellt er sich darunter so etwas wie den begehbaren Kaufmannsladen in der Spielecke eines seiner Kindergärten vor. Die Kleinstadt Bad Bevensen haben sie dafür ausgesucht, *Quelle des Wohlgefühls*, wie es auf der Website des Kurortes mit damals knapp siebentausend Einwohnern heißt.[76] Es ist ein idyllisches Städtchen mit schmalen Straßen, in denen das herausgeputzte historische Fachwerkhaus in Sichtweite der in Beton gegossenen Bausünde liegt, die ansehnliche Apotheke nicht weit entfernt von dem heruntergekommen Eckhaus, das früher eine Gaststätte beherbergt hat und jetzt mit blinden Fenstern

---

76 6 753 Einwohner lt. Homepage der Stadt am 27.04.15, 7.160 in der Stadt am 20.02.2018: http://www.bevensen-ebstorf.de/desktopdefault.aspx/tabid-4909/.

auf einen Investor mit Geld und Ideen wartet. Sehr beliebt, heißt es, sei Bad Bevensen früher bei einem überwiegend älteren Publikum gewesen, das Erholung, Entspannung und Genesung gesucht hat. Kliniken und andere medizinische Angebote gibt es immer noch, aber die Blütezeit mit vielen Kurgästen dürfte nach etlichen Gesundheitsreformen vorbei sein, seitdem die früher üblichen Kuren nicht mehr so freigiebig finanziert werden.

Vom Kurpark im Zentrum geht es zwei Kilometer raus aus der Kleinstadt, die Landstraße entlang, irgendwann rechts ab und dann noch vierhundert Meter durch den Wald. Ein verwildertes Areal von vierzehn Hektar liegt da, eingefasst mit einem Jägerzaun, grünlich überzogen, ein paar Latten sind lose, einige fehlen. Große alte Bäume stehen auf dem Grundstück, dazwischen sind Reste von Fundamenten erkennbar. Ein Krankenhaus hatte da mal gestanden, vor langer Zeit, verschiedene Gebäude, über das Gelände verteilt. Es kann durchaus idyllisch gewesen sein, aber jetzt wachsen Sträucher aus den Ritzen in abgebröckelten, nicht geräumten Grundmauern. Auf einem Findling breitet DRK-Chef Meierhoff den Bauplan aus.

> Wir planen hier ein Demenzdorf. Im ersten Aufgalopp – sagen wir aus dem Verein – versuchen wir's mal mit vier Wohneinheiten à jeweils zwanzig Betreuungsplätzen, also achtzig. Das Areal gibt Möglichkeiten für die Weiterentwicklung her, aber erst mal mit achtzig anfangen und dann weiterschauen.

Vier Wohngebäude sind auf dem Plan eingezeichnet, den Heinz Meierhoff auf dem großen Stein festhält, vier Häuser in einem Halbkreis, zugänglich durch ein Zentralgebäude im Mittelpunkt. Es scheint niemandem aufgefallen zu sein, aber das erinnert an die klassische Bauweise amerikanischer Gefängnisse des 19. Jahrhunderts. Natürlich sollen die Fenster nicht vergittert sein und keine hohe, stacheldrahtbewehrte Mauer das Ensemble umschließen. Aber die Idee ist trotzdem bedrückend: Draußen im Wald soll eine Anstalt entstehen. »Das sehe ich anders«, wendet Stadträtin Ellen Laas ein, damals noch im Vorstand des Vereins *Demenzdorf Bad Bevensen e. V.*

> Diese Wohnanlage wird offen sein – natürlich wird sie geschützt sein, weil auch die an Demenz erkrankten Menschen einen Schutz brauchen, sie können sich nicht frei bewegen …

Denn die modrigen Holzlatten sollen, wenn der Bau fertig ist, durch einen stabilen Zaun ersetzt werden.

Wir haben die Situation jetzt schon in Heimen, in denen Menschen, die an Demenz erkrankt sind, betreut sind, dort können sie sich nicht frei bewegen, in unserer Wohnanlage können sie sich mit Hilfe von Pflegepersonal und auch durch die Unterstützung Ehrenamtlicher, die ganz ausdrücklich gewünscht ist und auch Bestandteil unseres Konzeptes ist, bewegen …

So versucht die Stadträtin, neue Arbeitsplätze und das Wohlergehen des durch Gesundheitsreformen gebeutelten alten Kurbades im Blick, kein schlechtes Licht auf ihre geplante Anstalt fallen zu lassen.

Es soll auch so sein, dass die Personen, die es noch können, mit Ehrenamtlichen oder mit Pflegepersonal durchaus die Möglichkeit haben, in die Stadt zu gehen.

Es übersteigt meine Phantasie, mir vorzustellen, wie die Alten, wahrscheinlich auf ihren Rollator gestützt, die vierhundert Meter durch den Wald laufen und dann die zwei Kilometer in die Stadt, an der Landstraße entlang, vielleicht ja sogar bis zum Kurpark. Es könnte ab und zu auch einen Ausflug in der Gruppe mit dem Auto geben, wenn denn das Personal Zeit dafür hat. Einen Unterschied zu Haftanstalten soll es in dem geplanten Demenzdorf noch geben: Man soll relativ leicht hineinkommen, betont die Lokalpolitikerin.

Menschen von außerhalb werden ausdrücklich eingeladen, auch die Wohnanlage mit zu besuchen, sich hier aufzuhalten; unsere Idee ist, hier auch einen Veranstaltungsort mit zu etablieren, Kino, Theater, Konzerte und so weiter, ein Café, das einfach alle einlädt, hier auch dran teilzunehmen.

Die Idee ist nicht schlecht. Die Frage ist nur, wer von den Bewohnern und dem überwiegend älteren Publikum in diesem Kurort den Weg nach draußen in den Wald findet und bereit ist, die Kultur zu genießen, die auch im Zentrum kaum für volle Säle sorgt. Während anderswo Anstalten aufgelöst werden, damit wir Menschen mitten in der Gemeinschaft betreuen und pflegen, während nicht nur die Fachwelt über Inklusion redet, begeistert man sich im Landkreis Uelzen für das Gegenteil. Eine Kritik, die Ute Simon nicht gelten lässt, ebenfalls im Vorstand des Demenzdorfvereins und Mitarbeiterin des Roten Kreuzes:

Wir denken, dass es dem Inklusionsgedanken nicht widerspricht, in dem Sinne, dass jemand sich hier eben frei bewegen kann und seinen Bewegungsdrang, der häufig ja mit diesem Krankheitsbild verbunden ist, ausleben kann, und vielleicht kann man das ein bisschen so sagen: Wenn der Prophet nicht zum Berg kommt, muss der Berg zum Prophet kommen. Das heißt, die Inklusion muss ein Stück weit in der Einrichtung stattfinden und nicht umgekehrt.

Vielleicht ist das ein Missverständnis: Das lateinische Verb *includere* bedeutet ursprünglich zwar *einschließen,* hat aber im allgemeinen Sprachgebrauch einen Bedeutungswandel erfahren: Gemeint ist heutzutage, »dass jeder Mensch ganz natürlich dazu gehört. Egal, wie du aussiehst, welche Sprache du sprichst oder ob du eine Behinderung hast« (https://www.aktion-mensch.de/dafuer-stehen-wir/was-ist-inklusion.html – abgerufen am 20.02.2018). Ein solches Einschließen heißt also nicht, den Schlüssel einer Tür umzudrehen, hinter der jemand – aus welchen Gründen auch immer – eingesperrt ist. Und Inklusion kann nicht dadurch stattfinden, dass Menschen vor den Toren der Stadt aus der Gemeinschaft ausgeschlossen werden, auch wenn sie hinter dem für sie unüberwindbaren Zaun herumlaufen können.

Wenn irgendwo jemand vorhat, am Rande seiner Gemeinde ein sogenanntes Demenzdorf einzurichten, spaltet dieses Bild der Alten hinterm Zaun die Öffentlichkeit – sofern sie dieses Thema überhaupt interessiert – in zwei Lager. Während für die einen diese Vorstellung unerträglich ist, steht für die anderen der Schutz der als hilf- und orientierungslos eingeschätzten Alten im Vordergrund.[77]

Wir haben uns das angeschaut und haben Menschen kennengelernt, die nicht mit traurigen Gesichtern durch die Anlage liefen, sondern glücklich, zufrieden waren …

So versucht DRK-Manager Meierhoff das Image seines Projektes zu retten. Angeschaut haben er und seine Kolleginnen aus dem Landkreis Uelzen das weltweit bekannte Vorbild derartiger Einrichtungen: *De Hogeweyk* in Holland.

Weesp vor den Toren Amsterdams, eine holländische Kleinstadt wie aus dem Bilderbuch: Grachten durchziehen das Zentrum, kleine Häuser ducken sich an mit Ziegeln gepflasterten Straßen, Radfahrer warten, bis sich die Klappbrücke am kleinen Hafen wieder schließt und blicken verträumt den Segelbooten nach …

---

77 So auch in Hameln, wo es die erste Einrichtung dieser Art in Deutschland gibt. Vgl. dazu die Auseinandersetzungen z. B. um die Pläne, im Patrick Henry Village nahe Heidelberg nach Abzug der US-Armee ein Demenzdorf einzurichten: http://buergerwiki.net/Demenzdorf oder https://www.rnz.de/nachrichten/heidelberg_artikel,-rnz-HDKreis-Hollaendisches-Demenzdorf-taugt-doch-nichts-_arid,48910.html.

Aber es gibt auch ein anderes Gesicht der Stadt, nicht weit vom Zentrum entfernt: Moderne Gewerbebauten entlang der Straße, dann, ein wenig weiter draußen – Wohnblocks: groß, breit, hoch. Der übliche Massenwohnungsbau. Und mittendrin ein Karree, zweigeschossig, in sich geschlossen. Der Eingang liegt gegenüber einem leeren Feld; wahrscheinlich die Reserve für weiteren Gewerbe- oder Wohnungsbau.

Die beiden Flügel der gläsernen Schiebetür gleiten zur Seite, ein paar Schritte und wir stehen bei Dreharbeiten für eine Dokumentation in der Eingangshalle vor einem Empfangstresen. Mein Blick fällt durch eine zweite Glastür auf einen kleinen gepflasterten Platz, dahinter eine Gasse. Aber diese Tür öffnet sich nicht, solange nicht die Außentür hinter uns wieder geschlossen ist. Sicherheitsschleuse, der Eingang zum berühmten Demenzdorf *De Hogeweyk*. »Nein, wir haben kein Demenzdorf gebaut,« schraubt die Projektleiterin Yvonne van Amerongen-Heijer erst mal die Erwartungen runter, die durch zahlreiche Berichte in den Medien geweckt wurden.

> Wir haben eine Umgebung entwickelt, wo Menschen mit eine schwerhafte Demenzkrankheit sich wohlfühlen und sich sicher fühlen und wo man ein normales Leben haben kann.[78]

So normal das Leben eben sein kann, hinter einer solchen Sicherheitsschleuse. Die funktioniert in umgekehrter Richtung genauso: Wer aus der Gasse kommt und den kleinen Platz überquert, steht in der Eingangshalle. Erst wenn die innere Tür geschlossen ist, kann sich die äußere öffnen. Der Schluss, den ich als Besucher daraus ziehe, sei aber falsch:

> Es scheint so, dass man nicht frei ist, rauszugehen und reinzukommen; das ist aber nicht so. Es ist aber so, dass unsere Bewohner nicht sicher sind im Draußen. Denn die verstehen die Umwelt nicht, die verstehen nicht, die verstehen das (!) Verkehr nicht, die verstehen nicht, was geschieht. Denn diese Menschen sind wirklich am Ende von Demenzkrankheit. Die Menschen, die bei uns wohnen, die sterben alle hier.

---

78 Inzwischen präsentiert sich die Einrichtung allerdings auf einer Homepage mit Namen https://hogeweyk.dementiavillage.com/en/. Offensichtlich hat man die Bezeichnung Demenzdorf inzwischen akzeptiert.

Zweifellos benennt van Amerongen da ein gravierendes Problem. Aber kann die Lösung darin liegen, diese Menschen in einer abgeschotteten Welt vor dem Alltag in Sicherheit zu bringen? Wobei der Verdacht naheliegt, die sogenannten *Normalen* würden so geschützt vor den anderen, die eben nicht normal sind und die normalen Abläufe in Frage stellen und durcheinanderbringen. Ist es nicht heutzutage angebracht, sie mit entsprechender Hilfe in ihrer normalen Umgebung zu belassen?

> Solange das möglich ist, dass Menschen mit Demenz in eine normale Umgebung weiter leben können, machen wir das, das ist auch das (sic!) Idee, das unsere Regierung hat: Man kann hier in den Niederlanden so lange wie möglich zuhause bleiben. Und 85 Prozent von unsere Bewohner hier in den Niederlanden, die Demenzkrankheit haben, die können zuhause bleiben, bis am Ende. Aber für 15 Prozent ist es nicht möglich, das ist nicht gut. Und für die Menschen haben wir eine Umgebung entwickelt, die gut ist, wo man gut leben kann.

Gut einhundertfünfzig Menschen mit Demenz in unterschiedlichem Stadium leben in *De Hogeweyk*. Es mutet tatsächlich an wie ein kleines Dorf: Ein Theater grenzt an das Verwaltungsgebäude mit der Eingangshalle, davor ein Bassin mit Springbrunnen, ein paar Gartenstühle lassen erahnen, dass dort bei gutem Wetter Leute zusammensitzen. Auf der anderen Seite des Platzes, dort, wo die Gasse mündet, ist die Eckkneipe – es gibt das gleiche Bier wie in den Kneipen im Zentrum der Stadt. Daneben öffnet sich eine Durchgangshalle mit Supermarkt und Restaurant, an denen vorbei es auch zu den Wohngebäuden geht. Vielleicht ist die Assoziation *Dorf* doch nicht ganz richtig; es mutet eher wie eins der kleinen Einkaufszentren in vielen Neubaugebieten an.

Ich besuche Henk in einer der zwanzig Wohngruppen: Die Gasse vom zentralen Platz entlang, dann links zwischen den Häusern durch einen bepflanzten Innenhof, eine Treppe rauf, einen breiten Gang unter freiem Himmel entlang, bis ich am Ende vor einer Wohnungstür stehe. Henks Gruppe. Es ist zehn Uhr morgens, und Henk war wohl noch ein bisschen müde. In einem geräumigen Wohnraum – im Zentrum der große Esstisch, dahinter eine offene Küche – liegt er angezogen auf dem Sofa, die Pantoffeln ordentlich davor abgestellt, und wacht gerade auf. Die Kuckucksuhr an der Wand tickt leise, eine der Betreuerinnen stellt ein Tablett mit Bechern auf den Tisch. Zeit für den Vormittagskaffee. Natürlich – wir sind in Holland – gibt es dazu Poffertjes, frisches Schmalzgebäck.

Henk nimmt den Teller und bietet charmant seinen Mitbewohnerinnen was zu knabbern an. »Schmeckt gut«, raunt er der Betreuerin in der Küche ein

Kompliment zu. Mit sechs anderen Frauen und Männern lebt der Achtundsiebzigjährige in dieser Gruppe. Alle haben ihr eigenes Zimmer, individuell gestaltet. Früher hat er als Kupferschmied gearbeitet, war in einem Universitätsinstitut für die technischen Geräte zuständig. Er sei zufrieden, erklärt er in einer Mischung aus Holländisch und Deutsch:

> Das ist sehr gut hier, ein gutes Haus für alle, es ist wunderbar. Eine gute Umgebung hier, eine feine Ablenkung. Man kann schön mit allem mithelfen hier, helfen mit allerlei Dingen.[79]

Er kümmert sich um die beiden Kanarienvögel in ihrem Käfig auf der Fensterbank. Das Bett in seinem Zimmer ist vom Haus gestellt, denn irgendwann könnte Pflege erforderlich sein; die übrige Einrichtung kann jeder mitbringen. Bei Henk sind das die Kommode mit allerlei Krimskrams, die Fotos an der Wand und der Sessel in der Ecke.

Der alte Handwerker lebt in seiner Wohngruppe im sogenannten *häuslichen Stil*. Der ist so, wie wahrscheinlich viele Menschen in den Niederlanden leben, aufgeräumt, gemütlich, aber schlicht. In einer anderen Gruppe ist es der künstlerische Stil mit modernen Bildern und Skulpturen, etliche von den Bewohner angefertigt, früher, als die noch als Künstler aktiv waren. Daneben gibt es den bäuerlichen, den indonesischen – das Land hat eine lange Kolonialgeschichte – oder den bürgerlichen Stil, mit üppiger Polstergarnitur, funkelndem Kronleuchter, weiß gedecktem Tisch und dem Rotwein in der Vitrine in der Ecke.

> Das Besondere ist hier, dass jede Person, die hier lebt, sein eigenes individuelles Leben weitermachen kann mit unsere professionelle Unterstützung. Dass alles, was wir hier machen, so organisiert ist, dass es für die Bewohner gut ist …

erklärt Yvonne van Amerongen. Diese Fortsetzung des früheren Lebens – zumindest mit einigen Accessoires – ist Grundlage des Konzepts.

> Weil wir alle Menschen sind, die eigene Ideen übers Leben haben. Und wenn man hier kommt, wenn man hier wohnt, dann ist es doch am besten, dass man mit anderen zusammen wohnt, die dieselben Ideen übers Leben haben; das sind die letzten Jahre vom Leben. Wenn wir wirklich Qualität vom Leben

---

79 Der Einfachheit halber habe ich, was er gesagt hat, übersetzen lassen.

haben möchten, dann soll man auch eine gute Zuhause haben. Und das ist mit Menschen, mit wem man gute Freunde sein kann.

Wer sich früher keine Sorgen ums Geld machen musste, versteht sich eben besser mit Menschen, denen es genauso ging und noch geht. Luxuriöse Residenzen fürs Alter sind ja nicht unbedingt etwas Besonderes. Besonders in *De Hogeweyk* ist aber, dass das Leben in allen Wohngruppen dasselbe kostet: 5000 Euro im Monat. Also ist auch die einfache Ausstattung für den Handwerker nur etwas für Gutbetuchte? Energisch widerspricht die Leiterin:

Nein, wir haben dasselbe Budget als jede Pflegeheim in die Niederlande; wir sind non-profit und haben nichts mehr, keinen Euro.

Übrigens wird das Geld voll aus den Sozialkassen finanziert. Damit sind alle Kosten für die Unterbringung in *De Hogeweyk* abgegolten. Bis auf besondere Freizeitangebote – die werden extra in Rechnung gestellt.

Henk hat sich an diesem Vormittag für das gemeinsame Singen in der Kneipe entschieden. Also raus aus der Tür, den breiten Gang unter offenem Himmel im ersten Stock entlang, mit dem Aufzug ein Stockwerk runter, hin zum zentralen Platz. Es sind vielleicht fünfzig, sechzig Meter. Aber Henk wartet an der Tür seiner Wohngruppe, zusammen mit Johanna, der Mitbewohnerin, mit der er sich angefreundet hat. Die sitzt im Rollstuhl, Henk wird sie schieben. Aber Henk wartet. Den kurzen Weg, den er so häufig geht, findet er nicht allein. Johanna ist ihm da auch keine Hilfe. In diesem Moment wird mir klar: Die Idee, dass Menschen mit Demenz sich in dieser übersichtlichen, geschützten Umgebung frei und selbstständig wie in einem Dorf bewegen können, ist für viele illusorisch – wie ja auch Dörte für ihren Vater Reinhard festgestellt hat. Die Verunsicherung durch eine fremd gewordene Welt beginnt nicht erst jenseits der Sicherheitsschleuse, draußen auf der Straße, sondern schon an der Wohnungstür. Also wartet Henk mit Johanna, bis eine Betreuerin Zeit hat, die beiden zu begleiten, den Gang unter offenem Himmel entlang, mit dem Aufzug ins Erdgeschoss, die Gasse entlang zum zentralen Platz, an dem die Kneipe liegt.

Mit einem Küsschen begrüßt der alte Herr galant die Frau, die den Vormittag gestaltet. »Charmeur«, gibt die anerkennend zurück. Etwa zwanzig Bewohnerinnen – Henk ist einer der wenigen Männer – sitzen um einen langen Kneipentisch, einige in ihren Rollstühlen. Die einen blicken voller Erwartung in die Runde, andere sind in sich gekehrt, scheinen den Trubel um sich herum nicht wahrzunehmen. Eine Frau hält fest eine Puppe im Arm. Ansonsten sieht es aus wie in den Kneipen ein paar Straßen weiter: Langer Tresen, Zapfhahn, Regal mit diversen Schnapsflaschen, auf dem Tisch Becher und Kaffeekannen – es ist schließlich noch Vormittag. »Daar in dat kleine Café aan de haven …« dröhnt es aus den Lautsprechern, vor langen Jahren von Peter Alexander als »Die kleine Kneipe in unserer Straße« auf Deutsch gesungen.[80] Wer kann, singt mit.

Henk führt Johanna den Kaffeebecher zum Mund, lässt sie trinken, setzt ihn wieder ab, strahlt und tätschelt ihre Hand. Die lächelt ihn an. Die Anleiterin bemüht sich um gute Stimmung. Offensichtlich mit Erfolg. Eine ehrenamtliche Helferin – um die fünfzig – unterstützt sie: Sicherlich war sie vor langen Jahren mal die ›Disco-Queen‹, jetzt tanzt sie durch die Kneipe, singt lauthals mit und versucht, die Besucherinnen auch dazu zu bringen. Bei den einen ist das nicht nötig; die kennen die Lieder und den Text – mit allen Strophen. Bei den anderen ist es vergeblich; die bleiben stumm, machen aber einen entspannten Eindruck. Das Repertoire ist umfangreich, Schlager der vergangenen Jahrzehnte. Die alten Damen wippen im Takt, wiegen sich hin und her, schunkeln ein wenig. Es geht ihnen offensichtlich gut.

Für den Rückweg werden Henk und Johanna wieder abgeholt, allein würden sie ihre Wohngruppe nicht finden. Verlorengehen könnten sie nicht in den überschaubaren Gassen. Aber es wäre Stress für sie, orientierungslos vor einer fremden Tür zu stehen. Unsere Begleiterin dirigiert die beiden nicht, verschafft aber Henk, der Johannas Rollstuhl schiebt, wohl die erforderliche Sicherheit, auf dem rechten Weg zu sein. Der hält an einem der vielen Blumenkästen an, pflückt eine Blüte und steckt sie Johanna ins Haar. Das gefällt ihr – dankbar lächelt sie ihn an.

In der Wohngruppe wird Henk schon erwartet: Maarten, sein Schwiegersohn, ist da; der guckt, wie andere Angehörige auch, von Zeit zu Zeit mal rein, geht in Henks Zimmer und bringt erst mal ein wenig Ordnung in den Stapel Fotos auf der Kommode. Alle zwei Wochen holt er ihn zur Familie. Sie haben auch probiert, ihn bei sich wohnen zu lassen. Ein halbes Jahr lang. Dann ging es nicht mehr. In einem herkömmlichen Heim sei es furchtbar gewesen für Henk, erklärt er mit irgendwie schuldbewusstem Unterton. Vor drei Jahren hörten sie dann von *De Hogeweyk,* haben sich die Einrichtung angesehen und waren sofort überzeugt

> Es ist perfekt für diese Menschen. Sie leben in einer kleinen Gruppe, jederzeit ist jemand da und sieht nach ihnen. Sie haben ihre eigenen Mahlzeiten. Es ist perfekt auch für die Angehörigen.[81]

---

80 Wer es von Peter Alexander hören möchte: https://www.youtube.com/watch?v=G59dTZGh1xI.
81 Interview mit Maarten, Henks Schwiegersohn, Übersetzung aus dem Englischen.

Deren Besuch ist erwünscht. Andere Besucher sind es auch: Es steht jedem offen, betont die Leiterin, nach *De Hogeweyk* zu kommen, in der Kneipe sein Bier zu trinken, im Supermarkt einzukaufen, im Restaurant – wie ich es getan habe – was zu essen oder ins Theater zu gehen. Allerdings kommen die Nachbarn aus den umgebenden hoch aufragenden Wohnblocks praktisch nie. Und auch die Menschen aus dem Zentrum des Städtchens Weesp scheinen den Weg eher selten zu finden in diese künstliche Welt.

Es ist nicht künstlich, ist alles ganz normal. Zum Beispiel: Wir haben zusammen gegessen im Restaurant – was war künstlich? Es ist eine normale Restaurant, jeder kann hier kommen. Unser Supermarkt ist ganz normal, die Häuser sind ganz normal. Was wir nicht normal haben, ist das Unsichere von normale Welt für Menschen mit Demenzkrankheit, …

Yvonne van Amerongen widerspricht der Charakterisierung ihrer Einrichtung, die auch schon mal mit einem Leben in der Kulisse wie im Film *The Truman Show* verglichen wird.[82] Der kleine Supermarkt ist tatsächlich real und nicht ein fiktiver Kaufmannsladen wie fernab im Wald von Bad Bevensen geplant. Und anders als die Warenanlieferung in irgendeinem Heim ist er zugänglich. Die Wohngruppen decken dort ihren täglichen Bedarf. Wer will, kann die Betreuerinnen dorthin begleiten und hinterher mit ihnen kochen. Bei unseren Dreharbeiten hat Henks Gruppe schon alles für den Tag besorgt. Aber wir lassen uns von ihm herumführen. Wo der Kaffee steht, zeigt er uns, wo die Milch, wo der Zucker. Gern hätte ich, dass Henk auch etwas kauft. Aber die Gruppe braucht nichts mehr und der alte Mann hat kein Bargeld und keine Karte dabei, von der sein Einkauf abgebucht werden könnte. Ich drücke ihm einen Euro in die Hand, Henk sucht sich ein Eis aus, zahlt – und wir haben unsere Bilder …

Um diese Realität zu inszenieren – denn die bleibt eine Inszenierung, auch wenn die Warenanlieferung über diesen echten Supermarkt erfolgt –, ist eine gewisse Größe der Gemeinschaft erforderlich. Die Expertin aus den Niederlanden glaubt nicht, dass man mit den in der Lüneburger Heide geplanten achtzig Bewohnern *Dorf* spielen kann.

---

82 The Truman Show, 1998, Regie: Peter Weir. Die Hauptfigur Truman Burbank lebt – ohne es zu wissen – in einer Kulisse, die für eine Fernsehserie gebaut worden ist. Eines Tages wird Truman misstrauisch, als ein großer Scheinwerfer vor seine Füße fällt …

Wenn man das so machen möchte, wie wir das gemacht haben – wir sind weit vom Zentrum von Stadt und wir haben kein Supermarkt in der Nähe und Theater in der Nähe und so weiter – also, wenn man das so macht, dann ist 150 wirklich das Minimum. Wir haben hier 152 Bewohner, aber wir machen auch in die Stadt gehen, nach Supermarkt und so weiter, dann ist es gut möglich.

Und sie legt nochmal Wert darauf, dass sie kein *Demenzdorf* gebaut haben, sondern das *Verpleghuis Hogeweyk,* eine Pflegeeinrichtung; allerdings, betont sie stolz, eine sehr gute. Während in anderen Heimen mit einhundertfünfzig Plätzen die Bewohner von ihrer Station aus den langen Gang entlang und in ein anderes Stockwerk gehen, etwa um zur Physiotherapie zu kommen, verlassen sie in *De Hogeweyk* das Haus ihrer Wohngruppe und gehen durch die Gassen und über den zentralen Platz zum flachen Gebäude mit der Aufschrift *Fysiotherapeut.* Oder sie gehen nebenan zum *Mozart-Saal,* in dem sich die Gruppe der Klassikliebhaber trifft. Wahrscheinlich ist dieser Weg unter freiem Himmel das, was viele Besucher begeistert, die sich von der Bezeichnung *Dorf* nicht abbringen lassen. Derartige Aktivitäten sind an sich nichts Besonderes; ähnliche Programme gibt es auch in sogenannten Seniorenresidenzen und sogar in Heimen.

> Man kann versuchen, mehr Personal zu haben, die äußeren Bedingungen besser zu gestalten, kleinere Wohnräume, da kann man eine ganze Menge tun, aber das ändert grundsätzlich an dem Ausschließungscharakter oder Ausgrenzungscharakter eines Heims, einer Institution, überhaupt nichts.

So kritisiert der Sozialpsychiater Klaus Dörner radikal die Versuche, Pflegeheime zu *guten Heimen* zu machen. Er hat als ärztlicher Direktor und Leiter einer großen Einrichtung für Psychiatriepatienten und Menschen mit Behinderung eine Anstalt aufgelöst, statt sie zu verbessern.

> Und wenn man da goldene Löffel verteilt, wird die Situation, dass man als Heimbewohner ausgeschlossen ist aus der Mehrheit der Menschen, so wie die ihren Alltag leben, bestehen bleiben.

Er hat seine Aufgabe darin gesehen, die Bewohner fortan in – wie es in Fachkreisen heißt – *ambulanten Strukturen* zu versorgen. Also draußen. Das ist in der sogenannten Behindertenhilfe mittlerweile der Trend. In Hamburg zum Beispiel sind die traditionellen *Alsterdorfer Anstalten* mit eingezäuntem Gelände in einem langjährigen Prozess umgewandelt worden. Die jetzige *Stiftung Alsterdorf* hat ihre früheren *Insassen* – so wurden sie tatsächlich betrachtet und behandelt – über die Stadt in kleine Wohngemeinschaften und Einzelwohnungen verteilt.[83] Der Jahrzehnte lang reklamierte Schutz für die Bewohnerinnen und Bewohner, die unter sich waren, abgeschottet vor der vermeintlich abweisenden und verwirrenden Außenwelt, wurde einfach aufgegeben. Der Zaun wurde abgerissen, einige der traditionellen großen Anstaltsgebäude auch. Stattdessen wurden Supermarkt, Eisdiele, Restaurant und mehrere Einzelhandelsgeschäfte eingerichtet. Der zentrale Platz ist geblieben – jetzt aber als belebtes und genutztes Zentrum des Stadtteils.

Eine Versorgung von Menschen mit Demenz in ihrer angestammten, zumindest einer normalen Umgebung bevorzugt auch die holländische Expertin van Amerongen:

> Wäre sehr schön, wenn das möglich ist. Sobald es möglich ist, dass unsere Welt demenzfreundlich ist, das machen wir direkt. Aber das ist nicht so, das ist für Menschen mit Demenzkrankheit nicht sicher draußen. Man erfährt allerhand Situationen, die man nicht versteht. Und das ist nicht, fühlt nicht gut. Die haben eine Enttäuschung, was ist jetzt geschehen, ich versteh nicht, was geschieht, und fühlen sich nicht wohl.

Besser wäre es natürlich, sieht auch sie, ihr *Verpleghuis Hogeweyk* wäre überflüssig:

> Das gibt zwei Möglichkeiten: Die Welt wird demenzfreundlich sein oder man hat ein Medizin gefunden. Das dauert noch sehr lange, das hab ich gehört. Und bis dann, ja, versuchen wir es so. Es wäre wirklich am besten, dass die Welt demenzfreundlich wird!

Eine freundliche Umgebung mag die kleine, abgeschottete Welt in *De Hogeweyk* sein. Was heißt das schon? Dass die verwirrten Alten gut untergebracht und versorgt werden, dass sie Anregungen erhalten, ihre Fähigkeiten und Fertigkeiten nutzen können, dass es ihnen gut geht. Und tatsächlich habe auch ich – wie zuvor die Besucher aus der Lüneburger Heide – nur zufriedene Gesichter gesehen. Ist das der Maßstab? Zufrieden sehen manchmal auch

---

83 Zur Veränderung der Stiftung Alsterdorf in den Jahren 1980–1989 siehe https://www.alsterdorf.de/ueber-uns/geschichte/1980–1989.html, für die Öffnung des Geländes: https://www.alsterdorf.de/ueber-uns/geschichte/1990–2002.html.

die Bewohner eines nicht ganz so tollen Heimes aus, wenn sie auf dem langen kargen Flur ihrer Station unter dem angeschraubten Haltestellenschild sitzen und auf den Bus warten, der sie endlich, wie versprochen, wieder *nach Hause* bringen soll.

So etwas habe ich in der holländischen Einrichtung nicht gesehen. Es dürfte auch dort als zynisch gelten, den Alten ein solches Trugbild vorzuspiegeln. Das Personal, ob in der Kneipe, im Supermarkt, im Theater oder in den Wohngruppen, ist speziell im Umgang mit Menschen mit Demenz geschult. Die vielen Ehrenamtlichen auch, die erforderlich sind, das vielfältige Programm zu realisieren. Rein theoretisch können die Nachbarn in der Einrichtung einkaufen. Aber sie tun es nicht.

Henk fühlt sich wohl, sagt er und macht auch einen solchen Eindruck. Mit den anderen aus seiner Wohngruppe sitzt er am großen Esstisch. Mittagessen, das in Holland traditionell so etwas wie ein zweites Frühstück ist. Wer kann, schmiert sich sein Brot selbst, die anderen bekommen es fertig angereicht. Das ist Standard – in guten Heimen. Auch in *De Hogeweyk*.

Was macht die Faszination der Idee eines *Demenzdorfes* aus? Es scheint die ideale Antwort auf die Frage zu sein, was wir mit den verwirrten Alten machen sollen. Wir kommen mit ihnen nicht klar, deshalb müssen sie aus unserem Alltag verschwinden. Das sagen wir nur selten in dieser Deutlichkeit, sondern möchten sie vielmehr in einer Umgebung aufgehoben wissen, in der es ihnen gut geht – mit oder trotz ihrer Demenz. Natürlich haben wir irgendwie ein nicht so gutes Gefühl dabei, vielleicht sogar ein schlechtes Gewissen. Angehörige, die jemanden aus der Familie in einem Heim untergebracht haben, können davon ein Lied singen. Mehr oder weniger offen reden wir vorwurfsvoll darüber – wenn wir nicht erlebt haben, was sie erlebt haben, wenn wir nicht auch bis an die Grenzen unserer Belastbarkeit gegangen sind und darüber hinaus. Wir machen den Menschen mit Demenz daraus, wie sie sind, keinen Vorwurf, sagen wir doch, *sie leiden* an Demenz. Wer leidet, sind aber eher die Angehörigen.

Wir kennen die Bilder aus Heimen, in denen die Alten ohne Anregung irgendwo sitzen und langsam vertrocknen – *geistig vertrocknen,* denn ausreichende Flüssigkeitszufuhr gehört zum Standard und wird peinlich genau protokolliert. Ein solches Leben, das sie nicht leben, sondern verstreichen lassen, wollen wir ihnen natürlich nicht zumuten. Aber in unserer Nähe wollen und können wir sie – zumindest auf Dauer – auch nicht ertragen. Nicht als Gesellschaft, aber auch nicht in unseren persönlichen Beziehungen, die nun mal oft nicht so sind, dass wir uns vorstellen können, die alten Eltern, unter denen wir als Kinder vielleicht auch noch gelitten haben, aufopferungsvoll zu versorgen.

Da ist es doch wunderbar, wenn die Alten weiterleben können wie bisher, mit professioneller Unterstützung und weit weg. In einem kleinen, überschaubaren Dorf, das in etwa so ist, wie wir uns ein kleines, überschaubares Dorf vorstellen, das alles bietet, von dem wir glauben, dass wir es uns im Alter wünschen: autofreies Quartier, Supermarkt, Theater, die Kneipe an der Ecke, gutes Personal. Und Sicherheit, vor allem Sicherheit. Dafür gibt es große Vorbilder: In *Sun City,* Arizona, leben ungefähr 40 000 Ältere ab 55 Jahren in einer sogenannten *gated community,* geschützt vor der oft als feindlich empfundenen Welt jenseits des Zauns.[84] Ob das nun ein Rentnerparadies ist oder ein Beton gewordener Alptraum, ist für diejenigen entschieden, die froh sind, sich eine solche Umgebung leisten zu können: Man ist unter sich, hat so gut wie immer strahlend blauen Himmel und weiß den Rasen des Golfplatzes gut gesprengt. Vor allem müssen diejenigen draußen bleiben, die sich das nicht leisten können und deshalb bedrohlich wirken.

Der Unterschied ist natürlich, dass gut betuchte Rentner und Pensionäre freiwillig und bewusst eine solche Lebensform wählen. Das ist bei Menschen mit Demenz nicht – oder nicht unbedingt – der Fall. Gilt es nicht auch deshalb vielmehr, *die Welt* demenzfreundlich zu machen, wie auch Yvonne van Amerongen anmahnt? Denn – jetzt wird's ein bisschen pathetisch – wir können den Grad der Zivilisation unserer Gesellschaft daran erkennen, wie wir Menschen, die aus der Rolle fallen, in unserer Mitte dulden und mit ihnen umgehen. Weniger pathetisch und ganz praktisch heißt das, da anzufangen, wo sich die Menschen begegnen – in der Nachbarschaft, im Quartier, in der Kommune.[85]

Was ist im niedersächsischen Bad Bevensen aus dem geplanten Dorf weitab im Wald geworden? Die Finanzierung der geplanten Einrichtung sei »von der Zahlungsfähigkeit der Mieter abhängig«, hatte Hans-Peter Hellmanzik, Ratsherr, evangelischer Pastor im Ruhestand und Vorsitzender des Vereins *Demenzdorf Bad Bevensen e. V.,* im Juli 2014 in einem Konzeptpapier geschrieben.

> Ferner ist abzuklären, ob sich für ein solches Wohn- und Versorgungsprojekt eine Private Equity Gesellschaft interessiert, die fokussiert in Unternehmens- und Vermögensbeteiligungen im Gesundheitsmarkt investiert.

---

84 Informationen dazu auf der Homepage: http://suncityaz.org/wp-content/uploads/2016/06/2016-Yearbook-FINAL-for-Web.pdf, abgerufen am 26.02.2018.
85 Das ist auch der zentrale Punkt in einer Auseinandersetzung um Demenzdörfer zwischen Klaus Pawletko und Reimer Gronemeyer, Gronemeyer 2014, Pawletko 2014 in Dr. med. Mabuse.

Das scheint nicht der Fall gewesen zu sein. In kleinerem Maßstab, in einer alten Villa im Zentrum des Städtchens, sollten daraufhin die Pläne realisiert werden. Wenn die bisher dort untergebrachten geflüchteten Menschen raus sind. Die Räumung ist für 2019 geplant. Aber auch dann wird nichts aus den bescheideneren Plänen werden: »Doch auch dieses Engagement ist nun hinfällig. Denn die Mitglieder haben jetzt die Auflösung des Vereins ›Demenzdorf e. V.‹ beschlossen.« Das meldete am 15.09.2017 az-online (https://www. az-online.de/uelzen/bad-bevensen/alles-andere-bitter-8685857.html). Irgendwann – so ist aus dem DRK-Kreisverband zu hören – soll auf dem Gelände eine Wohnanlage entstehen.

Man gibt hier keinen einfach ab!

Wir sind freie Leut' hier und nit 'n Altersheim.
Marianne, WG-Bewohnerin

Trotz aller Bemühungen, einen Menschen mit Demenz darin zu unterstützen, in seiner gewohnten Umgebung und in seiner Wohnung zu bleiben, geht das häufig irgendwann nicht mehr. Es kann sein, dass die Angehörigen, die als *größter Pflegedienst der Nation* bezeichnet werden, die Sorge und Versorgung nicht mehr tragen können, auch nicht mit professioneller Hilfe. Bei jemandem, der allein lebt, wird das Alleinsein über lange Stunden des langen Tages und der Nacht zum Problem. Was dann?

Bei der Vorstellung, irgendwann in ein Heim umziehen zu müssen, graust es viele; bei der Überlegung, einen Angehörigen so unterzubringen, auch. Die Hoffnungen, die mit der Bezeichnung *Demenzdorf* geweckt werden, sind trügerisch: Selbst die Betreiber des Vorbildes *De Hogeweyk* bei Amsterdam bezeichnen das, was sie aufgebaut haben, als *Verpleghuis* – als ein Pflegeheim, wenn sie auch darauf bestehen, dass es ein sehr gutes sei.

Ilse und Dörte, Reinhards Frau und Tochter, fürchten, ihrem Mann und Vater könnte es in einem Heim schlecht gehen, da es schwierig sei, seine Wünsche, die er nicht mehr verbalisieren kann, zu erfüllen. Es ist für viele Menschen zudem nicht vorstellbar, die Sorge für ihren Angehörigen fremden, professionellen Helfern zu überlassen. Die Hoffnung, dass die in einer alternativen Versorgungsform individuell auf die Bedürfnisse eines Menschen mit Demenz eingehen können, macht die Idee der Wohngemeinschaften attraktiv: »Man gibt hier keinen einfach ab«, ist die Einschätzung eines Sohnes, dessen Mutter in einer Wohngemeinschaft in Hamburg lebte – und ist Titel eines Films über das Leben in derartigen WGs (Plemper 2010, Film *Man gibt hier keinen einfach ab*).

Vollbracht fasst die Ergebnisse seiner Untersuchung zum Bild der professionellen Altenpflege in den Medien so zusammen, dass die Wohnsituation alter Menschen im Heim »eher positiv« beschrieben wird. »Medienlob gibt es jedoch vor allem für Wohngemeinschaften« (Vollbracht 2015, S. 77). Es sieht auch einfach netter aus, wenn man den Alltag in einer der vielen WGs mit dem in einem Heim – und sei es ein anerkannt gutes – vergleicht. Zum Beispiel im STATThaus Offenbach im Zentrum der hessischen Großstadt. Die Hans und Ilse Breuer-Stiftung hat die Gründerzeitvilla vor Jahren gekauft, von Grund auf saniert und 2016 das Haus mit einem ambulanten Demenzberatungszentrum, einem Café im Souterrain und einer Wohngemeinschaft im zweiten Stock eröffnet.[86]

Das denkmalgeschützte Haus hat schon eine besondere Anmutung, wirkt herrschaftlich, ist aber kein Refugium für gutbetuchte Bürger. Wie in anderen Einrichtungen auch springt die Sozialhilfe ein, wenn die eigene Rente und das eigene Vermögen nicht ausreichen, die monatlichen Kosten zu decken.

Bis zu neun alte Menschen kann die WG aufnehmen. Das ist eine durchaus übliche Zahl: Einerseits soll sie so etwas wie eine große Familie simulieren – in dieser Generation habe nicht sonderlich viele Menschen in ihrer Jugend Erfahrungen mit Wohngemeinschaften gesammelt – andererseits ist es die Mindestzahl, die erforderlich ist, um ein solches Projekt zu finanzieren. Auf der Homepage der *Hamburger Koordinationsstelle für Wohn-Pflege-Gemeinschaften* wird eine Größe bis zu zwölf Personen genannt. Damit ist die Finanzierung gesichert; allerdings bringt die Größe eine gewisse Unübersichtlichkeit.[87]

Die Idee dieser WGs, oft bezeichnet als Demenz-WG oder Wohn-Pflege-Gemeinschaft, ist das gemeinsame Zusammenleben in einem Haushalt. Die Bewohnerinnen und Bewohner werden nicht wie in einem Heim versorgt, sondern bewältigen mit professioneller Unterstützung ihren Alltag. Die Angehörigen tragen dafür die Verantwortung.

Das sieht im STATThaus Offenbach so aus: Wie an jedem Werktag gegen neun Uhr morgens nimmt Waltraut[88] den Schlüssel von der Anrichte, geht die Treppe runter und macht dabei einen großen Schritt über die Fußmatte auf dem Treppenabsatz. Unter der verborgen liegt die Klingelmatte, die ein Signal in der WG ertönen lässt, wenn jemand drauftritt – die Sicherung, dass niemand unbemerkt das Haus verlässt. Das hat sich Waltraut gemerkt, genauso wie den Code am Gartentor. Sie tippt ihn ein auf der kleinen Tastatur und mit einem Summen öffnet sich die Pforte. Der Briefkasten ist draußen. Und wie jeden Morgen nimmt Waltraut die Post heraus und die ihr so wichtige Zeitung und geht wieder zurück, hinauf in den zweiten Stock. Ja und? Was sie tut, ist nichts Besonderes. Besonders ist, dass *sie* es tut. Immerhin lebt die alte Dame in einer Demenz-WG. Und das mit gutem Grund – auch wenn sie den vergessen hat.

---

86 Eine Fernsehreportage dazu siehe Plemper 2017 *Die vergessliche Wohngemeinschaft* in der Reihe Hessenreporter. Info siehe auch www.breuerstiftung.de – 18.06.2018.

87 Informationen zu Wohn-Pflege-Gemeinschaften: http://www.pflege-wgs-hamburg.de/index.php/was-sind-die-wohn-pflege-gemeinschaften.html – 18.06.2018.

88 Auch diese Menschen mit Demenz nenne ich nur mit Vornamen, auch wenn sie in ihrer WG mit Nachnamen und »Sie« angesprochen werden. Der Einfachheit halber tauchen hier auch das Personal und die Angehörigen nur mit Vornamen auf.

Die große Wohnküche, hohe Decke, lichtdurchflutet, vor den Fenstern eine geräumige Terrasse, ist der zentrale Ort der Wohngemeinschaft; an dem spielt sich das gemeinsame Leben ab. Andrea – eine der beiden Pflegekräfte in dieser Frühschicht, reicht eine bunte Ansichtskarte aus dem Stapel Post herum und bittet eine Mitbewohnerin, vorzulesen. Eine Kollegin aus dem Pflegeteam hat aus dem Urlaub geschrieben. Einige der Damen – sie haben nur einen Mann in ihrer Mitte – sitzen schon um den großen Esstisch. Denn schlafen können sie, solange sie wollen. Allerdings nicht den ganzen Tag im Bett bleiben – außer es gibt einen Grund dafür. Sie sind eine Gemeinschaft, an der alle selbstverständlich teilhaben sollen.

Bemerkenswert an dieser WG ist, dass man mit der Tatsache der Demenz offen umgeht. Die Bewohnerinnen sind nicht *zur Kur* dort oder *im Urlaub,* auch wenn sie den Grund ihres Zusammenlebens mit den anderen nicht formulieren können oder ganz vergessen haben. Marianne ist er sehr präsent. Früher hat sie in der Firma ihres Mannes die Buchhaltung gemacht. Lange her. Er ist vor Jahren gestorben und sie war allein. Bis zum Einzug im STATThaus.

Mein Sohn hat dafür gesorgt. Ich bin nachts spazieren gegangen, war aufm Friedhof und überall, die Polizei hat mich dann immer nach Hause gebracht. Na ja, und das, hat dann die Polizei gesagt, geht nicht auf die Dauer, da müssen Sie mal sich was anderes einfallen lassen. Und dann hat er das hier gelesen, beim Vorbeifahren, und dann hat er gesagt ›Mutti, ich zeig' dir mal was, das ist bestimmt was für dich, da kannst du dich bewegen, wie du willst, und kannst auch dich eingeben‹; und so hab ich das gesehen und dann – ich war ja auch die Letzte, die hier 'ne Zusage hatte.

Ins Heim wollte sie nicht. Renate auch nicht: »Also, ich wollte nicht ganz alleine leben, wie mein Mann verstorben war, da hab ich gedacht, unter Gesellschaft ist es besser.« Dass es nicht die ideale Lösung wäre, bei den Kindern einzuziehen – sofern die überhaupt Platz gehabt hätten –, war ihnen klar.

Nach dem Frühstück, das sich durchaus eine Weile hinzieht, bis die Letzten am Tisch sitzen und die Ersten schon die Tafel verlassen haben, wollen drei der Damen spazieren gehen. Allein. Dabei gelten Menschen mit Demenz als orientierungslos, stets in der Gefahr, sich selbst in vertrauter Umgebung zu verirren. Und die drei haben eine Demenz, wie alle in der WG. Zwei Jahre schon leben sie bei meinem Besuch im Herbst 2016 zusammen, kennen inzwischen die gewohnten Wege in ihrem Viertel und finden gemeinsam den Weg zum Park – und wieder zurück. Es ist eine Frage des Vertrauens, ihnen das zu gestatten. Bisher hat es noch immer geklappt. Und es ist eine Frage der Professionalität der

Pflegekräfte, ihnen das zuzutrauen, aber auch den Blick dafür zu haben, wann es nicht geht – nicht an einem bestimmten Tag oder überhaupt nicht mehr. Das Professionelle daran ist, sie nicht weiter einzuschränken als unbedingt erforderlich und ihnen zu ermöglichen, was sie noch können.

In einem Heim ist das nur schwer vorstellbar. Und in einem sogenannten *Demenzdorf* oder einer anderen Einrichtung mit großem Garten oder Park können die Bewohner zwar stundenlang herumlaufen, aber nicht unbedingt das Gelände verlassen. In Offenbach wird die Öffentlichkeit nicht vor ihnen geschützt; sie werden nicht versteckt, sondern sind im Quartier präsent. Die Angehörigen wollen es so.

Drei Partner haben sich in Offenbach gefunden: Die *Hans und Ilse Breuer-Stiftung* als Eigentümerin des Hauses; das kann auch ein üblicher Vermieter sein, etwa eine Wohnungsgesellschaft oder Genossenschaft. In diesem Fall hat die Stiftung das Projekt initiiert, zum Laufen gebracht und weiterhin unterstützt. Dann sind da die Angehörigen; sie sind die Auftraggeber: Jede der Bewohnerinnen hat einen Anspruch auf Pflegeleistung, entsprechend ihrer Einstufung. Die Angehörigen haben diese individuellen Ansprüche gebündelt und sich auf einen gemeinsamen Pflegedienst geeinigt, den dritten Partner. Die Pflegeleistungen zusammengenommen machen es möglich, rund um die Uhr Fachpersonal in der WG zu haben. Die im STATTHaus gilt als *selbstverantwortet* oder WG *in geteilter Verantwortung*.[89] Eine andere Form – nämlich *trägerverantwortet* – ist es, wenn ein Träger – der kann auch ein Pflegedienst sein – Wohnen und Pflege aus einer Hand anbietet. Er unterliegt damit der Heimaufsicht, entsprechend den jeweiligen Landesregelungen. Die selbstverantwortete WG dagegen ist kein Heim, keine *stationäre*, sondern eine *ambulante Versorgung*. Denn die Bewohnerinnen haben jeweils einen Mietvertrag, den ihre Angehörigen für sie abgeschlossen haben, für ihr Zimmer und die anteilige Nutzung der Gemeinschaftsräume. Deshalb werden sie von den Pflegekräften auch als *Mieter* angesehen, die in ihrer eigenen Wohnung leben. Im STATTHaus beträgt die Miete derzeit 500 Euro. Hinzu kommen das Essensgeld, eine Rücklage für Reparaturen und die Pflegekosten, von denen ein Teil von der Pflegeversicherung übernommen wird. Die Höhe ist abhängig von dem Pflegegrad, den die Bewohnerin zuerkannt bekommen hat. Die Kosten insgesamt belaufen sich auf etwa 4 000 Euro im Monat – und liegen damit unter den Sätzen für ein Heim im selben Quartier in Offenbach.

---

89 Die Bezeichnungen wie die Regelungen sind in den einzelnen Bundesländern unterschiedlich. Für Hamburg z. B.: http://www.pflege-wgs-hamburg.de/index.php/wohn-pflege-gemeinschaften-in-selbstverantwortung.html.

Marianne hat ihr Zimmer im dritten Stock, also dem Obergeschoss der WG, verbunden übers Treppenhaus und – für diejenigen, die keine Treppen mehr steigen können – über den in die Villa bei der Sanierung eingebauten Aufzug. Ihr Zimmer ist für sie nicht nur Schlafraum, sondern Rückzugsort, wenn ihr das Leben im Gemeinschaftsraum zu viel wird: »Wenn Sie nicht wollen, können Sie hier hochgehen. Tür zu und Feierabend.«

Jedes Zimmer ist individuell eingerichtet, die Bewohnerinnen sind mit einer kleinen Auswahl ihrer alten Möbel in die WG gezogen. Natürlich nicht mit der großen Schrankwand, die nicht ins Zimmer passt:

Den Sessel, den Tisch und die zwei Stühle und das Schränkchen und die Ablage hier. Mer hat immer noch was von zuhause mitgebracht. Man ist nicht ganz so ins Dunkle geschmissen worden, ne.

Später Vormittag, die Spaziergängerinnen sind – wie sonst auch – wohlbehalten zurück, Vorbereitung des Mittagessens. Zu den zwei Pflegekräften im Frühdienst kommt eine Kollegin für die Küche, an diesem Tag Claudia. Sie bekocht die Alten nicht, sondern kocht nach Möglichkeit mit ihnen gemeinsam. »Kommen Sie bitte und helfen Sie mir!«, spricht sie eine der Damen an, die nicht gerade mit einem Ausdruck der Begeisterung, aber durchaus willig vom Sofa aufsteht und zum Herd der großen Wohnküche schlurft. »Sie bitte auch! Ihre Hilfe brauch ich auch«, ist auch ihre Nachbarin dran. Claudia verteilt die Aufgaben: Gemüse waschen und putzen, kleinschneiden, Wasser für die Nudeln aufsetzen. Allein könnten sie es wohl nicht. Gemeinsam und mit Anleitung ist es die Fortsetzung dessen, was früher ihr Alltag war.

Jürgen, der einzige Mann in der WG, sitzt am Tisch und sieht zu. Es ist nicht die klassische Rollenaufteilung, sondern Jürgen, Anfang sechzig, ist dazu nicht mehr in der Lage. Er hat eine Form der Demenz, die ihn in jungen Jahren schnell hat abbauen lassen. Was er vom Trubel rund um den Herd mitbekommt, ist nicht erkennbar. Aber er ist dabei, kann die anderen sehen und hören, kann den Essensduft erschnuppern, der durch den großen Raum zieht. Aufstehen und herumgehen kann er nicht mehr. Auch Anna sitzt am Tisch, in ihrer Mobilität genauso eingeschränkt, aber noch in der Lage zu stricken. Die Pflegerin Andrea sitzt zwischen den beiden, wendet sich mal ihm, mal ihr zu:

Guck mal, ist die Nadel besser, die Häkelnadel? Die ist 'n bisschen größer, hm. Woll'n wir's mit der mal probiern? – Sie hat früher gern gestrickt und dass das einfach noch 'n bisschen weiter gefördert wird, die Motorik, dass die Finger mit durchbewegt werden, das ist wichtig, …

erklärt sie mir. Vor Jürgen liegen auf dem Tisch einige Memory-Kärtchen, auf-gedeckt. Suchend irrt sein Blick über die Bilder. In der Hand hält er ein weiteres, das er versucht, auf das identische Bild zu legen. »Prima, genau, da ist das Haus, da gehört es hin …« ermuntert und unterstützt ihn die Pflegerin. Seine Spra-che hat er verloren. Was ihm bleibt, ist, Geräusche mit den Lippen zu machen. Es hört sich an wie PRRRRT.

Er reagiert sehr auf uns, auf das Pflegeteam, auf jeden Fall versteht er uns. Er kann sich vielleicht nicht mehr so ausdrücken, aber durch seinen Blick. Auf jeden Fall versteht er uns. Dieses PRRRRT, das ist 'ne Zustimmung, er möchte sich äußern, er brummt recht wohlig, wenn ihm was gefällt, und wenn man jetzt hier hinten am Stuhl zieht oder jemand fasst ihn mal kurz hier hinten an, dann kommt BRUMMM, …

– womit er sein Missfallen kund tut. Es ist ein Verständnis für und ein Einge-hen auf ihn, der sein Befinden und seine Wünsche nicht mehr sprachlich aus-drücken kann, das sicherlich auch Dörte und Ilse, Tochter und Frau des Tisch-lers Reinhard, beeindruckt hätte. Auch für Jürgens Frau – erklärt sie bei einem Besuch – kam ein Heimplatz nicht in Frage:

Im Heim, war mir klar, dass er kaum betreut wird, sondern außer der Pflege nix mit ihm gemacht wird. Und das war die Alternative hier, dass für die neun Bewohner zwei Pflegekräfte sind, die auch gleichzeitig die Betreuung – soweit die Pflege nicht alles in Anspruch nimmt – übernehmen können, und er dadurch noch gefördert wird. Genauso dadurch, dass die eigentlich den ganzen Tag über hier im *Wohnzimmer* – Essplatz und Wohnzimmer – sein sollen, hat er immer genug Ablenkung.

Gemeinsames Kochen und Essen strukturieren den Tag und das Leben der klei-nen Gemeinschaft, ob die Bewohnerinnen dabeisitzen und zusehen oder eine Aufgabe übernehmen. Henriette, über neunzig und die älteste der Damen, deckt den Tisch, an dem alle Platz nehmen.

Marianne, bei der ich mich zunächst gefragt habe, ob sie eine mithelfende Angehörige zu Besuch in der WG ist, setzt sich neben Irmgard, die reglos in ihrem Lehnstuhl sitzt, nimmt ein Glas und lässt die Mitbewohnerin trinken. Die ergreift ihre Hand.

Mach es immer, weil sie kann nix und das tut dann weh. Da kümmer' ich mich drum, auch um Anna. Das gehört dazu. Ich halt das Essen mit an und und ich unterhalt mich, versuch's. Manchmal kommt was, da kommt 'ne Reaktion, machtse die Augen auf und lacht einen an. Und die hat so ein süßes Lachen. Aber so macht'se dann de ganze Tag. Aber se hat mich hier fest – da hält se mich dann fest, da weiß ich genau, dasse weiß, das ich das bin, ne. Ich denk halt immer, das kann mir auch passieren. Das ist es.

In der Zeit des Zusammenlebens ist eine Gemeinschaft gewachsen, betont – auch bei einem Besuch – Annas Tochter Elvira:

Das Besondere ist, dass die untereinander sich gut verstehen, das harmoniert. Das harmoniert zwischen Bewohnern, zwischen Angehörigen und dem Pflegeteam – auch untereinander. Und die Hilfsbereitschaft untereinander, jetzt unter den Bewohnern, das hat uns schon fasziniert, dass die auch aufpassen aufeinander, wenn's dem einen schlecht geht, wird's gesagt oder es wird's Pflegeteam geholt ›Schau mal, da musste mal gucken, der geht's nicht gut!‹, und dadurch unterstützen die natürlich auch's Pflegeteam, die Leute, die noch fit sind.

Sie sind in unterschiedlichen Stadien. Während bei Marianne das Problem war – und ist –, dass sie nicht allein sein kann, steht bei anderen mittlerweile die Pflege im Vordergrund. Wie bei Jürgen. Jahrelang hat sich die Familie zuhause – mit professioneller Hilfe – um ihn gekümmert, bis es nicht mehr ging und er in die WG gezogen ist. Dort bekommt er die besondere Betreuung, die er braucht. Seit einigen Monaten nimmt seine Beweglichkeit rapide ab – die Demenz schreitet fort. Die Pflegekräfte schauen aber nicht auf seine Mängel, sondern fördern, was er noch selbstständig tun kann. Auch beim Essen. Den Löffel kann er noch selbst zum Mund führen. Altenpfleger Ralf weiß genau, wann er eingreifen muss.

Das ist sein großes Grundbedürfnis, was zu essen, und das kann er auch. Aber wir müssen halt schauen, dass er nicht zu schnell isst. Er würde sich halt verschlucken und dieses Verschlucken kann dann auch dazu führen – das ist leider so –, dass Nahrung in kleinen Partikeln in die Luftröhre und dann auch in die Lunge kommt. Und das wär' natürlich ein Riesenproblem dann für ihn.

Nämlich eine Lungenentzündung schlimmstenfalls. Also achtet Ralf darauf, dass Jürgen immer nur eine kleine Portion auf dem Teller hat, wenig auf den Löffel nimmt und erst wieder zugreift, wenn er, was er gerade genommen, auch 'runtergeschluckt hat. Das ist ziemlich aufwendig. Schneller ginge es, der Pfleger würde ihm das *Essen anreichen,* wie es in Fachkreisen heißt. Laien sagen

Füttern – und so sieht es oft auch aus. Aber in der WG haben sie die Zeit, die Bewohner in dem ihnen bekömmlichen Tempo essen zu lassen.

Dass nach dem Essen, wer kann, den Tisch mit abräumt, ist selbstverständlich in der WG.

Früher Nachmittag, Dienstübergabe der Früh- an die Spätschicht. Die Kolleginnen berichten kurz, wie es jeder Bewohnerin an diesem Vormittag ergangen ist, dann reden sie länger über Jürgen. Es geht um die Überlegung, für ihn einen speziellen Pflegerollstuhl anzuschaffen, weil er sich auch mit Hilfe nicht mehr richtig bewegen kann. Ralf wägt ab, ob das so sinnvoll ist:

> Der hat halt den Nachteil, der Pflegerollstuhl, dass, wenn du da drinsitzt, auch die Körperwahrnehmung nachlässt, ist halt anders, als wenn man die Füße auf dem Boden hat, im Stuhl sitzt, in diesem Pflegerollstuhl. Der Vorteil ist halt, du kannst das individuell alles verstellen …

Gleichzeitig arbeiten sie gezielt daran, Jürgens Beweglichkeit zu erhalten. Dafür kommt ein Physiotherapeut ins Haus. Jürgen liegt in seinem Zimmer auf dem Bett. »Das ist gut, bisschen mitmachen«, ermuntert er Jürgen, der sich – mehr oder minder willig – durch und durch bewegen lässt. Er brummt – vielleicht ein Zeichen dafür, dass es anstrengend ist?

> Wenn er gelockert ist, dann sieht man, dass er ruhiger ist nachher. Am Anfang ist er ein bisschen anders, aber wenn er ein bisschen gelockert, massiert ist, dann ist er ruhiger. Dann sieht man auch, wie er im Gesicht Reaktionen macht. Jetzt macht er einen regen Eindruck, wenn ihm etwas nicht gefällt, dann macht er ein ganz anderes Gesicht. Jetzt will er bewegt werden, wenn ich so locker massier, kurz, dann ist er gelockert …

Und sicherer auf den Beinen als zuvor. Es ist unglaublich: Jürgen, den zwei Pflegekräfte zuvor mühsam durch die Wohnung schieben und ziehen mussten, geht jetzt, wenn auch langsam, selbst am Arm des Therapeuten zurück in die Wohnküche. Einmal wöchentlich bekommt er diese besondere Therapie.

Menschen mit einer Demenz gelten oft als schwierig und werden mit Medikamenten ruhiggestellt, *sediert*. Das soll den Pflegekräften die Arbeit erleichtern. In dieser WG bekommen sie nur – penibel dokumentiert –, was medizinisch notwendig ist, betont Altenpfleger Ralf:

> Die Mieter kamen aus Pflegeheimen und wir haben dann in Absprache mit den Hausärzten diese sedierenden Mittel runtergesetzt und die wurden

dann auch wieder aktiver – also sedierende Mittel, um auch Verhaltensauffälligkeiten zu steuern oder zu reduzieren. Aber das war hier in der Umgebung zum Glück nicht mehr notwendig. Wenn ein Mensch entspannter ist
und auch nicht ruhiggestellt, sediert ist, kann man oft mit ihm auch besser
noch zusammenarbeiten, er kann auch Dinge in der Pflege, im Alltag wieder
selbst übernehmen. Wir haben halt hier den Vorteil, dass es ein entspann-
teres Arbeiten ist, ein Miteinander, Zusammenleben mit den Mieterinnen
und wir auch nicht diesen Zeitdruck haben, muss man wirklich so sagen,
wie in den Heimen.

Natürlich würde vieles wesentlich schneller gehen, wenn Pflegekräfte und All-
tagbegleiter es selbst erledigen würden: Das Staubsaugen zum Beispiel, bei dem
Marianne aufzublühen scheint, wenn sie – gelegentlich von Carina aus dem
Spätdienst auf die eine oder andere Ecke hingewiesen – die Krümel um den
Esstisch herum wegsaugt.

Nicht anders ist es beim wöchentlichen Großeinkauf. Carina bricht mit
Marianne und Waltraut auf in den Supermarkt ein paar Straßen weiter. Vorher
haben sie mit den anderen den Essensplan für die nächsten Tage zusammen-
gestellt. Carinas Mann ist vorbeigekommen und fährt die kleine Gruppe. Ohne
ehrenamtliche Hilfe geht es nicht. Zielgerichtet arbeiten sie die Liste ab in dem
riesigen Laden, in dem auch Menschen ohne Demenz leicht den Überblick verlieren. Marianne hat ihn, weiß, wo was zu finden ist.

Das Einkaufen? Das find ich stark, das macht mir Spaß, weil's ganz in dem
Sinn wieder mal was ist, wasde früher jeden Tag gemacht hast. Und so geh-
ste nur einmal in der Woche mit, ne. Und dann kannste auch mal sagen, ›ja,
das würde ich gerne mal essen‹ und wenn das im Preis liegt, dann kriegen
wir das auch mal zu essen.

Sie achten schon aufs Geld. Denn von den einhundertfünfzig Euro, die jede
WG-Bewohnerin monatlich in die Haushaltskasse zahlt, bestreiten sie alle Aus-
gaben fürs Essen. Waltraut schiebt den Einkaufswagen und ist verunsichert
angesichts der Mengen, die sich darin türmen:

Waltraut: Das ist mir zu viel, ich bin eine Person.
Carina: Na ja, …
Waltraut: Was soll ich damit?
Carina: Sie wissen ja, wie schnell das dann immer weg ist.
Waltraut: Ich geh allein, ich bin allein.

Und auf meine Frage, ob sie denn nicht für die ganze Wohngemeinschaft einkauft, sieht sie mich verständnislos an:

Nein, es gibt keine Wohngemeinschaft bei mir. Nur für mich.

Aber alle in der Wohngemeinschaft, die laufen können, packen nach ihrer Rückkehr mit an, um den Einkauf in Schränken, auf Regalen und im Kühlschrank zu verstauen.

Eine der Damen hat Besuch bekommen, ihre Tochter und ihr Enkel sind da. Aber eigentlich ist es egal, wer mit wem wie verwandt ist: Sie machen den Eindruck einer großen Familie, gehören alle zusammen, freuen sich erkennbar und nehmen sich zur Begrüßung in den Arm. Der Kaffeetisch ist gedeckt. Weitere Töchter kommen und Jürgens Frau. Diese Besuche gehören dazu; wer Zeit hat, sieht mal rein, auf einen Kaffee oder auch, um etwas zu erledigen. Norma kümmert sich um die Haushaltskasse, verwaltet das Konto, holt Bargeld für den Einkauf, kontrolliert die Rechnungen und trägt alles in ihr Kassenbuch ein. Um ihnen die Verwaltung der WG, vor allem die Kommunikation, zu erleichtern, hat die Breuer-Stiftung ein Intranet entwickeln lassen. So können sich die Angehörigen untereinander austauschen und die Pflegekräfte informieren. Elvira, Annas Tochter, steht mit Pfleger Ralf vor dem PC in der Büro-Ecke des großen Raumes.

Wir haben die Aufgabe, das Ganze zu … – ich würd' schon sagen, zu leiten. Wir hatten jetzt 'ne Praktikantin da beim Angehörigen-Treffen und die fragte uns ›Wer ist denn hier der Chef?‹ Und dann haben wir uns alle angeguckt und gesagt ›Eigentlich sind wir die Chefs, die ganzen Angehörigen.‹ Das Pflegeteam – die sind ja von uns beauftragt, also die führen die Arbeiten aus, aber entscheidend ist, wir sind diejenigen, die das alles auch koordinieren oder eingreifen, wenn was nicht passt oder wir was anschaffen müssen.

Sie haben sich auf ein Betreuungskonzept verständigt und danach den Pflegedienst ausgesucht. Sie haben entschieden, dass sich ihre alten Mütter an der Hausarbeit beteiligen sollen – aber niemand dazu gezwungen wird. Sie werden auch irgendwann entscheiden, ob die Waschmaschine repariert werden oder durch eine neue ersetzt werden soll. Dazu muss man bereit sein, ist für Jutta Burgholte-Niemitz klar, Leiterin des STATThauses:

Ich glaube, dass diese selbstverwaltete WG nicht für jeden der richtige Weg ist. Aber ich glaube, dass es für viele Menschen, die tatsächlich bereit sind, mitzugestalten und Verantwortung zu übernehmen, dass es 'ne gute Möglichkeit ist, sich einzubringen. Und der Erfolg gibt uns recht: Ja, die Ergebnisse und Erfahrungen, die wir machen, werden uns weiterhin antreiben, in diese Richtung zu gehen.

Sie wenden eine Menge Zeit auf, bei meinen Besuchen sind es die Töchter der alten Damen, die in der WG leben. Erfahrungen haben sie auch mit anderen Formen der Betreuung und Unterbringung gesammelt. In einem Heim, aus dem Elvira nach kurzer Zeit ihre Mutter Anna wieder herausgeholt hat. Sie fand es schrecklich und ist froh, schnell die Konsequenzen gezogen zu haben:

> Es war die richtige Entscheidung, meine Mutter hier in die WG zu tun. Und ich komm gern hierher, und ich hab absolut kein schlechtes Gewissen, dass ich sie zuhause nicht versorgen kann.

Dem stimmen die anderen zu.

In Offenbach hat die Stiftung das Projekt auf den Weg gebracht. Mariannes Sohn hatte im Vorbeifahren das Schild an der damaligen Baustelle gesehen und überlegt, ein solches Angebot könnte das Richtige für seine Mutter sein. Es braucht eine solche Initiative, ist auch Jutta Burgholte-Niemitzs Erfahrung:

> WGs leben davon, dass man einen guten, gründlichen Aufbauprozess gestaltet. Dazu braucht es Initiatoren, die auch gleich die Angehörigen-Perspektive mitdenken. Die nicht von sich aus sagen: ›Wir regeln das alles für Sie‹, sondern wir sind der Auffassung, und so gehen wir die Aufbausituation auch an, dass wir sagen: ›Wir nehmen Sie von Anfang an mit ins Boot, stellen Sie sich drauf ein, dass Sie die Prozesse weitergestalten, wenn die Initiatoren in die zweite Reihe treten.‹

Denn eine solche Stiftung stiftet an. Dann müssen die Angestifteten selbst weitermachen – mit Unterstützung der Fachleute, die Erfahrung darin haben, derartige Prozesse zu gestalten. Aber es gibt Hürden, die übersprungen oder umgangen werden müssen: Nicht nur im Großraum Frankfurt läuft der Wohnungsmarkt aus dem Ruder. Und der Charme einer WG besteht darin, dass sie in einem normalen Wohnquartier aufgebaut wird und nicht irgendwo am Rand der Stadt in einem Gewerbegebiet:

> Wir brauchen Handlungs- und Planungssicherheit, wir brauchen den Wohnraum – das ist ein Thema für Kommunen, da haben die auch schneller mal den Überblick in ihren Liegenschaften, was es da für Möglichkeiten gibt –

wir brauchen ja immer 300–400 m² Wohnraum, das hat man natürlich auch nicht gleich so an der Hand oder in der Hinterhand. Von daher: Das wäre wirklich 'ne Aufgabe für Kommunen, ja.

Es ist der Appell der STATThaus-Leiterin an die Verantwortlichen in den Kommunen, ihre raren Grundstücke in guter Lage nicht meistbietend für den nächsten Block teurer Eigentumswohnungen an einen Investor zu verkaufen, sondern diese Flächen auch für einen solchen – sozialen – Zweck abzugeben. Dieser Appell gilt genauso den Vermietern, auch den großen, den Genossenschaften und Wohnungsgesellschaften:

Wir würden uns viel mehr soziale Vermieter wünschen, die Wohnraum zur Verfügung stellen – in jedem Fall – das ist auch unser Problem. Es fehlt an geeignetem Wohnraum!

Das klingt alles sehr schön, geradezu romantisch. Es ist nicht mehr die verklärte Vorstellung von der Großfamilie, in der die Alten, respektiert und geachtet, ihren Platz am warmen Ofen finden. Stattdessen ist es die liebevolle Betreuung in der Wohngemeinschaft, möglichst im Quartier um die Ecke, verantwortet von den engagierten Kindern – auch den Söhnen! – der Alten mit Demenz. Es lädt zum Träumen ein. Solange, bis man sich vor Augen führt, dass auch Menschen ohne Kinder alt werden und verwirrt oder die Kinder der Menschen mit Demenz weder willens noch in der Lage sind, sich um ihre alten Eltern zu kümmern, vielleicht weit, sehr weit weg leben.

Menschen mit Demenz, die allein leben, sind im Moment eine Zielgruppe, die wir auch genauer ins Auge nehmen müssten. Dann kommt natürlich im günstigen Fall eine gesetzliche Betreuung, d. h. jemand, der an der Stelle die Verantwortung für die strukturellen Rahmenbedingungen übernimmt. Wir müssen neue Lösungen finden, wir brauchen die sogenannten Paten, die Helfer, die Begleiter. Wir müssen einfach schauen, wie wir als Gesellschaft auch ein bisschen näher zusammenrücken und auch für Menschen, die alleinstehend sind, mit-sorgen. Die mitsorgenden Gemeinschaften sind damit auch gemeint. Auch da müssen wir uns auf den Weg machen, daran zu arbeiten – da gibt es aber auch schon sehr gute Beispiele.

Gemeint sind die genannten Paten-Projekte, in denen Nicht-Verwandte sich ein Stück weit verantwortlich für einzelne WG-Bewohner fühlen und sich um deren Angelegenheiten kümmern, sie unterstützen und ihr Engagement in die

WG einbringen. Solche Projekte bringt zum Beispiel die Hamburger Fachstelle *Bürgerengagement für Wohn-Pflegeformen im Quartier* auf den Weg (http://www.stattbau-hamburg.de/index.php/willkommen.html). Wo keine *Angehörigen* bereitstehen, sind es dann *Zugehörige,* wie sie mittlerweile auch genannt werden. Sich um einen Menschen mit Demenz zu kümmern, ist eben nicht nur eine Aufgabe für die Verwandten, sondern eine gesellschaftliche Herausforderung. Bisher spielen die Wohngemeinschaften nur eine sehr kleine Nebenrolle für Menschen mit Demenz. 1,8 Prozent von ihnen leben in einer WG.[90] Die Zahlen schwanken von Land zu Land. Aber es tut sich was.

Und den alten Damen und ihrem Mitbewohner in der WG im STATThaus geht es offensichtlich gut, wenn sich dieser Zustand auch von Tag zu Tag ändern kann. Es sind die kleinen Freiheiten, die für Marianne wichtig sind:

> Wir können uns bewegen, wie wir's gern hätten. Ich mein, gut, Rücksicht muss jeder nehmen, in jeder Gemeinschaft, aber mer fühlen uns pudelwohl. Mer könne mitreden, was mer essen und wann mer was machen, wir sind freie Leut' hier und nit 'n Altersheim.

Mit Waltraut und Henriette sitzt sie auf dem Sofa, der Fernseher läuft – *Tagesschau.* Das ist bei ihnen wie in anderen Familien ein Ritual. Sie nehmen Anteil an dem, was geschieht in der Welt. Das haben sie früher schließlich auch getan. Natürlich war es eine Umstellung für sie, nicht mehr allein zu leben, sondern in einer Wohngemeinschaft, zusammen mit anderen, die auch Hilfe im Alltag brauchen, einige sogar in erheblichem Maße.

Das Besondere ist, dass sie darin bestärkt werden, das weiterhin zu tun, was sie können. Ihr Alltag ist durch ihre Stärken bestimmt, nicht durch vermeintliche oder tatsächliche Defizite. Dabei wird aber ihre Demenz nicht schamvoll verschwiegen. Marianne ist sich des Grundes für ihren Einzug im STATThaus bewusst. Auch, wenn sie mit Waltraut darüber redet.

> Marianne: Ich persönlich hab das am Anfang gar nicht selbst gemerkt. Das haben die Kinder gemerkt, mit de Mutti stimmt was nicht. Da hab ich meine Brille gesucht oder ich hab meinen Geldbeutel gesucht, das hat sich gehäuft …

---

90 Klie 2017, Präsentation, Folie 7. Zahlen über Wohngemeinschaften für Menschen mit Unterstützungsbedarf, darunter auch solche mit Demenz, liefert Klie 2017a. Grundsätzliches hat Pawletko 2004 aufgearbeitet.

Waltraut: Da hab ich echt Gedächtnislücken. Ich weiß nicht, ob das dazu gehört.

Marianne: Ja, wenn du dich nicht gut auskennst, dann irrst du in dem ganzen Haus 'rum, ja. Gut, so weit sind wir noch nicht, ne. Das kann noch alles auf uns zukommen …

Sie wissen, dass sie gut aufgehoben sind. Und dableiben können. Bis zum Schluss.

Selbstbestimmt bis zuletzt?

Im Vordergrund steht das Gefühl der Freiheit.
Jan Wojnar, Gerontopsychiater

Es ist die große Angst vieler Menschen, durch eine Demenz aus der Rolle zu fallen, von Normen abzuweichen und den Erwartungen anderer – und den eigenen – nicht mehr gerecht zu werden. Gleichbedeutend ist die Angst, nicht mehr über das eigene Leben bestimmen zu können, auch nicht über den nächsten Schritt im Alltag, wie der Gerontopsychiater Jan Wojnar es in Begegnungen mit Menschen in einer frühen Phase ihrer Demenz erfahren hat. Die hatten die Befürchtung, mit einem Gedächtnisverlust auch ihr Mensch-Sein zu verlieren.

Es ist vielleicht tröstlich, dass sich im Verlauf der Demenz die Sicht verschieben kann – in einem wohlwollenden Umfeld, ohne Beschämung, ohne tagtäglich vor Augen geführt zu bekommen, dass man nichts mehr versteht und nichts mehr kann. Dann – so betonen Fachleute – können Demente noch ein gutes Leben haben, sogar ein *lustvolles*. Trotzdem haben wir den Wunsch, selbstbestimmt bis zuletzt zu leben, also auch die Bestimmung über den letzten Schritt, das eigene Ende nicht aus der Hand zu geben. Es ist nicht nur für diejenigen ein wichtiges Thema, die eine Demenz entwickeln oder Zeugen dessen sind, sondern rührt an unseren gesellschaftlichen Umgang mit unserem Ende, führt der Medizinhistoriker Daniel Schäfer aus, der aus historischer Sicht die Annäherung der Medizin an den Tod beschreibt:

> Der biologische Tod bildet – genauso wie die Geburt – eine anthropologische Konstante. Was sich aber sehr wohl geändert hat und noch ständig ändert, sind Ursachen, Orte und Umstände des Sterbens sowie der Einfluss der Heilkunde auf diesen Wandel. (Schäfer 2015, S. 149)

Zu diesem Einfluss der Medizin mit ihren ständig erweiterten Möglichkeiten, »in den natürlichen Prozess zu Ende gehenden Lebens – sei es verlängernd, sei es verkürzend – einzugreifen« – stellt der Philosoph Jan P. Beckmann Überlegungen aus ethischer Sicht zu Autonomie und Selbstbestimmung am Lebensende an, und betont, dass es deshalb gerade in der heutigen Zeit unerlässlich sei, sich eins immer wieder klar vor Augen zu führen: »Das Verständnis zentraler Begriffe einer humanen Kultur« (Beckmann 2017, S. 27). Dazu gehört der Umgang mit dem Ende des Lebens. Aber nicht allein das biologische Ende des Menschen ist hier entscheidend, sondern ebenfalls das, was oft als der soziale Tod bezeichnet wird – ein Leben unter Ausschluss aus der Gemeinschaft. Auch daran zeigt sich eine humane Kultur oder der Stand der Zivilisation. Beckmanns Überlegungen halte ich deshalb für aufschlussreich auch für unseren gesellschaftlichen Umgang mit der Herausforderung Demenz.

Reimer Gronemeyer problematisiert, dass die Eingriffe in den Sterbeprozess durchaus den Vorstellungen vieler Menschen entsprechen:

> Es besteht die Gefahr, dass das eigene Sterben immer mehr zum Projekt der Planung und Vorsorge wird. Unser Leben zu planen, das haben wir gelernt. Kommt jetzt die Sterbeplanung dazu? Setzen sich in der Sterbebegleitung Modularisierung, Standardisierung, Qualitätskontrolle und Evaluation durch, dass wir am Ende einem qualitätskontrollierten Sterben ausgeliefert sind? (Gronemeyer 2007, S. 22)

Ohne sonderlich tiefsinnig zu werden, ist festzuhalten, ja, wir sind *dem Sterben ausgeliefert,* ob wir das hinnehmen oder gestalten wollen oder ob wir uns auf den Gestaltungswillen anderer und deren Angebote verlassen. Aber ein gewisses Unbehagen sieht Gronemeyer auch bei denen, die den natürlichen Ablauf nicht einfach akzeptieren wollen:

> Die medizinische Versorgung von Menschen am Lebensende ist immer perfekter, immer professioneller geworden – so professionell, dass die Menschen irgendwann begannen, misstrauisch zu werden. (S. 20)

Es ist ein Dilemma, auf der einen Seite auch noch den Prozess des eigenen Sterbens optimieren zu wollen, auf der anderen Seite aber zu beklagen, dass dieser Prozess immer perfekter wird – eben optimiert.

Beckmann stellt die Begriffe Autonomie und Selbstbestimmung in den Mittelpunkt seiner Ausführungen und bezieht sie vor allem auf das Ende des Lebens. Das erscheint ihm »um so dringlicher angesichts der nachgerade verborgenen Wirklichkeit von Sterben und Tod infolge von *Hospitalisierung* und dadurch *verminderter öffentlicher Wahrnehmbarkeit*« (Beckmann 2017, S. 27. Hervorhebung im Original). Denn – trotz aller gegenteiligen Wünsche – gestorben wird in Institutionen: »Noch stirbt fast jeder zweite ältere Mensch in Deutschland in einer Klinik«, aber »Nur sechs Prozent der Deutschen möchten ihre letzte Lebensphase im Krankenhaus verbringen«, meldet die Bertelsmann-Stiftung in ihrem *Faktencheck Gesundheit*.[91]

Was Beckmann für die Medizin und das Ende des Lebens konstatiert, lässt sich auf das Thema Demenz anwenden: Zum einen erreichen – nicht zuletzt dank der modernen Medizin – immer mehr Menschen ein hohes Alter, mitunter um den Preis der Demenz. Zum anderen sind in unserer Gesellschaft Menschen mit Demenz im Alltag nicht sichtbar: Die einen verschwinden in Institutionen, die anderen – und das ist die Mehrheit –, die von Familienangehörigen umsorgt und gegebenenfalls gepflegt werden, sind allenfalls im eng begrenzten häuslichen Umfeld wahrzunehmen. Gronemeyer nennt explizit »Menschen mit Demenz, die bisweilen sozial bereits für tot erklärt werden und nur noch physisch am Leben sind« (S. 20). Die Auseinandersetzung um ihre Sichtbarkeit oder Sichtbarmachung in der Gesellschaft dürfte uns irgendwie bekannt vorkommen: In den letzten Jahren und Jahrzehnten haben Menschen mit Behinderung dafür gestritten, auf der Straße und im Café, im öffentlichen Nahverkehr und in der Arbeitswelt, kurz gesagt: im Alltag, sicht- und wahrnehmbar zu sein.

Der Philosoph Beckmann betont angesichts der Unvermeidbarkeit auch des eigenen irgendwann bevorstehenden Todes »das *Freiheitspotenzial* der Endlichkeit, sich nämlich als Mensch im Unterschied zum Tier zur eigenen Sterblichkeit *in ein Verhältnis setzen zu können und entsprechend zu leben und zu handeln*« (27 f., Hervorhebung im Original). Dabei sei es falsch, das Lebensende als ein *Defektphänomen* zu betrachten. Schließlich gehört – was eine Plattitüde ist, deren Kenntnis sich erst allmählich zu verbreiten scheint – das Lebensende zum Leben selbstverständlich dazu.

Wenn es denn eine in heutiger Zeit nur schwer zu akzeptierende Tatsache zu sein scheint, dass das – möglichst gute – Leben nicht endlos weitergeht, so ist der Gedanke, dass die letzte Phase vor diesem unvermeidlichen Ende nicht nach den eigenen Vorstellungen und Wünschen verläuft, für viele Menschen schier unerträglich. Die mögliche Last des Alters wird gern verdrängt, das weit verbreitete Bild der immer noch lebenshungrigen und diesen Hunger stillenden Alten kennen wir aus der Werbung. Dazu passt überhaupt nicht die Aussicht, irgendwann einmal nicht mehr Herr der eigenen Sinne zu sein, über die Umstände und über das eigene Leben nicht mehr selbst bestimmen zu können. Auch in dieser Phase des Lebens gilt es, die Freiheit zu erhalten, die Beckmann für den letzten Zeitraum konstatiert: »Grundlage hierfür sind Autonomie und

---

91 https://faktencheck-gesundheit.de/de/presse/pressemitteilungen/pressemitteilung/pid/medizinische-versorgung-am-lebensende-noch-zu-haeufig-im-krankenhaus/ abgerufen am 25.04.2018.

Selbstbestimmung« (S. 28) – wenn es ans Sterben geht genauso, wie wenn die Sinne schwinden.

Beckmann räumt mit einer – aus Philosophensicht – falschen Deutung der Begriffe auf: Ein Fehler bestehe darin, die Zuschreibung von Autonomie »von Fähigkeiten abhängig« zu machen (S. 29): »›Autonom‹ ist demnach der starke, gesunde, selbstbewusste, unabhängige Mensch im Unterschied zum schwachen, kranken, seiner selbst unsicheren, von der Mitwelt abhängigen Menschen« (S. 28). Hinzu komme, dass Autonomie Menschen in Abstufungen zugeschrieben werde. Nach diesem Verständnis sind Neugeborene noch nicht, ›Altersschwache‹, wie er sie nennt, also auch Menschen mit Demenz »*kaum noch* autonom« (S. 29, Hervorhebung im Original), während Menschen mit einer sogenannten schweren geistigen Behinderung dieses Attribut zeitlebens nicht zuerkannt werde (S. 30). Daraus werde in der Praxis von Einrichtungen der Schluss gezogen, »man müsse dieses ›Defizit‹ durch vermehrte Fürsorge zu kompensieren suchen«, mit der Folge, »dass man möglicherweise nur eingeschränkt auf die Wünsche und Vorstellungen des Kranken[92] hört und damit Gefahr läuft, ihn *fremdzubestimmen*«, was dazu führen könne, »dass man es mit dem Kranken zwar gut meint, aber objektiv *gegen seinen Willen* handelt«, weil die gebotene Legitimation für dieses Handeln fehle – denn auch der kranke und alte Mensch müsse zustimmen (S. 30). Was Beckmann für das Lebensende infolge einer schweren Krankheit feststellt, lässt sich auf die Situation von Menschen mit Demenz und ihr Lebensende übertragen.

Autonomie bedeutet *Selbstgesetzlichkeit* und nicht *Selbstgesetzgebung,* ist damit keine *Handlung,* sondern ein *Sein,* demzufolge könne dem Menschen Autonomie weder zukommen noch abgehen, »weil der Mensch Autonomie nicht *besitzt,* sondern weil er autonom *ist*« (S. 30). Sie ist für Beckmann keine Fähigkeit, weshalb sich für ihn die Frage nach der Autonomie des Neugeborenen oder des Greises nicht stellt, sondern »eine vom Menschen nicht trennbare Verfasstheit« – weshalb sie auch nicht abstufbar sei (S. 31). Was im alltäglichen Sprachgebrauch als Autonomie eingefordert wird, beruhe auf einem falschen Verständnis: Autonomie sei »gerade *nicht* Ausdruck eines isolierten Individualismus, als die sie immer wieder hingestellt wird, sondern im Gegenteil Garant der Gemeinschaftlichkeit des Menschen. Dank ihres *relationalen* Charakters verbindet ›Autonomie‹ das jeweilige Subjektsein der Menschen miteinander zum ›wir‹«, was für alle Menschen gelte (S. 32). Unter Bezug auf Kant zieht er das

---

92 Es geht bei Beckmanns Überlegungen vor allem um das Lebensende infolge schwerer Krankheit, BP.

»Fazit: Autonomie bedeutet Selbstsein unter den Bedingungen der Anerkennung des Selbstseins des Mitmenschen« (S. 34).

Das mag sich nach einem abgehobenen theoretischen Diskurs anhören, wird aber praktisch relevant, wenn man sich Folgendes vor Augen führt: Weil der Mensch »autonom ist, besitzt er das Recht, über sich selbst zu bestimmen«, ist er »unabhängig von Umständen oder Fähigkeiten *um seiner selbst willen* zu respektieren« (S. 35, Hervorhebung im Original). Beckmann unterscheidet dabei »zwischen Autonomie einerseits und ihrer Manifestation durch Selbstbestimmung andererseits« (S. 34); er betont, der Mensch sei Subjekt. Fehle die Anerkennung dieser Tatsache, sei er eben »der Gefahr der *Fremdbestimmung* ausgesetzt« (S. 34). Die beiden Begriffe Autonomie und Selbstbestimmung unterscheide: »Autonomie gehört zur Kategorie dessen, was *ist,* Selbstbestimmung zur Kategorie dessen, was *getan werden kann und darf*« (S. 35). Und deshalb sei es einfach ein falscher Schluss, einem Menschen nach dem Maß seiner Fähigkeit zur Selbstbestimmung ein Maß an Autonomie zuzuschreiben (S. 35). Nun ist es weniger relevant, ob man im täglichen Umgang immer die Begriffe richtig benutzt; wichtiger ist, deren Gehalt ernst zu nehmen und in die Alltagspraxis umzusetzen.

Das gilt auch für die Begriffe *Menschenwürde* und *Lebensschutz,* die er auf unterschiedlichen kategorialen Ebenen sieht: Deshalb stehe fest, dass »die Würde des Menschen ausnahmslos *abwägungsavers* ist, d. h. gegenüber keiner anderen ethischen Norm abgewogen werden kann, selbst nicht gegen die Fundamentalnorm des Lebensschutzes« (S. 36). Dagegen sei »der Schutz menschlichen Lebens ein hohes Rechtsgut unserer Verfassung«, gelte jedoch nicht uneingeschränkt. Als ein Beispiel nennt er den Schwangerschaftsabbruch (S. 36). Der Schluss: Es wäre »ein Würdeverstoß, würde man einen Menschen *gegen seinen erklärten Willen* zum Weiterleben zwingen« (S. 36).

Wichtig für die Praxis sind die Schlussfolgerungen, die Beckmann aus dieser philosophischen Betrachtung zieht, namentlich »für den Umgang mit dem menschlichen Lebensende aus ethischer Sicht« – so die Überschrift des entsprechenden Kapitels (Kap. 4., 38 ff.)

Er zieht noch einmal die direkte Linie vom Grundsatz »Sterben und Tod sind Ausdruck menschlicher Endlichkeit« über das Bewusstsein dieser Tatsache zur Möglichkeit, »sein Leben entsprechend zu gestalten« als eine »Freiheitserfahrung«:

> »Eben deshalb ist die Betonung der Autonomie insbesondere am Lebensende angesichts oft schwindender Möglichkeiten ihrer Manifestation durch Akte der Selbstbestimmung so wichtig: Nur so wird das Freiheitspotenzial menschlicher Endlichkeit bewahrt.« (S. 38)

Dazu gehört für ihn ausdrücklich auch die Niederlegung dieses Willens in einer Patientenverfügung. Umsetzen soll die dann das Fachpersonal:

> Eben diese Freiheitserfahrung zu ermöglichen und zu stärken, stellt eine zentrale Aufgabe der Palliativmedizin dar. Sie verwirklicht dies durch die möglichst lange *Erhaltung* und immer wieder zu versuchende *Stärkung* der Selbstbestimmung des Menschen, der das Ende seines Lebens vor sich hat und sich dazu *in ein Verhältnis* zu setzen sucht mit dem Ziel der *Annahme* des zu Ende gehenden Lebens. (S. 38, Hervorhebung im Original)

Das klingt nach einem Patienten, der am Ende seines Lebens rational reflektiert und daraus Schlüsse zieht. Welsh kritisiert dagegen einen »auf rationale Selbstbestimmung reduzierten Autonomiebegriff« und beruft sich auf »die aktuelle Unzufriedenheit in der Bio- und Medizinethik« mit diesem Begriff. (Welsh 2017, S. 13)

Das Ziel des Philosophen muss auch nicht unbedingt das Ziel dessen sein, der diesen Prozess durchläuft: Nicht allen Sterbenden ist es vergönnt, den bevorstehenden Tod tatsächlich anzunehmen. Es kommt durchaus vor, dass sie bis zuletzt mit ihrem Schicksal hadern. Gerade in dieser Situation sind die Umstehenden, ist die Professionalität des Personals gefragt, trotzdem nicht von ihrer Seite zu weichen.

Und noch einmal ist die Frage, ob sich ein solcher Begründungszusammenhang nicht auch vom Ende des Lebens übertragen lässt auf die Phase einer Demenz. Die möglichst lange Erhaltung und immer wieder zu versuchende Stärkung der Selbstbestimmung des Menschen sollte auch für denjenigen gelten, dessen Selbstbestimmung durch tatsächlich vorhandene oder zugeschriebene Schwierigkeiten im Fassen eines Entschlusses und dessen Artikulation eingeschränkt ist. Auch das ist eine Herausforderung für die professionellen Helfer, aber auch für Sorge tragende Angehörige und Freunde und insgesamt für die ganze Gesellschaft.

Eine Voraussetzung muss dafür gegeben sein: Wie die Palliativmedizin »das *kurative* Paradigma der Medizin zugunsten einer die menschliche Endlichkeit *hinnehmenden* Medizin verlassen hat« (S. 38), muss die Umgebung eines Menschen – und die Gesellschaft – dessen Veränderungen hinnehmen und den Anspruch aufgeben, das Leben könne so weitergehen wie bisher. In beiden Fällen, bei einer lebensverkürzenden Krankheit wie beim Auftreten einer Demenz, ist das eine schmerzliche Erkenntnis und ein in noch größerem Maße schmerzhafter Prozess. Der Einsicht in die Tatsache, dass es kein Wundermittel gibt, dieses Leben zu retten, gar den Sterbenskranken gesunden zu lassen, gleicht es, sich der Tatsache zu stellen, dass die Entwicklung einer Demenz nicht umkehrbar und allenfalls eine Zeitlang zu verlangsamen ist – nach Versprechungen der Medizin. Die erste Konsequenz im täglichen Umgang könnte darin bestehen, den Menschen mit Demenz zu akzeptieren, wie er ist und ihm nicht ständig irgendwelche Defizite vor Augen zu führen.

Schwierig ist bei Menschen mit Demenz die Forderung zu erfüllen, dass beim »Zulassen des Sterbens bei gleichzeitigem *Versuch bestmöglicher Erhaltung von Lebensqualität* für den Patienten […] die Urteilskompetenz für die Qualität seines Lebens *ausschließlich* bei ihm liegt« (S. 39, Hervorhebung im Original). Wie in dem Fall, dass ein Patient nicht in einer Patientenverfügung oder in Gesprächen mit Vertrauenspersonen dargelegt hat, wie er sich den Umgang mit ihm wünscht, wenn er nicht mehr einwilligungs- und artikulationsfähig ist, sind ihm zur Seite stehende An- und Zugehörige wie professionelle Helfer auch bei einem Menschen mit Demenz dann auf Mutmaßungen angewiesen. Bei aller Schwierigkeit ist das möglich. Eine zentrale Aussage Beckmanns lässt sich von der Pflege Sterbender auf die Betreuung von Menschen mit Demenz übertragen: »Palliation ist ihrem Wesen nach keine Defizitbehandlung, sondern Selbstbestimmungsstärkung« (S. 39). Die Sorge für und – irgendwann – Pflege von Menschen mit Demenz eben auch!

Nimmt man diesen Grundsatz ernst, verbietet es sich, gegen den Willen eines Patienten lebensverlängernde Maßnahmen einzuleiten, denn sein Leben ist nicht gegen seinen Willen zu schützen. Staat und Gesellschaft haben vielmehr die Pflicht, »seine Freiheit vor Fremdbestimmung auch und besonders am Lebensende zu garantieren« (S. 40).

Es leuchtet ein, dass diejenigen, die dem mutmaßlichen Willen eines Sterbenden nachkommen, jemandem Einhalt gebieten, der nach seinem professionellen Verständnis noch diese oder jenes tun könnte und das auch möchte. Die großen Fragen sind klar, aber schwer zu beantworten: Erhöht eine Maßnahme noch die Lebensqualität oder ist sie nur eine aus fachlicher Sicht folgerichtige Handlung? Ist das Unterlassen im Sinne des Patienten, auch oder gerade weil es seine begrenzte Lebenszeit verkürzt? Um die Antworten ringen die Beteiligten. Auf einer völlig anderen Ebene spielt sich ab, was im Alltag für einen und mit einem Menschen mit Demenz wichtig ist.

Die fürsorgliche Einschränkung der Selbstbestimmung

Vorbei sein sollen die Zeiten, in denen Experten über die Köpfe der Betroffenen hinweg für sie, in ihrem Sinne und in ihrem Namen entschieden haben. An die Stelle der übergestülpten Expertenmeinung ist die informierte Entscheidung getreten; die

… wird fast ausnahmslos als emanzipatorische Errungenschaft gefeiert, als Befreiung von ärztlicher Bevormundung und als Bollwerk gegen staatlichen und professionellen Paternalismus. (Samerski 2017, S. 101)

Die Biologin und Sozialwissenschaftlerin Silja Samerski forscht zu modernen Mythen und kritisiert diese *Informierte Entscheidung* als eine Täuschung:

Als informiert und legitim gilt eine Entscheidung nur dann, wenn sie auf Expertenwissen beruht und professionell präpariert worden ist. (S. 102)

Die Autorin führt aus, dass die plumpe Art der Überrumpelung durch eine geschicktere ersetzt worden ist. Der Patient, Klient, Kunde – oder wie auch immer er oder sie bezeichnet wird – soll seine Entscheidung nicht nach eigenem Gutdünken, nach Erfahrung oder Bauchgefühl treffen, sondern nach den Kriterien der Experten. Bekannt ist das im privaten Alltag als *Du willst es doch auch.* Im besten Fall wird also der Laie als Patient, der leidend und verletzlich ist, ganz froh darüber sein, dass ihm jemand mit Erfahrung die Entscheidung zwar nicht abnimmt, aber die Wahlmöglichkeiten so darstellt, dass es nur in eine Richtung gehen kann, die er dann auch einschlägt. Für Menschen mit einer Demenz mag das nicht anders sein, wenn sie sich – oft geschockt von der Diagnose – ihren weiteren Weg ausmalen lassen. Schwierig wird es dann im Alltag.

Manchen Menschen traut man eben nicht zu, dass sie die Verantwortung für ihr Handeln oder Unterlassen tragen können. Sie können die Folgen nicht abschätzen oder aus den abgeschätzten Folgen keine Konsequenzen ziehen. Das sagen zumindest diejenigen, die der Meinung sind, das besser zu können und deshalb tun zu müssen. Es ist das Spannungsverhältnis zwischen dem, was jemand will, und dem, was andere für ihn als richtig oder falsch erachten. Angehörige und Menschen in der Umgebung sind gefordert, dem Betreuten dabei ein Gefühl von Freiheit zu vermitteln. Jan Wojnar:

Man muss zum einen daran denken, dass Gedächtnisverlust eben dazu führt, dass alles, was man an Wissen, auch an Kenntnis der sozialen Normen, erworben hat, verloren geht. Das heißt, die Kranken werden den Kindern im Vorschulalter ähnlich, aber nur in der Art des Denkens und der Problembewältigung, nicht biographisch. Sie halten sich für erwachsen und möchten wie erwachsene Menschen behandelt werden. Und damit sie einigermaßen gut leben können, haben sie die gleichen Bedürfnisse wie wir alle erwachsenen Menschen. Das heißt, im Vordergrund steht das Gefühl der Freiheit. Man muss alles unternehmen, um trotz notwendiger Betreuung, trotz beschützenden Maßnahmen den Kranken das Gefühl nicht zu nehmen, sie sind frei und sie dürfen frei entscheiden. Und das ist eben diese enorme Herausforderung, die diese Krankheit an unsere Gesellschaft stellt: Die Umgebung, die Umwelt so zu strukturieren, dass jeder Demenzkranke mit der Überzeugung lebt, er ist erwachsen, er entscheidet selbst über sein Leben.

Das kann man als Täuschung interpretieren, weil der so Betreute eben nicht über sein Leben entscheidet, sondern nur das Gefühl hat, es zu tun. Es ist eine Frage der persönlichen Empfindlichkeit und Grenzziehung: Wenn ich das Gefühl habe, ich sitze an einer Haltestelle und warte auf den Bus, mit dem ich endlich nach Hause fahren kann, weiß mich das Personal der Station, auf der ich lebe, und das ein Haltestellenschild an der Wand im Flur aufgehängt hat, einigermaßen ruhig aufgehoben. Aber die Vorstellung, so dort zu sitzen, getäuscht zu werden, damit ich still bin, ist für mich unerträglich. Nun mag das eine Überlegung desjenigen sein, der nicht für jemanden in dieser Lage Sorge tragen und nicht mit dieser Einschränkung leben muss. Wer so lebt – so Wojnar – hat sich irgendwann dran gewöhnt.

Dem stimmt Erich Schützendorf zu. Er sieht die Herausforderung für die Angehörigen in einem fortgeschrittenen Stadium der Demenz darin, sich mit der Entwicklung abzufinden, sie zuzulassen.

> Ja, das kann man so sagen, dass die Menschen sich vom Verstande weg entwickeln und sich auf eine Reise begeben, die sie von dieser Welt der Rationalität wegführt, aus der Welt der Logik, der Funktionalität oder der Planbarkeit, der Berechenbarkeit. Und sie entdecken dann wieder andere, oft von uns vernachlässigte, Welten: die Welt des Phantastischen, des Traumes und der Poesie, des Spielerischen und der Zweckfreiheit. Natürlich geben sie sich auch wieder der Gefühlswelt hin, mit allen Facetten von Angst, Wut, Lust, Verzweiflung. Und da ich glaube, dass der Verstand nicht alles ist, dass ein Leben auch gut möglich ist ohne Verstand, denke ich, kann man diese Menschen gut in diese anderen Welten reisen lassen.[93]

Er unterscheidet zwischen Selbstbestimmung und *funktionaler Selbstbestimmung*, nämlich das in einem Moment freiwillig zu tun, was ein anderer will oder was als erforderlich erscheint. Noch einmal sei sein Beispiel aus der Veranstaltung aufgegriffen:

---

93 Schützendorf Interview 2015. Diese Gedanken hat er zusammengefasst in einem Manuskript *Reise in das Anderland.*

Da sitzt ein älterer Herr am Tisch: ›Hier ist das Mittagessen.‹ Das Mittagessen interessiert ihn aber gar nicht, sondern er klopft, klopft auf den Tisch. Und ich denke, er will das. Er will klopfen. Und wenn Sie jetzt einmal sehen: Diese andere Welt – ich nenne sie jetzt mal die dionysische Welt, also von Dionysos, die Lust, das Spiel, im Gegensatz zur apollinischen Welt, von Apollon, Zweckgerichtetheit, Linearität – dann will er klopfen, er will Geräusche machen. Er will sich vielleicht auch spüren, Vibrationen erzeugen. Das will er alles. Aber dieser Wille wird nicht respektiert, sondern man fordert ihn auf, einen Löffel zu nehmen. Weil man denkt, er soll nicht spielen, sondern essen. Funktionale Autonomie wäre, er kann selbstständig essen.

Es ist eine Herausforderung für diejenigen, die es miterleben. In der Familie müssen die Umstehenden dieses – als nervend empfundene – wiederkehrende Ritual aushalten, ertragen, dass das – hoffentlich! – liebevoll gekochte Essen kalt wird, und sich damit abfinden, dass es noch schwieriger mit ihm werden könnte, wenn er nicht bald was in den Magen bekommt.

Bei den professionellen Helfern in der Tagesstätte oder im Heim wächst vielleicht die Sorge, die Mitbewohner könnten sich beim Essen gestört fühlen oder ebenfalls anfangen zu klopfen. Hinzu kommt eine professionelle Überlegung:

Wenn einer von dieser funktionalen Autonomie abweicht, denken wir, das entspricht nicht mehr der Würde, wir würden ihm helfen, wenn er nicht klopft, sondern wenn er isst, und zwar selbstständig isst. Selbstständig den Löffel in die Hand nimmt – und dann fordern wir ihn ja auch auf: ›Vater‹, ›Herr Schmitz‹ …

Manche verbinden das dann noch mit einer kleinen Gedächtnisübung: ›Herr Schmitz, wo ist der Löffel?‹ Also vollkommen albern. Und wenn man diesem Menschen das Recht gibt, sich vom Verstande weg zu entwickeln, und diese Lust miterlebt, dieses Spüren – das ist ja etwas sehr Körperliches – wenn man ihm das lässt, dann kann man sich natürlich auch fragen ›Ja, Moment mal, dieser Herr muss doch auch essen!‹, dann denke ich, wir könnten doch das Dionysische und das Apollinische verbinden, und lassen ihn klopfen und nehmen den Löffel und versuchen, ihn liebevoll zum Essen zu verführen. [FRAGE] Sie meinen wirklich ›verführen‹? Verführen wäre ja eine sinnliche, Lust weckende Angelegenheit – Schnuppern oder auch Anfassen. Meinen Sie so was oder so ›hier ist der Löffel und nun …‹

Nein, das meine ich im sinnlichen Sinn: Wenn der Verstand immer weiter weggeht, muss ich ihm auch nichts mehr erklären. Ich verführe ihn auf der Ebene, wo er Kompetenzen hat, auf der sinnlichen Ebene.

Das Problem ist, wenn man jetzt so normalen Erwachsenen sagt ›Verführ ihn!‹, dann sagen die ›Nein, wir verführen den Menschen nicht zum Essen, wir erklären ihm, wie wichtig es ist, dass er den Löffel nimmt. […] Und da frage ich, ›versteht der das denn?‹ ›Darauf kommt es nicht an, denn wir gehen ja würdevoll mit diesem Menschen um, und Würde heißt, wir orientieren uns an Verstand und Rationalität und erklären es.‹

Verführen in diesem Sinne heißt nicht, den alten Herrn *hinters Licht zu führen*, sondern ihm Appetit zu machen auf das, was auf dem Tisch steht. Erich Schützendorf hat beizeiten dafür gesorgt, dass die Menschen in seiner Umgebung wissen, wie sie ihn verführen können, später. Statt einer *Patientenverfügung* hat er angefangen eine *Lebensverfügung* zu schreiben:

In dieser Lebensverfügung – da sammle ich jetzt ganz viele Punkte – schreibe ich immer auf, von dem ich denke, was mir sehr wichtig ist, wenn ich meinen Willen nicht mehr artikulieren kann. Da steht beispielsweise, dass man mich im Sommer, wenn jetzt der Juni kommt und es regnet, dass man mich dann in diesen warmen Regen reinfahren soll, das hab ich schon als kleiner Junge genossen […]. Ich werd' jetzt, wenn jetzt die warmen Sommerregen kommen, werd' ich wieder nach draußen gehen, ja. Gut, ich weiß, dass ich nicht mehr wachse, aber das ist mir alles egal. Ich will das einfach spüren. Meine Frau beispielsweise hat geschrieben, ›Mich könnt ihr im Sommer auch auf eine Blumenwiese legen.‹ Das Entscheidende ist, dass ich jetzt meinen Willen äußern kann und Menschen habe, die mir dann so verbunden sind, dass sie das mit mir machen. Und dass sie sich nicht daran orientieren, ob das vielleicht zu einer Lungenentzündung führen könnte, und sie es deswegen verhindern. […]

Sie werden sich sehr schwer tun, mir diesen Willen zu erfüllen, weil sie sich immer an irgendwelchen Normen festhalten, zum Beispiel an dieser Norm ›Du musst gesund sterben!‹ Das will ich aber eigentlich gar nicht, ich will lebend sterben! Ich hab deswegen auch aufgeschrieben, meine Lieblingssorte Schokolade und […] es ist mir ganz egal, ob dann meine Blutzuckerwerte nicht mehr stimmen. Das leg ich fest und viele andere Dinge auch. Wenn ich dann irgendwann in ein Heim komme, dann will ich nicht, dass man an die Tür meines Zimmers mein Lieblingstier anklebt – ich find das Zimmer dann eh nicht –, sondern dass man dann in mein Zimmer ein frisch gezapftes Glas Kölsch stellt. Dann find ich das Zimmer immer. (Siehe auch Schützendorf 2017)

Über das Glas Kölsch kann man ja noch verhandeln, über die Schokolade bei einem ausgeprägten Diabetes wohl nicht mehr – wenn ich an den Kampf denke, den Anne mit ihrer Mutter ausficht. Und dass ein Angehöriger den alten Schützendorf in den Regen stellt, heißt zu verantworten, dass er vielleicht eine Lungenentzündung bekommt, der Angehörige ihn pflegen und sich die Vorwürfe anhören muss, verantwortungslos gehandelt zu haben. Er will es trotzdem!

Wir müssen einfach überlegen, ob wir nochmal ein neues Wertesystem schaffen für Menschen, die nicht mehr bei Verstand sind, damit wir ihnen die Chance geben, das Leben ja auch zu genießen, jedenfalls so zu führen, dass es ihnen gut geht. […] Wenn man sieht, dass es mir gut geht, wenn ich im warmen Juni- oder Juliregen sitze, dann sollte man das zulassen. Warum muss ein Mensch gesund sterben?

Natürlich kann und sollte niemand gezwungen werden, gesund zu sterben. Wir tun uns ja schon schwer genug damit, dafür zu sorgen, dass Menschen gesund leben. Es ist eine ethische und rechtliche Frage, ob andere Personen verpflichtet sind, jemanden beim Ruinieren seiner Gesundheit zu unterstützen. Wir beachten natürlich den Jugendschutz – zumindest sollten wir das –, geben keinen Alkohol und keine Zigaretten an Jugendliche, die sich damit schädigen und denen wir nicht zutrauen, eine verantwortungsvolle Entscheidung darüber zu treffen. Nehmen wir dieselbe Verantwortung wahr und uns dasselbe Recht heraus, wenn wir jemandem im Alter mit denselben Argumenten versagen, was er oder sie vielleicht noch kurz vorher im Vollbesitz seines Verstandes genossen hat? Es ist schwierig, eine Grenze zu ziehen. Erst recht, wenn eine professionelle Verantwortung dazu kommt.

Michael Wunder hat in seinem *Handlungsleitfaden Demenz* diese Problem aufgegriffen. Er sieht – nicht nur – die professionellen Helfer in einem *Wille-Wohl-Konflikt,*

… wenn Vorstellungen, Wünsche und Willensbekundungen des Betroffenen seinem körperlichen, seelischen oder geistigen Wohl widersprechen. (Handlungsleitfaden, S. 17)

Die Schwierigkeit besteht darin, dass nicht nur die – nonverbalen – Äußerungen des Menschen mit Demenz einer subjektiven Interpretation der Profis unterliegen, sondern auch das, was die für dessen Wohl halten. Eindeutiger ist es deshalb bei einem *Wille-Urteil-Konflikt,* in dem das Personal gut begründet dem mutmaßlichen Willen des Betroffenen nicht nachkommt, weil es Zweifel hat, ob nicht jemand Druck auf ihn ausgeübt hat oder

> … weil der Wille den allgemeinen Berufsauffassungen der Mitarbeitenden widerspricht, weil die Beachtung des Betroffenenwillens strafrechtliche Konsequenzen für die Mitarbeiter hätte.

Das ist zwar eindeutig formuliert, ist jedoch nicht einfach in der Praxis umzusetzen:

> Das Urteil der Umwelt über eine Nicht-Beachtung einer Willensäußerung muss wohl begründet sein und in dieser Begründung liegt eigentlich die ethische Schwierigkeit: Ich kann erst dann einen geäußerten Willen wirklich negieren, wenn er existenzbedrohliche Konsequenzen in seiner Ausführung hätte. Das ist ein Konflikt nach wie vor, siehe Sterbefasten oder die eventuelle Entscheidung oder das unbewusste Protestieren gegen die Nahrungsaufnahme.

Es könnte aber schon der *allgemeinen Berufsauffassung* der Mitarbeiter in der Pflege widersprechen, wenn sie einem hochgradig gefährdeten Diabetiker eine Tafel seiner Lieblingsschokolade gäben.

> Es ist ihre Pflicht, sich dem an sie gerichteten Verlangen entgegenzustellen, wenn die Wunscherfüllung den Betroffenen erheblich gefährden oder schädigen würde … (Ethikrat, S. 60)

Für den Ethikrat ist die Sache klar und er hebt die besondere Verantwortung derer hervor, von denen derjenige abhängig ist, der seinen Wunsch nicht selbst in die Tat umsetzen kann:

> Wenn der Handelnde für das Wohl und Wehe des anderen verantwortlich ist und dieser die Tragweite seines Verlangens nicht erkennen kann, ist der Verantwortliche sogar verpflichtet, die Wunscherfüllung abzulehnen. (60)

Vielleicht ist es eine Lösung, dem alten Erich Schützendorf, dem das herzlich egal ist, etwas anderes anzubieten, wenn er denn absolut nicht verträgt, was er sich wünscht: ein alkoholfreies Bier und etwas Gemüse zum Knabbern. Die Kunst besteht dann darin, ihm nicht zu erklären, wie schädlich die Erfüllung seiner Wünsche für ihn wäre, sondern ihn zur Alternative zu verführen.

Hilfreich ist der Rat von Jan Wojnar:

> Und auch hier ist es eben wichtig, daran zu denken: Demenz in dem mittelschweren Stadium kann mit sehr vielen glücklichen Augenblicken verbunden sein. Das ist an sich ein Leben im Augenblick und von Augenblick zu Augenblick, und die Kunst der Betreuung besteht darin, schöne Augenblicke für den Demenzkranken zu finden und zu gestalten. Es ist vollkommen egal, ob er sich daran erinnert oder nicht. Entscheidend ist: Er hat's erlebt, er war glücklich – zwei Minuten, eine Stunde. Und das macht eben die Lebensqualität des Demenzkranken aus.

Wichtig ist an dieser Stelle noch zu betonen, dieser – eventuell sehr anstrengende – Aushandlungsprozess darf die Sorge tragende Person nicht an den Rand der Verzweiflung bringen. Darauf hat auch Schützendorf hingewiesen. Und auf den Ausweg, sich auch zu trennen, also jemanden in andere Hände, in die stationäre Pflege zu geben.

Selbstbestimmung ermöglichen!

Entscheidend für die Wahrung der Selbstbestimmung von Menschen mit Demenz im Alltag ist, über die Absicht, diese zu ermöglichen und zu erhalten, hinaus konkrete Hinweise zu geben, wie dieser Anspruch in die Praxis umzusetzen sei. Das hat der Psychologe Michael Wunder getan – für seinen Arbeitgeber, die Evangelische Stiftung Alsterdorf in Hamburg und zuvor als Mitglied des Deutschen Ethikrates. In zwei Papieren hat er diese Hinweise niedergeschrieben: in der Stellungnahme *Demenz und Selbstbestimmung* des Ethikrates und im Handlungsleitfaden *Menschen mit Demenz im Krankenhaus* für die Stiftung Alsterdorf. In diesem Papier geht es konkret um Handlungsanweisungen für das Personal des stiftungseigenen Krankenhauses. Die Grundzüge und einzelne Abschnitte stammen aus Wunders Stellungnahme des Ethikrates.

Der oft kolportierten Annahme eines völligen Persönlichkeitsverlustes bei Menschen mit Demenz stellt Wunder wissenschaftliche Erkenntnisse gegenüber, nach denen »selbst an fortgeschrittener Demenz erkrankte Menschen zu individuellem Erleben und sensibler sozialer Wahrnehmung fähig sind und persönliche Wünsche haben« und »als empfindsame Subjekte handeln«. Deshalb sei es nicht nur ein therapeutisches, sondern ein »elementares menschliches

Gebot«, bei ihnen auf »noch mögliche Selbstbestimmung zu achten« (Ethikrat, S. 8 f.). Der Ethikrat hält die Fokussierung auf die Rationalität allein für eine verkürzte Sichtweise.

Voraussetzungen für ein selbstbestimmtes Leben sind – führt Wunder weiter aus – das Verfügen über mehrere Handlungsmöglichkeiten: ›Anders können‹ – mit einer Auswahl der Handlung aufgrund von Überlegungen – ›Gründe haben‹. Dazu gehört »das Bewusstsein der eigenen Urheberschaft« – »Ich bin es«, das Verständnis von Art und Tragweite der Entscheidung, der Möglichkeit, sie zu bewerten und damit aus eigener Einsicht zu handeln. Er betont, dass »einige dieser Bestimmungsmerkmale von Selbstbestimmung […] bis in weit fortgeschrittene Stadien der Demenz erhalten bleiben« können. (Ethikrat, S. 11, Handlungsleitfaden, S. 6)

Dieser Sichtweise in der Stellungnahme des Ethikrates stimmt das Mitglied Volker Gerhardt nicht zu und erhebt in einem Sondervotum den Vorwurf, es sei »gerade das ethische Zentralproblem der Demenz umgangen« worden – mit folgender Begründung: Unabdingbar sei, »dass sich der Mensch in freier Selbst- und Welterkenntnis eigene Lebensziele setzt, um sie in selbstbewusster Entscheidung zu verfolgen.« (Sondervotum, S. 102) Das Problem sei, »dass dem Kranken diese Selbstbestimmung nicht mehr zugestanden werden kann«.

Auf die Frage, woran festzumachen sei, dass jemand zu dieser Selbstbestimmung nicht mehr in der Lage ist, erläutert Gerhardt im Interview:

> Wir unterscheiden drei Formen von Demenz, und da kann es sein, dass in der ersten Phase tatsächlich noch eine klare Wahrnehmung der Umgebung vorliegt – alle Personen werden erkannt, und man weiß auch noch, was man gerne mag, mit wem man zusammen sein möchte. Das nimmt dann in den anderen beiden Phasen ab, und es wäre jedenfalls gut, wenn wir in den jeweiligen Situationen die Einzelnen fragten, was sie wissen, was sie wollen. Und wenn das eben nicht mehr bestimmt ist, dann ist vermutlich der Punkt erreicht, der uns zweifeln lässt, ob die Einzelnen noch über sich verfügen können.

Unklar bleibt allerdings, ob das Problem ein nicht mehr vorhandener Wille ist oder ob ein Kommunikationsproblem vorliegt, so dass ein Mensch mit Demenz diesen Willen nicht mehr für andere Menschen erkennbar artikulieren kann. Diese Unklarheit treibt auch Wunder in seinem Handlungsleitfaden um:

> Von besonderer Bedeutung ist dabei die Frage, wie Personen, deren Willen krankheitsbedingt schwer erkennbar ist oder nachlässt oder deren Ent-

scheidungs- und Einwilligungsfähigkeit nicht mehr gegeben sind, dennoch in ihrem Selbstbestimmungsrecht anerkannt und in ihren Grundrechten geschützt sind. (Handlungsleitfaden, S. 7)

Wunder zieht eine Linie zum »Informed Consent«, vom Weltärztebund 1962 formuliert, der »freiwillige, informierte und persönliche Einwilligung nach bestmöglicher Aufklärung« bedeutet. Die Konsequenz ist klar: Wer zu dieser Einwilligung nicht in der Lage ist, muss vor einer – im Sinne dieser Selbstverpflichtung der Ärzteschaft somit nicht gewollten – Behandlung geschützt werden. Diese Einwilligung kann durch dazu bestimmte und berechtigte – andere – Personen gegeben werden. In Notfällen – das ist Alltag im Rettungsdienst und in der Klinik – können die Retter auch ohne diese Einwilligung handeln: Niemand wird einen Bewusstlosen liegen lassen, weil der nicht sagen kann, ob er in die Klinik transportiert werden möchte.

Diese Regelung gilt natürlich auch für Menschen mit Demenz. Schwierig ist es, zu erkennen und zu bestimmen, ob und wie weit ein Patient in der Lage ist, eine Situation zu erfassen, abzuwägen und seine Entscheidung mitzuteilen. Dazu heißt es in der Stellungnahme des Ethikrates:

Allgemein gilt, dass Willensbildung und Entscheidungsfähigkeit für alle Lebensbereiche in diesem Stadium der Erkrankung prinzipiell möglich und rechtlich nicht eingeschränkt sind, wenngleich beide stark schwanken und von psychischen Beeinträchtigungen wie Angst und depressiven Verstimmungen beeinflusst sein können. Dies kann sowohl zu überangepassten Entscheidungen führen, es allen recht machen und niemandem zur Last fallen zu wollen, als auch zu Verweigerungshaltungen und starren Vorstellungen. (Ethikrat, S. 20)

Dies gilt für alle Lebensbereiche eines Menschen mit Demenz – man denke an die Wahl des Wohnortes – und hat eine besondere Bedeutung, wenn es um die Einwilligung zu einer Diagnostik oder Behandlung geht. Die kann ihn überfordern, während er in alltäglichen Dingen gut über sich selbst bestimmen kann. Hilfreich zur Ermittlung seines mutmaßlichen Willens kann auch dabei eine vorliegende Patientenverfügung sein.

Wichtig ist für das behandelnde Personal, die o. g. Stimmungsschwankungen in ihrer Wirkung auf die Entscheidung zu berücksichtigen. Außerdem fordert Wunder – was auch anderen Patienten ohne kognitive Beeinträchtigung zugutekommt –, eine angemessene Kommunikation, d. h. eine Aufklärung über eine Diagnostik oder Therapie in einer Sprache, die das Gegenüber auch versteht, selbst in dieser Stress-Situation. Hinzukommen muss das, was als *aktivierende Pflege* bekannt ist: Der Patient macht selbst, was er mit Anleitung kann.

Ist die Demenz fortgeschritten, Wunder nennt sie *Phase 2,* mit zunehmender Desorientiertheit auch in vertrauter Umgebung und gegenüber vertrauten Personen, wachsen die Ansprüche an das Einfühlungsvermögen des Personals: Verständliche Erläuterungen z. B. müssen immer wieder gegeben werden. Wenn der Patient etwas nicht will, müsse geprüft werden, wie ernst er das meint und ob dafür eine Begründung erkennbar ist. Abzuwägen sei, ob auf diese Maßnahme verzichtet werden könne, es zu einem späteren Zeitpunkt mehr Aussicht auf Erfolg habe oder die *Lieblingsschwester* des Patienten – so er denn besondere Sympathien hegt – helfen könne (Handlungsleitfaden, S. 13). Damit klingt an, was Schützendorf als *Verführung* vorgeschlagen hatte. Deren Möglichkeiten sind begrenzt: Bei einer Angst einflößenden Maßnahme in einer ebensolchen Umgebung ist nichts Angenehmes zu erwarten. Gefordert sind Geduld und Zeit.

Auch für die dritte Phase der Demenzentwicklung betont Wunder, dass der Patient nach Möglichkeit angeleitet werden soll, etwas selbst zu tun. Wichtig sei, mit ihm zu reden, unabhängig von der Einschätzung, ob er zuhört und das Gehörte versteht. Entscheidend für die Haltung des Personals ist,

> dass der Betroffene auch in dieser späten Phase der Demenzentwicklung ein Vetorecht hat. Dieses betrifft sowohl die Anwendung oder Fortführung einer Maßnahme als auch den Widerruf einer bestehenden Patientenverfügung. (S. 14)

Dabei sei wichtig, dass dieser mutmaßliche Wille »über einen längeren Zeitraum« erkennbar sei, nicht schwanke, eine Depression als Ursache für eventuelle Schwankungen ausgeschlossen werden könne und die »Äußerung über mehrere Kommunikationskanäle (Körperlaute, Körperhaltung, Mangel an Lebenswille und Lebensfreude)« erfolge (S. 14).

Diese Kommunikationskanäle sind eine Herausforderung: Es ist eben nicht der verbal geäußerte Wille, sondern die Beobachtung des Patienten oder – in einem anderen Zusammenhang – des Menschen mit Demenz. Wer ihn kennt, wird vielleicht wissen, wie er Freude äußert. Wer ihn bislang nicht kennt und ihm als Helfer begegnet, ist in seiner Professionalität gefordert.

> Auch hier sind die Emotionen und Hauptaffekte, also Wut, Ärger, Freude, Scham, beweisbar und nachempfindbar, aber auch erkennbar. Das zeigen zum Beispiel Filmaufnahmen über die Mimik dieser Gruppe von Menschen

aus der *Heidelberger Schule,* also aus den Demenz-Forschungen rund um Andreas Kruse.[94]

Für das Personal in der Klinik hat Wunder dazu Regeln formuliert, wie eine Kommunikation über den mutmaßlichen Willen des Betroffenen nachvollziehbar erfolgen soll (Handlungsleitfaden, 15 f.): Er betont die Subjektivität des Eindrucks, den jemand im Umgang mit dem Patienten gewinnt, und weist an, diesen Eindruck und daraus gezogene Schlussfolgerungen zu dokumentieren und zu begründen. Denn die Feststellung des mutmaßlichen Willens kann nur eine Annäherung an die Wirklichkeit sein. Die Beobachtung von nonverbalen Äußerungen der Lust und Unlust sind ein dafür geeignetes Mittel.

Die Kolleginnen und Kollegen in der Praxis müssen sich in das Wertesystem der Person einfühlen, wofür sie Erinnerungen von Kontaktpersonen des Patienten heranziehen können. Wunder verlangt von ihnen ein hohes Maß an Reflexionsvermögen: Sie sollen sich darüber im Klaren sein, was die Auseinandersetzung mit der Situation des Patienten und *seinem* Wertesystem – soweit erkennbar – an Impulsen bei ihnen auslöst und für *ihr* Wertesystem bedeutet. Das spielt vor allem bei der immer wichtiger werdenden sogenannten kultursensiblen Pflege eine Rolle, etwa unterschiedliche Vorstellungen von Leben und Tod und dem Umgang damit (http://www.kultursensiblepflege.de/interkulturelle_kompetenz.html).

Das Entschlüsseln derartiger Äußerungen – so schwer es auch sein mag – ist geradezu eine Voraussetzung, einem Menschen mit Demenz auch in einem fortgeschrittenen Stadium gerecht zu werden. Die Versuche etwa Erich Schützendorfs, beizeiten die Weichen für ein gutes Leben in einer solchen Situation zu stellen, lassen eins außer Acht: dass sich die Haltung zum eigenen Leben und der Wille verändern können. Wenn er – mit einem leichten Augenzwinkern – auflistet, welche Schokolade mit welcher Geschmacksrichtung er in welcher Stimmung haben möchte, entspricht das seinem jetzigen Geschmack. Es könnte durchaus sein, dass er genau diese Schokolade dann ablehnt, wenn hilfreiche Helfer ihm damit etwas Gutes tun wollen. Das ist relativ harmlos. Geradezu dramatisch kann eine solche Änderung sein, wenn es um lebenswichtige Fragen im Krankenhaus geht:

---

94 Wunder meint H.I.L.D.E, das Heidelberger Instrument zur Erfassung der Lebensqualität Dementer, zu finden unter http://www.gero.uni-heidelberg.de/forschung/hilde.html – abgerufen am 26.03.2018.

Ein Beispiel hierfür wäre eine Vorabverfügung zu einer Behandlungsbegrenzung, zum Beispiel bei einer Lungenentzündung zu einem späteren Zeitpunkt der Krankheitsentwicklung, in der der Betroffene dann aber Lebenswillen und Lebensfreude empfindet. (Handlungsleitfaden, S. 11)

Ist das ignorant, anmaßend oder fürsorglich, sich über den vorher geäußerten Willen hinwegzusetzen? Diese Frage hat bereits Homer in der Odyssee bewegt: Odysseus weist seine Reisegefährten an, ihn für die Begegnung mit den verlockend singenden, aber todbringenden Sirenen an den Mast seines Schiffes zu binden und – so sehr er auch darum bitte – auf keinen Fall loszubinden. Seine Mitfahrer hatten ihre Ohren mit Wachs geschützt. Sie ruderten an der Insel vorbei, die Sirenen sangen, Odysseus signalisierte den Gefährten, ihn loszubinden, sie aber fesselten ihn noch fester und fuhren vorbei. Er war ihnen später dankbar dafür. Odysseus hatte sich mit seinen Gefährten über die Kommunikation verständigt – auf einer Meta-Ebene –, indem er sie anwies, seine Willensäußerung in einer bestimmten Situation zu ignorieren. Das ist in Patientenverfügungen nicht der Fall, in denen ein nicht hinnehmbarer Zustand thematisiert wird, aber – in der Regel – nicht der Umgang mit dann getätigten Lebensäußerungen. Wird eine Patientenverfügung für eine Entscheidung relevant, »… prüft der Betreuer, ob diese Festlegungen auf die aktuelle Lebens- und Behandlungssituation zutreffen«, heißt es im Bürgerlichen Gesetzbuch zur Patientenverfügung.[95] Dann steht der Betreuer, der die Rechte des Patienten wahrnimmt, vor der Aufgabe, festzustellen, ob »… der Wille in der Behandlungssituation noch aktuell ist …« (https://de.wikipedia.org/wiki/Patientenverf%C3%BCgung).

Die Frage ist also, ob bei einem Menschen mit Demenz die von Wunder angeführte Lebensfreude – so denn alle sich einig sind, dass die nonverbalen Äußerungen des Betroffenen auf diese hindeuten – als wichtiger zu erachten ist als der früher einmal im Vollbesitz geistiger Kräfte schriftlich niedergelegte Wille. Das hat der Philosoph Volker Gerhardt in seinem Sondervotum zur Stellungnahme des Ethikrates eindeutig verneint:

Solange das vegetative Lebenszeichen eines unheilbar kranken Menschen mehr wiegt als der ausdrücklich bei vollem Bewusstsein gefasste Entschluss einer sich darin selbst bestimmenden Person, verliert es jeden Wert, die verbliebenen Momente persönlicher Wunsch- und Meinungsäußerung eines

---

95 § 1901a Abs. 1 S. 1 – Patientenverfügung, im Internet: https://dejure.org/gesetze/BGB/1901a.html – abgerufen am 27.04.2018.

an Demenz erkrankten Menschen so hoch zu schätzen, wie es in der vorliegenden Stellungnahme des Deutschen Ethikrates geschieht. (Sondervotum, S. 106)

Es sei deshalb unabdingbar, den vor Eintreten der Demenz geäußerten Willen zu beachten. Wenn nicht, werde »die personale Einheit des Menschen« unterhöhlt – die zwischen dem vormals Menschen ohne und jetzigen Menschen mit Demenz. Dazu Wunder:

> Da unterscheiden sich Volker Gerhardt und die Mehrheit des alten Ethik-Rates nun wirklich fundamental. Also auch rein rechtlich, mal abgesehen von der ethischen und der psychologischen Betrachtung, gilt immer der aktuelle Wille. Und ein Dementer, der in einer Situation der Selbstvergessenheit, der Verkennung vielleicht der realen Situation, in der er lebt, aber des Genießens seines unmittelbaren Umfeldes und seines Alltags Lebensfreude zeigt, der sollte auch dann noch eine antibiotische Behandlung bei einer eventuellen Lungenentzündung bekommen, wenn in seiner Patientenverfügung steht: ›Wenn ich einmal schwer dement bin und nicht mehr bis zum Klo finde, dann möchte ich nicht mehr behandelt werden.‹ Dessen Patientenverfügung ist durch seine Lebenswillen-Äußerung widerrufen – nach meiner Ansicht. Wenn man dann aber herkommt und sagt: ›Aber dieser frühere Wille ist doch viel edler, weil er ist in einem Stadium der vollständigen Sinnesbeherrschung geäußert worden‹, dann, glaube ich, verkennt man, dass wir als Menschen immer zu dem Zeitpunkt leben, zu dem wir leben, dass wir immer sozusagen hier und jetzt Wesen sind, wenn man so will, und dass wir nicht uns einem früher geäußerten Willen, so überlegt und logisch er uns damals erschienen sein mag, versklaven können.

Gerhardt wirft seinen Kollegen im Ethikrat vor, das eigentliche Problem nicht erkannt zu haben:

> Es geht nicht an, dass man die Selbstbestimmung *bei* Demenz zum nachhaltigen Ziel erklärt, die Selbstbestimmung *vor* der Demenz aber mit keinem Wort erwähnt. (S. 105, Hervorhebung im Original)

Nun könnte man sagen, die Selbstbestimmung *vor* der Demenz sei nicht Gegenstand der Stellungnahme gewesen. Michael Wunder weist aber den Vorwurf, der Ethikrat ignoriere fürsorglich den niedergelegten Willen eines Menschen mit Demenz im Interview zurück:

Ich sehe das nicht so, was ja auch bekannt ist. Es ist ein Sondervotum gegen das Mehrheitsvotum gewesen und das Mehrheitsvotum hab ich ja formuliert und stehe auch dahinter. Ich glaube, dass die *fürsorgliche Nichtbeachtung* ein Trugschluss ist: Natürlich muss ich einen Menschen mit Demenz vor Selbstgefährdung, sofern es dazu kommen sollte, schützen. Aber ich halte es für eine Verkennung der Situation, dann von fürsorglichem Nicht-Beachten oder fürsorglichem Zwang zu sprechen. Ich glaube, das ist die ultima ratio, um jemanden zu schützen, wenn es soweit kommt. Das aber alles, was sozusagen jenseits dieses Schutzes vor sich selber liegt, darin besteht, nach bestem Wissen und Gewissen den Willen oder auch die Impulse, die vielleicht nur schwer entzifferbaren Äußerungen, zu beachten und der Person als solcher Respekt entgegenzubringen. Und das ist für mich der Kern dieser Anerkennung der Selbstbestimmung. Und das steht für mich absolut im Vordergrund und ist auch im Vordergrund unserer Stellungnahme.

So stehen Angehörige, gesetzliche Betreuer, medizinisches und Pflegepersonal etwa vor der Entscheidung, auf eine Infektion zu reagieren, die zu behandeln ist, unbehandelt aber tödlich verläuft. In einer Patientenverfügung ist diese Situation eventuell nicht hinreichend spezifiziert. Fraglich ist auch, ob es in einem solchen Fall für das Personal zumutbar ist, auf eine Behandlung zu verzichten und damit gegen sein berufliches Ethos zu verstoßen. Zwar besteht Gerhardt darauf, die Selbstbestimmung über das eigene Leben schließe die »Entscheidung über das eigene Lebensende« ein, betont aber gleichzeitig:

Es schließt aus, dass man einen anderen gegen seine Überzeugung verpflichten kann, beim selbst gewollten Lebensabbruch des Moribunden zu helfen. (S. 106)

Da schwer vorstellbar ist, dass ein Mensch mit fortgeschrittener Demenz tatsächlich eigenhändig eine Suizidhandlung vornehmen kann, wäre es das Verlangen, durch Unterlassen seinen Wunsch zu erfüllen, sein Leben zu beenden. Das hat er früher vielleicht einmal so formuliert, ist in dieser Situation aber nicht in der Lage, diese Entscheidung zu treffen. Was also schlägt der Philosoph Gerhardt vor, der den anderen Mitgliedern des Ethikrates vorgeworfen hat, auf das Problem der Selbstbestimmung *vor* einer Demenz nicht eingegangen zu sein? Gerhardt betont, kein Verfechter des Suizids zu sein, äußert aber Verständnis für Menschen,

… die sich im Bewusstsein des Wertes ihrer personalen Präsenz diesen Endzustand ihres Lebens nicht nur nicht wünschen, sondern ihn durch eigenes selbstbestimmtes Handeln umgehen möchten. (Sondervotum, S. 104)

Er betont die soziale Verantwortung auch für diese Menschen,

> … doch wenn der Schmerz oder die Verlassenheit so groß und die Lebens-
> aussichten derart gering sind, dass einer bereit ist, den eigenen Lebenswil-
> len zu überwinden, verlieren alle allgemeinen Argumente ihre Kraft. (ebd.)

Nun mag es einem gesunden Menschen schwerfallen, sich ein Leben mit Demenz als durchaus lustvoll vorzustellen, als das der Gerontopsychiater Wojnar es bezeichnet hat. Die Hoffnung, zu einem solchen Leben nicht gezwungen zu sein, mag vielleicht zu mehr Gelassenheit führen – wenn sie nicht in die Tat umgesetzt wird wie etwa in dem oft angeführten Fall des Gunter Sachs.[96] Gerhardt betont:

> Wenn das unter den Bedingungen eines klaren Kopfes geschieht und jemand
> dann tatsächlich in der Einschätzung seiner Lage und im Blick auf seine
> Umstände und im Leiden, das er in dieser Situation hat, dann in rationaler
> Klarheit eine solche Entscheidung fällt, und wenn es ihm möglich ist, dies
> auch noch selbst zu veranlassen, dann – denke ich – ist das ein Punkt, den
> wir aus Gründen der Achtung vor der menschlichen Würde und der Selbst-
> bestimmung nicht etwa verbieten können.

Der Suizid, darauf weist er zurecht hin, ist nicht verboten. Auch nicht bei jemandem, der – wie andere hinterher vielleicht sagen – seine Situation verkannt hat. Ebenso wenig ist der Versuch strafbar oder die Assistenz.[97] Wie sich die neu gefassten Regelungen zum ärztlich assistierten Suizid in der Praxis bewähren, muss sich noch zeigen.

Gerhardt fordert, »Mut zu machen« und »durch Liebe und Beistand wieder Hoffnung zu geben« (S. 105). »Gleichwohl gibt es den Wunsch, angesichts einer drohenden Demenz aus dem Leben zu scheiden.« Dem daraus entstehenden ethischen Problem habe sich der Ethikrat nicht gestellt. Er habe es versäumt, sich mit dem »Wunsch, selbstbestimmt zu sterben, ehe man zu einem unmündigen Pflegefall wird« auseinanderzusetzen. In diesem Zusammenhang spricht

---

96 Teile seines Abschiedsbriefes hat die Frankfurter Allgemeine veröffentlicht. Online: Gunter Sachs ist tot; »Ausweglose Krankheit« – http://www.faz.net/aktuell/gesellschaft/menschen/abschiedsbrief-veroeffentlicht-gunter-sachs-ist-tot-ausweglose-krankheit-1635061.html – abgerufen am 26.03.2018.

97 Eine Begriffsklärung und eine Stellungnahme zum – auch ärztlich – assistierten Suizid liefert z. B. die Deutsche Stiftung Patientenschutz: https://www.stiftung-patientenschutz.de/themen/assistierter-suizid – abgerufen am 26.03.2018.

er die Tatsache des »längst bestehenden Pflegenotstands und der absehbaren Verschlechterung der Versorgung« an (S. 105). Die Konsequenz, die sich daraus ergibt, ist mir nicht klar: Wenn es nicht gelingt, Mut zu machen und Hoffnung zu geben, weil die Verhältnisse nun mal so sind – oder weil jemand fürchtet, sie könnten furchtbar sein und ihn betreffen – dann ist es akzeptabel, wenn er den Wunsch hat, aus dem Leben zu scheiden? Im Interview argumentiert Gerhardt weniger apodiktisch und fordert die gesellschaftliche Verantwortung ein:

> Die Frage der Bestimmung über das Lebensende ist als solche schon philosophisch, theologisch und auch gesellschaftlich sehr umstritten. Und wenn wir da jetzt noch die Bedingung einer nicht mehr vollständigen Zurechenbarkeit haben, dann würde ich überhaupt schweigen. Denn das ist ein Punkt, den man von außen nicht beurteilen kann. Ich kann nur sagen: Man sollte alles tun, um zu verhindern, dass Menschen nur wegen ihrer Krankheit und der Nicht-Versorgung dieser Krankheit durch die Gesellschaft in die Verzweiflung getrieben werden, die dann das Ende ihres Lebens bedeutet. Das kann – denke ich – unter keinen Bedingungen eine Konsequenz sein.

Diese Klarstellung bedeutet, es ist zwar verständlich, dass jemand unter diesen Umständen nicht leben will, ist aber eine Aufforderung – an uns alle – dafür zu sorgen, dass sich diese Umstände ändern. Folgt man Gerhardt, heißt das wohl, auf diesem Wege zu verhindern, dass jemand einen Behandlungsabbruch im Falle einer fortgeschrittenen Demenz in seiner Patientenverfügung festschreibt. Bei einem erst in der Situation der Demenz gefassten Entschluss, nicht mehr leben zu wollen, rücken die Merkmale der Demenz in den Vordergrund:

> Im Falle der Demenz ist ja der Eindruck, muss der Eindruck sein, dass die Konsequenzen des eigenen Handelns nicht mehr hinreichend vergegenwärtigt werden können. Und dann ist es – meines Erachtens – nicht möglich, dies jetzt als eine gut begründete Entscheidung anzusehen, nur weil man die Umstände kennt. Und das ist dann – denke ich – ein zusätzlicher Imperativ, hier bei der Pflege ganz besonderen Aufwand zu treiben.

Das interpretiere ich so: Die bei klarem Verstand aufgrund rationaler Überlegung getroffene Entscheidung, nicht unter den Bedingungen einer Demenz leben zu wollen und sich deshalb das Leben zu nehmen, ist respektabel – die Verhältnisse, die jemanden zu dieser Erkenntnis und Entscheidung treiben, sind es nicht. Lebt er dann unter den Bedingungen einer Demenz – vielleicht, weil er den Zeitpunkt verpasst hat, sich bei klarem Verstand das Leben zu nehmen –, ist der Entschluss, nicht mehr leben zu wollen, nicht akzeptabel, da dieser Mensch aufgrund der Einschränkung seiner Fähigkeiten nicht mehr in der Lage ist, seinen Entschluss rational zu begründen.

Und im Alltag?

Es kommt vor, dass ein Patient das Einnehmen von Medikamenten ablehnt. Das Pflegepersonal in einer darauf eingerichteten Station weiß damit umzugehen, zerkleinert bei Schluckbeschwerden Tabletten und rührt sie in den Joghurt, berücksichtigt die Abneigung gegen Injektionen und Infusionen, legt die zum Beispiel, wenn der Patient schläft.

Was aber, wenn ein Mensch mit Demenz das Essen und schließlich auch das Trinken verweigert: Ist das eine zu respektierende Willensentscheidung, oder ist die fürsorglich zu ignorieren, weil sie ein Symptom seiner Demenz ist? Michael Wunder betrachtet die Situation zunächst aus dem Blickwinkel von Pflege und Medizin:

> Es gibt Gründe, eine PEG zu legen oder die Ernährung sozusagen künstlich herbeizuführen, wenn es tatsächlich eine organische Schluck-Problematik gibt. Das ist aber nur bei einer kleinen Anzahl von Demenz-Erkrankten so, wie bei einer kleinen Anzahl von alten Menschen.

Eine solche PEG – *Perkutane Endoskopische Gastrostomie* –, ein von außen angelegter künstlicher Zugang durch die Bauchdecke in den Magen, dient der künstlichen Ernährung. Wie Wunder klarstellt, ist diese Maßnahme auf wenige, ganz bestimmte medizinische Indikationen beschränkt. Ins Gerede gekommen ist die Methode, weil der Verdacht besteht, dass sie vielfach in Heimen angewandt worden ist, um den langwierigen Vorgang des Essen-Anreichens bei Bewohnern zu beschleunigen, was ethisch und fachlich nicht gerechtfertigt ist.

Volker Gerhardt betont einen anderen Aspekt und stellt den Willen des Gepflegten in den Vordergrund:

> Verzeihen Sie, wenn ich wieder auf diese schwierige Abwägungsfrage komme: Das hängt von der Kenntnis des Patienten und der Einschätzung der Umstände ab. Kennt man ihn als jemanden, der auch schon früher, in anderen Lagen, mit aller Entschlossenheit versucht hat, seinen Willen durchzusetzen, hat man Anzeichen dafür, dass dies schon im Bewusstsein einer ganz bestimmten Konsequenz, nämlich seines eigenen Todes,

verweigert wird, dann – denke ich – sollte man keine Zwangsernährung durchführen.

Soweit die philosophische, theoretische Betrachtung. Die Lebenserfahrung lässt ihn zu einem anderen Schluss kommen:

Es gibt aber natürlich auch die Möglichkeit, dass hier ein Widerwille ist gegen das Essen, etwa eine Abneigung – ich kenn das aus meiner Familie –, eine Abneigung gegen das Heim, in dem man untergebracht ist, so dass man keine Lust hat, da noch irgendeinen Bissen vom Teller zu nehmen, weil man schlechte Erfahrung gemacht hat. Ich hätte das in diesem Fall in meiner Familie sofort erkannt. Und hätte dann eben eine entsprechende Entscheidung *für* den Patienten gefällt und ich glaube, dass ich dann in seinem Sinne gehandelt hätte. Deswegen hängt das wirklich sehr von der Einschätzung der Situation und der Person ab, um die es jeweils geht.

In seinem Sinne zu handeln, kann dann nur heißen, die Situation zu verändern: anderes Essen, andere Essenssituation, anderes Heim. Zu einem ähnlichen Schluss kommt Michael Wunder, dem eine häufig zu beobachtende Situation vor Augen steht:

In der Betreuung von Demenz-Erkrankten, gerade im fortgeschrittenen Stadium, steht eigentlich meistens im Vordergrund die Vergesslichkeit in der Situation, das Abbrechen einer Handlung, nämlich des Essvorgangs, und die enorme Konzentrationsschwierigkeit, so dass alles sehr, sehr lange dauert. Wenn man das alles beachtet – ich weiß, in einer Zeit, in der die Pflege getaktet ist und alles auf zack-zack geht, ist das die absolute Anti-These und relativ illusorisch. Aber man muss es einfach wissen: Es dauert nicht nur doppelt so lang, sondern viele Male so lang. Und es gibt praktische Erfahrung, wie man diese ganzen Schwierigkeiten rund um die Nahrungs- und Flüssigkeitsaufnahme entschärfen kann. Zum Beispiel indem man nur sehr, sehr kleine Portionen auf die Teller tut, damit nicht gleich die Überforderungs-Situation da ist. Indem man bestimmte ehrenamtliche und andere Personen einsetzt, die einfach beim Essen mit dabei sind, längere Zeit, indem man das Essen nicht kalt werden lässt, sondern die neuen kleinen Portionen immer wieder warm serviert. Indem man auf der Station überall kleine Körbchen mit Esswaren hat, für die Patienten, die Schwierigkeiten haben, überhaupt ihr Gewicht zu halten.

Wunder erwähnt die Tatsache, dass Menschen in einem fortgeschrittenen Stadium der Demenz sehr unruhig und sehr aktiv sind, etwa den ganzen Tag über den Flur eines Heimes oder durch den Garten laufen, unglaublich viel Energie verbrauchen und dabei abmagern, weil sie – infolge ihrer Unruhe, ihrer Unlust und der Bedingungen der Essenssituation – ihren Energiebedarf nicht decken können. Gefordert sind die Sorge Tragenden, herauszufinden, ob es daran liegt, oder es tatsächlich die Entscheidung ist, sich zu Tode zu hungern:

> Es gibt viele kleine Hilfsmittel und ich glaube, darin liegt ein bisschen das Know-how, wie man diese Probleme, die es zweifellos gibt, die sich bei einzelnen Personen auch zuspitzen, für viele andere umgehen kann und gar nicht in die Bredouille kommt, zu sagen: Wollen wir jetzt sozusagen ein Sterbefasten bei einem Dementen ermöglichen? Letztendlich sage ich dazu: Ja, aber bitte erst als *Ultima Ratio*, wenn alle anderen Mittel wirklich ausgeschöpft sind, und d. h. wenn geduldig und mit viel Zeitaufwand vorher die Ernährung auf andere Art und Weise erprobt worden ist.

In diesem Punkt scheinen sich die Auffassungen von Gerhardt und Wunder nicht zu unterscheiden. Beide mahnen eine sorgfältige Prüfung an, ob es vordergründige, zu verändernde Faktoren der Lebenssituation des Menschen mit Demenz sind, die ihn zur Verweigerung des Essens bringen, oder der – schwer festzustellende, aber ernst zu nehmende – Entschluss, sein Leben zu beenden. Wunder:

> Es ist die Frage, wie das Umfeld aufgestellt ist, ob man sozusagen dankbar sehr schnell aufgreift, ›Ja er will ja nicht mehr essen, er will ja sterben‹, wo es ganz andere Gründe gibt, zum Beispiel: ›Ich will euch nicht auf die Nerven fallen, ich weiß ja, dass ihr keine Zeit für so etwas habt! Ach, lassen wir es doch.‹ Also das ist ja ein ganz großer Unterschied zu einem Umfeld, das alles wirklich versucht, auch liebevoll und zugewandt, und dann letztendlich sagt, dagegen wollen wir gar nicht mehr ankämpfen, das ist jetzt wirklich eine Entscheidung. Ich glaube, das muss man sehen, dass es auf dieses praktische Umfeld kommt, wann wir von einer bestimmten Verhaltensweise sagen, sie ist ethisch legitimiert.

Ich halte es für unerlässlich, dass diejenigen, die in eine solche Entscheidung eingebunden sind, sich ihrer Beweggründe bewusst werden – wie Wunder es auch für die Pflegekräfte in der Klinik seiner Stiftung gefordert hat. Die Haltung zum eigenen Leben, der Umgang mit Schmerz und Leid, die Bindung an den Menschen, den man eventuell nicht gehen lassen will oder kann – all das fließt ein die Einschätzung des mutmaßlichen Willens dessen, der sich nicht äußern kann. Dessen formulierter Wille und seine aktuellen Lebensäußerungen bedürfen der Interpretation. Über die Bedingungen dieser Interpretation gilt es, sich Klarheit zu verschaffen.

Die künstlerische Darstellung der Demenz

> Das Internieren Demenzkranker ist dem Schutzbedürfnis der Gesellschaft
> geschuldet, nicht mit unvorhersehbaren Verhaltensweisen konfrontiert zu werden.
> *Henriette Herwig, Literaturwissenschaftlerin, Herwig et al. 2016, S. 11*

Das Ringen um die Deutungshoheit über die Demenz mutet oftmals wie ein Kampf um Positionen auf einem viel versprechenden Markt an. Da sind auf der einen Seite die Vertreter einer Medizin, die rein naturwissenschaftlich orientiert nach vermuteten Ursachen forschen, während einige von ihnen sich einer verängstigten Kundschaft mit Angeboten andienen, deren Wert zumindest zweifelhaft ist. Auf der anderen Seite stehen diejenigen, die das vehement kritisieren, die das Phänomen der Demenz in einer Gesellschaft mit einem wachsenden Anteil alter Menschen verorten und die Definitions- und Ausgrenzungsprozesse zum Thema machen. Praktiker und Sozialwissenschaftler regen an, das Gemeinschaftsleben neu zu definieren und für alle auskömmlich zu gestalten. Hilfreich ist dabei, die Glaubensfrage, ob Demenz – speziell die vom Typ *Alzheimer* – nun eine Krankheit ist oder nicht, einstweilen auszuklammern und sich darauf zu konzentrieren, wie die Menschen, die davon betroffen sind, leben, wie sie als Bürger weiterhin an der Gemeinschaft teilhaben können und eben nicht ausgegrenzt oder in die Isolation getrieben werden.

Henriette Herwig, Literaturwissenschaftlerin an der Universität Düsseldorf, untersucht mit ihren Mitautoren dagegen aus der Perspektive *kulturwissenschaftlicher Alter(n)sforschung*, wie das Alter und speziell die Demenz in unserer Gesellschaft betrachtet werden und welchen Niederschlag sie in der Literatur finden (Herwig et al. 2016 a, S. 11) Der Begriff *Alter(n)sforschung* mutet vielleicht seltsam an, drückt aber aus, dass die Forscher den Prozess des Alterns wie das Alter selbst in den Blick nehmen.

Ihre Kritik:

Das Alter(n) wird bislang primär aus biologisch-medizinischer, aus historischer, demographischer und aus sozialwissenschaftlicher Perspektive erforscht, was zur Folge hat, dass die aus diesen Disziplinen generierten Problemlösungen mehr auf die medizinische Versorgung sowie die Etablierung und Stabilisierung von Rahmenbedingungen für das Altwerden abzielen als auf den gesamtgesellschaftlichen Umgang mit dieser Herausforderung. (S. 11)

Es ist vermutlich nicht erstaunlich, dass ich dieser Bewertung zumindest für einen Teil der Sozialwissenschaften widerspreche. Aber ihre Kritik ist treffend, wenn die Autoren anprangern, wie das Alter und der Prozess, der dieses als Ergebnis hat, also das *Altern,* meist betrachtet werden:

> Veranstaltungsprogramme für alte Menschen in Alteneinrichtungen – wie Singkreise oder Spielenachmittage beispielsweise – basieren noch immer auf tradierten Vorstellungen von regressiven Verhaltensstrukturen im Alter. (S. 11)

Herwig et al. beschäftigen sich auf verschiedenen Ebenen speziell mit der Demenz: Sie untersuchen, wie diese Gesellschaft mit dem Phänomen umgeht, es benennt und darauf reagiert, und sie betrachten den Beitrag, den speziell die Künste zu diesem Diskurs liefern. Bei Herwig ist es vor allem die Literatur, sind es *Merkwürdige Alte* (2014), über die sie schreibt, und *Alte im Film und auf der Bühne* (2016). Ihre Kritik am gesellschaftlichen Umgang mit dem Alter und den Alten wird geradezu wuchtig, wenn es um Menschen mit Demenz geht:

> Das Internieren Demenzkranker ist dem Schutzbedürfnis der Gesellschaft geschuldet, nicht mit unvorhersehbaren Verhaltensweisen konfrontiert zu werden. (S. 11)

Ein Satz, der – vielleicht etwas weitschweifiger formuliert – durchaus von einem Sozialwissenschaftler stammen könnte. Damit hat sie meine Neugier geweckt, und ich habe mich auch mit ihr zu einem Interview getroffen. Nach einem Satz wie dem zitierten erwarte ich eine analytische Distanz zu denen, die für den kritisierten Zustand zumindest mit-verantwortlich sind. Erstaunlich ist, dass Herwig zwar diese Kritik äußert, im Interview aber ihren Frieden schließt mit denjenigen, die mit ihrer biomedizinischen, oft defizitorientierten Sichtweise diese Ausgrenzung legitimieren:

> Ich würde die Deutungshoheit keineswegs für mich beanspruchen, und vor allem sehe ich es nicht als Konkurrenz. Ich sehe es als ein komplementäres Verhältnis, dass wir als Kulturwissenschaftler/-innen von den Medizinern lernen können und umgekehrt die Mediziner von uns. Weil unsere Betrachtungsweise Aspekte miteinbezieht, die sie vielleicht nicht primär im Blick haben oder unter dem Zeitdruck, unter dem sie stehen, vernachlässigen müssen. Wie die Psychosomatik oder den Einfluss der Familie auf eine Krankengeschichte oder die kulturellen Deutungsmuster, die auch in den Köpfen der Betroffenen vorhanden sind und eine Rolle spielen.

Herwig setzt deshalb große Hoffnungen auf die Etablierung von *Medical Humanities,* also irgendwas mit Medizin und Menschen, die als Wahlfach an der Berliner Charité »einen Blick über den Tellerrand der naturwissenschaftlich geprägten Medizin« bieten sollen, um so einen Beitrag zu leisten, »die Sensibilität für menschliche Not und die erforderliche Hilfe zu bewahren«, wie es im *Ärzteblatt* heißt.[98] Es ist erstaunlich: Da wird jetzt, ganz modern mit englischem Titel und importiert aus den USA, etwas entdeckt, was bereits seit den 70er-Jahren im jeweiligen *Jahrbuch für Kritische Medizin und Gesundheitswissenschaften* thematisiert wird: die »kritische Auseinandersetzung mit den gesellschaftlichen Bedingungen von Gesundheit und Krankheit sowie mit Fragen der gesundheitsbezogenen Versorgung und der Gesundheitspolitik.«[99] Gleiches gilt für die – alternativen – Gesundheitstage, die Gesundheitsladenbewegung und die Auseinandersetzungen in der Ärzteschaft, die ihren Niederschlag bis in einzelne Ärztekammern – z. B. die Berliner – hinein gefunden hatten.[100]

Die Erkenntnis, dass die *Heilkunst,* »heute nicht mehr sehr verbreitet und in vielen Bereichen abgelöst durch die Bezeichnung Professionalität oder auch Expertentum« (https://www.pschyrembel.de/Heilkunst/T0305/doc/ – abgerufen am 12.05.2018), mehr beinhaltet als die Reparatur eines nicht mehr funktionierenden Organs, wird auch von den Vertretern der sogenannten Schulmedizin diskutiert. Zu dieser Diskussion möchten die Kulturwissenschaftler etwas beitragen, am besten schon bei der Ausbildung der Mediziner:

Der Mensch wird nicht nur als biochemische und physiologisch organisierte Maschine betrachtet, sondern es werden psychische Prozesse miteinbezogen, es werden seine Emotionen miteinbezogen, es wird die Prägung seines Denkens durch die Kultur und die Sozialisation miteinbezogen. Das, denke ich, kann Ärzten, die am Krankenbett stehen, Impulse geben, vielleicht auch neue und andere Therapieformen anregen.

---

98 Ärzteblatt 13. Dezember 2016: https://www.aerzteblatt.de/nachrichten/71980/Wahlfach-Medical-Humanities-verbindet-Medizin-Kultur-und-Gesellschaft – abgerufen am 12.05.2018. Siehe auch Herwig 2016c.

99 Homepage Jahrbuch für Kritische Medizin und Gesundheitswissenschaften. http://www.jkmg.de/ – abgerufen am 12.05.2018.

100 Immer wieder genannt: Ellis Huber, Präsident der Berliner Ärztekammer 1987 bis 1999. »Doktor Entertainer« nannte der Focus am 03.11.1997 den »Nestbeschmutzer«. https://www.focus.de/politik/deutschland/ellis-huber-doktor-entertainer_aid_168716.html – abgerufen am 12.05.2018.

Das ist, wie Herwig einräumt, bei der Demenz »außerordentlich schwierig«. Klar, gibt es doch bisher – zumindest bei der *Alzheimer* genannten Form – nicht viel mehr als Vermutungen zur Ursache und keine Therapie. Das soll aber einer fruchtbaren Zusammenarbeit nicht im Wege stehen:

> Wir umgekehrt brauchen das Wissen der Mediziner, wenn in einem Text eine Person, eine Figur, gezeigt wird, die an *Alzheimer* oder an *Parkinson* erkrankt ist, damit wir uns etwas Konkretes darunter vorstellen können.

Da erwarte ich etwas anderes von einer kritischen Kulturwissenschaftlerin: Denn wenn sie sich auf eine so zustande gekommene Definition verlassen, können Literaten sicherlich ergreifende Arztromane schreiben, in denen Ärzte mit den Dämonen der Demenz ihrer Patienten ringen, aber sie können keinen neuen Blick auf dieses Phänomen werfen. Es könnte natürlich sein, dass die eine oder andere Ärztin – vielleicht auch ein Kollege – darüber gern, nachdem das Tagwerk erledigt ist, bei einem Glas Wein gepflegt parlieren würde. Aber dass diese Mediziner die fachfremde Anregung in ihr berufliches Handeln einbeziehen würden, wage ich zu bezweifeln. Dass Herwig die medizinische Perspektive so übernimmt, ist erstaunlich, betont sie doch an anderer Stelle:

> Alterskonzepte sind Vorstellungen, Wertungen und ›Bilder‹ des Alter(n)s, also Deutungsmuster, denen normative Kraft zukommen kann. (Herwig et al. 2016, S. 11)

Das sieht ihr Düsseldorfer Kollege Hans-Georg Pott genauso und formuliert Ansprüche an ihre Disziplin:

> Es gehört zu den Aufgaben einer kritischen Kulturwissenschaft und ›kritischen‹ Gerontologie, als transdisziplinäre Wissenschaft auch den Normalismus zu reflektieren, neue Konzepte für das hohe Alter und für Demenzkranke zu entwickeln, die dann wiederum in das normalistische Dispositiv einfließen können. (Pott 2014, S. 155)

Auch für Pott scheint aber festzustehen, dass Demenz eine Krankheit ist, wenn er von *Demenzkranken* spricht, womit er nicht den Normalismus reflektiert, sondern eine medizinische Definition übernimmt, ohne sie in Frage zu stellen. Das mag naheliegend sein, es kann auch gute Gründe dafür geben. Hilfreich wäre ein Hinweis darauf, dass der kritische Kulturwissenschaftler sich dessen bewusst ist. Das ist mühsam, scheinen sich doch die Begriffe *Krankheit* und

Demenzkranke auch bei denen eingebürgert zu haben, die einen kritischen Blick auf ihren Untersuchungsgegenstand werfen wollen.

Auch Herwig könnte sich, wenn sie Alterskonzepte als eine gesellschaftliche Konstruktion bezeichnet, der Demenz mit derselben kritischen Distanz nähern – und so der Sichtweise der Medizin etwas entgegensetzen, statt sich darauf zu beschränken, deren Horizont ein wenig zu erweitern. Das ist bei der Demenz schwierig, wie sie anführt, wenn sie Normierungen und Kodierungen reflektiert und

> … gesellschaftlich geprägte Erfahrungen, Alterswahrnehmungen und Rollenerwartungen analysiert. […] Dennoch sind zum Beispiel Untersuchungen zu Demenz, die diese Krankheit als Identitätsverlust und kulturell geprägtes Interpretationsmuster zugleich erörtern, rar. (S. 12)

Sie lässt dabei die Tatsache außer Acht, dass die Bezeichnung *Identitätsverlust* ebenfalls ein *kulturell geprägtes Interpretationsmuster* ist, z. B. Whitehouse/George statt von einem *Verlust* von einer *Veränderung* der Persönlichkeit sprechen. Dabei beschreibt sie

> … verschiedene Identitäten für die Altersstufen, ein Faktum, das einmal mehr verdeutlicht, dass ›Alter‹ stets konstruiert wird, Veränderungen des Körpers – oder im Lebenslauf – bezeichnet und mit einem Sinn belegt. (12 f.)

In der von ihr analysierten und interpretierten Literatur wiederum schätzt Herwig den nicht durch professionelle Deutungsmuster verstellten Blick, seien es *Krankheitsnarrative* – also Erzählungen, die eine andere Lesart der betreffenden Krankheit als die übliche zulassen –, *Pathographien* mit ihrer Betrachtung einer Persönlichkeit unter dem Blickwinkel ihrer Krankheit, autobiographische oder fiktive Texte. Interessant sind für sie

> … literarische Umsetzungen und Darstellungsweisen des Problems, die auch ästhetische Qualitäten haben, was bedeutet, dass sie das Phänomen unter Umständen multiperspektivisch ausleuchten, dass sie eben gerade nicht mit stereotypen Vorstellungen des alten Menschen oder auch des demenzkranken Menschen arbeiten, sondern vielleicht auch Überraschendes zum Vorschein bringen.

Literaten müssen sich also von der vorgefundenen Begrifflichkeit und Logik lösen, um diesen Ansprüchen zu genügen,

… dass sie uns wachrütteln, dass sie uns auf unsere Vorurteile aufmerksam machen, dass sie helfen, die Vorurteile und vielleicht auch die normativen Vorstellungen, die sich dahinter verbergen, zu überdenken, zu relativieren, dass sie uns vielleicht auch schockieren.

Dazu gehört dann auch, dass Literaten die Situation eines Menschen, der für Mediziner der Patient, für Pflegekräfte der Pflegebedürftige, für Sozialarbeiter der Klient und für sie alle, wenn sie kommerziell orientiert sind, der Kunde ist, eben ohne diese Kategorisierung betrachten, die die Annäherung an die Person von vornherein festlegt.

Der alte König und sein schreibender Sohn

> Meine Güte, hoffentlich vergesse ich das nicht wieder!
> August Geiger, über den sein Sohn schreibt. *(Geiger 2011, 57)*

In geradezu idealtypischer Weise hat Arno Geiger ein Leben mit Demenz in seiner Erzählung *Der alte König in seinem Exil* umgesetzt (Geiger 2011), die hier als *ein* Beispiel genannt sei. Sein Werk schätzt Herwig als

Eine Darstellung des demenzkranken Vaters, die für Formen der Sprachkreativität eines an Demenz erkrankten Menschen sensibilisiert. Der Autor ist in dem Fall ja selber Schriftsteller und daher für Sprache hochgradig sensibilisiert und nimmt auch die demenziell veränderte Sprache seines Vaters – oder der Vaterfigur im Text, wenn wir es fiktionalisieren wollen – entsprechend sensibel wahr. Und die neuen sprachlichen Wendungen des Vaters, die vielleicht auf die durch die Demenz gestörten kognitiven Ordnungsmuster zurückzuführen sind, wirken auf ihn aber nicht als krankhaft, sondern im Gegenteil sogar als brillant, kreativ, poetisch, und dadurch rückt er sie in die Nähe des poetischen Sprachgebrauchs, der Poesie. Und das ist wiederum dann etwas, das er selber mit dem Vater teilt.

Der Schriftsteller Arno Geiger interpretiert die Äußerungen seines Vaters August also als einen Ausdruck von Kreativität, sieht in ihnen eine Brillanz, die ihn beeindruckt. Es ist nicht spekulativ, zu vermuten, dass jemand ohne ein solches Verständnis und ohne eine solche Interpretationsmöglichkeit das Gehörte schlicht als *Blödsinn* bezeichnen würde. Faszinierend ist nicht nur, wie Geiger schreibt, sondern auch, was er *be*schreibt: seinen Umgang mit der fortschreitenden Demenz des Vaters.

Da fragte ich ihn:
›Papa, weißt du überhaupt, wer ich bin?‹
Die Frage machte ihn verlegen, er wandte sich zu Katharina und sagte scherzend mit einer Handbewegung in meine Richtung:
›Als ob das so interessant wäre.‹ (S. 74)

Der Sohn wird von seinem Vater offensichtlich nicht erkannt oder nicht mehr richtig eingeordnet. Er hätte damit, wie andere Angehörige in einer solchen Situation, allen Grund, zutiefst getroffen zu sein, hält das aber aus. Er federt es nicht locker ab; es macht ihn traurig, aber er zerbricht nicht daran. Zeitlebens – berichtet Geiger – hatte es eine Distanz zwischen seinem Vater und ihm gegeben. Die vergrößerte sich nicht durch das Auftreten der Demenz.

Stattdessen freundeten wir uns nochmals an mit einer Unbefangenheit, die wir der Krankheit und dem Vergessen zu verdanken hatten; hier war mir das Vergessen willkommen. Alle Konflikte, die wir gehabt hatten, blieben zurück. Ich dachte mir, solche Gelegenheit kommt nicht wieder. (S. 73)

In dieser Phase war der Vater durch die schmerzliche Erfahrung, dass ihm allmählich alles entglitt, bereits hindurchgegangen. Danach kommt eine Phase, von der Fachleute sagen, sie könne durchaus ein gutes Leben mit sich bringen – die Probleme haben die anderen, vor allem die Angehörigen. Die haben im Hause Geiger seine Umwelt so gestaltet, dass die ihn nicht weiter verwirrt hat. Dazu gehörte vor allem, die Zahl fremder Helfer auf wenige slowakische Frauen zu reduzieren.

Verbunden damit, dass die Krankheit sich durch ihr Voranschreiten selbst abmilderte, begann für ihn das Goldene Zeitalter der Demenz. (S. 96)

Das war möglich, weil der Sohn – und die übrigen Familienmitglieder – sich auf ihn und seine Welt eingelassen haben, statt ihn ständig auf die Tatsache seiner Verwirrtheit hinzuweisen. Aber irgendwann machte auch die Familie Geiger die Erfahrung, die andere Angehörige oft verbittern lässt: Sie konnten die Sorge für den zunehmend verwirrten alten Mann im eigenen Haus nicht mehr tragen und arrangierten den Umzug in ein Heim.

Die Konvention verlangt, dass man ein schlechtes Gewissen hat, wenn man beschließt, ein enges Familienmitglied ins Heim zu geben. […] Gleichzeitig schadet es nicht, Konventionen in Frage zu stellen. (S. 134)

Auch andere Schriftsteller nähern sich wie Geiger Menschen mit Demenz mit anderen als den gängigen Deutungsmustern, nach denen diese ein Objekt von Pflege und Medizin sind. Herwig nennt u. a. Jonathan Franzen mit seinem Essay *My Fathers Brain*. Ob die von ihr beforschten Autoren über ihre künstlerische Äußerung hinaus die Absicht verfolgen, den Umgang mit Menschen mit Demenz zu verändern, kann ich nicht beurteilen. Herwig jedenfalls verfolgt diese Absicht mit ihrem kulturwissenschaftlichen Blick:

> Ich wollte deutlich machen, dass demenzkranke Menschen im Spätstadium der Demenz nicht mehr über die Kognition, sondern nur noch über ihre Emotionen und vielleicht über den Körperkontakt ansprechbar sind. Und das halte ich für sehr wichtig, weil es den Umgang mit Menschen mit Demenz verändert, wenn man das weiß und in Rechnung stellt.

Sich darauf einzulassen, fällt schwer und nicht jeder hat die Kraft eines Arno Geiger, das durchzustehen. Es bedeutet, nicht die verloren gegangene rationale verbale Kommunikation immer wieder einzufordern, sondern sich damit abzufinden, dass die verloren ist und sich auf die – vielleicht neue – emotionale Ebene zu besinnen. Das Faszinierende an geglückten Beispielen in der Literatur ist, dass die Schriftsteller das nicht theoretisch herleiten und von professioneller Warte aus erklären, sondern es die Leser in ihren Erzählungen empfinden und miterleben lassen. Damit soll die Leistung der Autoren von Sach- und Fachbüchern nicht geschmälert werden – es ist einfach etwas anderes.

> Diese Geschichte kann entweder aus Innensicht oder aus Außensicht oder auch multi-perspektivisch erzählt werden. Und im Falle, wenn ein Mensch mit Demenz diese Geschichte über sich selbst erzählt, dann kann er eigentlich nur über die Frühphase der Demenz sprechen. […] Wenn auch die Spätphase der Demenz mit angesprochen wird, dann haben mit Sicherheit *andere* bei der Abfassung des Textes geholfen. Es ist nicht möglich, die Demenz bis in die Spätphase selbst zu erzählen.
>
> Meistens wird das Schicksal, wird das Leben eines an Demenz erkrankten Menschen oder einer entsprechenden Figur im Text von Außen erzählt. Von pflegenden Angehörigen oder professionell Pflegenden. Aber es gibt auch Beispiele, dass sich junge Autoren, die selbst nicht dement waren, in die Perspektive eines Demenzkranken hineindenken und dessen Schicksal aus Innensicht erzählen.

Herwig nennt als ein gelungenes Beispiel J. Bernlefs *Hirngespinste* (Bernlef 1989), der Versuch, über etwas zu schreiben, was sich nicht *be*schreiben lässt. Denn es gehört ja gerade zu den Kennzeichen einer fortgeschrittenen Demenz, nicht mehr verbalisieren und anderen mitteilen zu können, was vor sich geht und wie es sich anfühlt. Bernlef hatte also nicht das zur Verfügung, was man eine verlässliche Quelle nennen könnte. Er mutet seinen Lesern einiges zu:

> Das ist ein Versuch, die Demenz ganz aus der Innensicht zu schildern. Das wird zum Schluss bis dahin getrieben, dass die Sprache des Textes selber zerfällt in die Splitter, in Satzfragmente, in Leerzeilen, so dass eben auch die Rede über Demenz zerschlagen wird. Das Beispiel ist sehr überzeugend, obwohl der Autor selber, als er den Text schrieb, keine eigene Erfahrung mit Demenz hatte. Ihm ist es gelungen, sich das vorzustellen.

Zumindest ist ihm gelungen, mit seinen Vorstellungen das zu treffen, was die Leser für die Empfindungen eines Menschen mit fortgeschrittener Demenz halten. Dabei ist eine Leistung, die Leser mit diesem zerfallenden Text zu halten, dass die nicht einfach das Buch genervt zu Seite legen und sagen, sie verstehen den abdrehenden Bernlef nicht. Herwig hat die Bereitschaft gehabt, sich darauf einzulassen.

> Eine solche Erzählweise hat ja etwas Verstörendes, und man weiß nie, wenn eine Wahrnehmung eines Betroffenen geschildert wird: Ist sie jetzt Wahn oder Fiktion oder real, oder ist sie das nicht? Und dann wartet man auf die nächste Bestätigung, durch ihn selber oder durch die außenstehende Person, die Ehefrau, die dann diese Wahrnehmung bestätigt oder eben gerade in Frage stellt. Und das heißt ja für mich als Leser, dass ich die Hypothesen, die ich gebildet habe, immer wieder korrigieren muss. Und das ist ja ein interessanter Prozess, in den ich mich beim Lesen hineinziehen lasse.

Es klingt so, als sei das eher eine intellektuelle Herausforderung für den interessierten Leser als eine Lektüre, in die er sich fallen lassen kann. Diese Literatur soll durchaus ein Publikum erreichen, weckt – gut geschrieben – Emotionen, sei es durch eine positiv besetzte Utopie oder durch ihr Gegenteil.

> Es gibt beides. Es gibt Autoren, die entwerfen Dystopien und machen uns Angst: Sie entwerfen das Bild einer Gesellschaft, die vielleicht künftig Altenghettos bilden wird, weil sie anders nicht mehr mit ihrem ›Altenberg‹ fertig wird, oder die Prämien auf freiwilligen Selbstmord ausschreiben wird. Das

sind dann natürlich negative Szenarien. Und es gibt andere Autoren, die viel konstruktiver mit dem Phänomen umgehen und zeigen, wie die mittlere Generation z. B. auf das Altwerden alternder Eltern reagiert, wie sich neue Kommunikationsweisen ausbilden, z. B. durch behutsame Berührungen. Die waren in einer solchen Familie immer tabu und sind jetzt plötzlich möglich, erzeugen eine neue Beziehungsqualität. […] Es kommt auf den Autor und auf den Text an. Er kann es ins Negative treiben und er oder sie kann auch den Möglichkeitsspielraum ausleuchten.

Nun könnten weniger geschickte Autoren versuchen, emotionale Reaktionen zu provozieren, indem sie ihre Leser darauf hinweisen, dass etwas ganz furchtbar oder anrührend schön ist. Die Alternative ist das schriftstellerische Selbstvertrauen, dass sich das Grauen und der Zauber des Augenblicks der Leserin und dem Leser von selbst erschließt. Das kann der Fall sein in Sachbüchern, in der mittlerweile etwas unübersichtlich gewordenen Menge an Ratgeberliteratur und in Schilderungen des eigenen Erlebens im Umgang mit einer Demenz und mit Menschen, die unter einer solchen leiden. Oft geht es tatsächlich eher um Leid als um die Beschreibung eines lustvollen Lebens. Das alles ist wichtig, um interessierten, unbefangenen Lesern einen Einblick in Verhältnisse zu geben, die ihnen meist verschlossen sind und fremd bleiben. Einen ästhetisch-literarischen Reiz üben Autoren damit aber noch nicht aus. Dafür muss hinzukommen, was sich in Arno Geigers Erzählung über die Demenz seines Vaters finden lässt:

Hier liegt der ästhetische Wert in der Verdichtung. Der Text erzählt in sehr dichter Weise einen Krankheitsverlauf, der sich in der Realität ja quälend langsam hingezogen hat. Und indem er Sätze des Vaters, z. B. ›Das Leben ist ohne Probleme auch nicht leichter‹ zitiert, schafft er komische Pointen. Er macht dadurch etwas erträglich, was in der Realität vielleicht unerträglich wäre. Das wird in dem Text auch selber kommentiert, nämlich dadurch, dass die Schwester des Ich-Erzählers es nicht erträgt, ihren Vater im Altersheim zu besuchen, aber es sehr gut erträgt, zu lesen, was ihr Bruder darüber schreibt. Wie kommt das? Das muss mit genau dem zusammenhängen, dass durch dieses Maß an Verdichtung von Pointen eine Heiterkeit erzeugt wird, die im Leben nicht da wäre. Und das bringt mich auch zu einem sehr wichtigen Aspekt im Zusammenhang mit positiver Altersdarstellung: der Humor, die Selbstironie, die Gelassenheit. Das kann dann eben in einer Weise zum Ausdruck kommen, wie es in einem dokumentarisch protokollierten Bericht vom Pflegealltag vermutlich nicht der Fall wäre.

Dass durch eine Demenz Situationen entstehen, die Umstehende als komisch empfinden, ist bekannt. »Kann man, darf man da noch lachen?«, fragt Rolf D. Hirsch, als Psychiater und Psychologe langjähriger Klinikdirektor. Er kommt zu dem Schluss: Man kann, darf und sollte es tun. Es entlastet und kann die Spannung in einer anstrengenden Situation lösen. Das sagen auch Menschen mit Demenz selbst. Sie haben ein feines Gespür dafür, ob jemand sie auslacht, also sich über sie als Person lustig macht oder über eine Situation, die sie selbst genauso wie die anderen als komisch empfinden:

Nicht jedes Lachen ist Ausdruck von Humor! Humor ist eine Herzenssache, die nicht kränkend und beschämend ist, sondern kreativ. Das innere Kind darf trotz der Ungereimtheiten der Welt und trotz Missgeschicken des Alltags aufjuchzen.[101]

Die Literaturwissenschaftlerin Herwig stellt klar, dass wir uns keineswegs durch das Lachen, erst recht das gemeinsame, über die Person erheben, die eine komische Situation heraufbeschworen hat – etwa Arno Geigers Vater August:

Die Komik entsteht durch Kippeffekte. Durch die Erwartungsenttäuschung: Man hat erwartet, dass der Alte gar nicht mehr richtig reden kann. Aber dann sagt er Weisheitssätze wie ›Das Leben ist ohne Probleme auch nicht leichter‹, und dann haben wir plötzlich im Dementen eine Weisheitsfigur vor uns, und das ist überraschend. Oder, um nochmal auf die Sprachkreativität zurückzukommen, der Satz ›Außerdem wirkt es sich ungünstig aus, dass ihr mir ständig ins Wetter pfuscht‹. Ein herrlicher Satz – der lebt von der Schlagkraft der Metapher. Normalerweise lebt die Metapher davon, dass sie die Bedeutung eines Wortes von einem Bereich in den anderen überträgt. Diese Übertragung erfolgt ja normalerweise intentional. Wenn es sich jetzt hier aber um eine Figur handelt, die an Demenz erkrankt ist, dann ist die Übertragung von einem Bedeutungsbereich in den anderen vermutlich nicht gewollt gewesen, nicht intentional. Aber sie kommt als Überraschung, als Pointe, trotzdem daher. Und das macht Freude, das liest man gerne.

---

101 Hirsch, R. D.: Humor kennt keine Grenzen – Menschen mit Demenz und deren Angehörige einbeziehen, in: Alzheimer info 3/10, https://www.deutsche-alzheimer.de/unser-service/archiv-alzheimer-info/humor-kennt-keine-grenzen-menschen-mit-demenz-und-ihre-angehoerigen-einbeziehen.html – abgerufen am 13.05.2018.

Das Komische an einer Situation wahrzunehmen und das gemeinsame Lachen zuzulassen, hat etwas Befreiendes und hilft, mit der Scham umzugehen – der des Menschen mit Demenz selbst und der seiner Angehörigen.

> Wenn einer eine Frage stellt, die sie eigentlich beantworten können müssten, aber nicht beantworten können, oder sich an den Namen der eigenen Ehefrau nicht mehr erinnern, oder so etwas. Und dann werden die Bewältigungsstrategien in Szene gesetzt, die darin bestehen, dass man zu Ausflüchten Zuflucht nimmt, oder den anderen beschuldigt, ›du hast mich angegriffen‹, oder zu floskelhaften Redewendungen, die die Situation retten, ohne dass man sagen müsste ›ich weiß das nicht mehr‹ oder ›ich kann mich nicht erinnern‹. Das ist, was der Figur erspart, das Vergessen, das Sich-nicht-erinnern-Können, ansprechen zu müssen.

Etwa, wenn August Geiger auf die Frage seines Sohnes, wer er denn wohl sei, antwortet: »Als ob das so interessant wäre«, was der Sohn einfach so stehen lassen kann. Diese hilfreiche Haltung kommt nicht nur in literarischen Erzählungen vor, sondern auch in Reportagen aus dem Alltag wie der zitierten von Kristina Ludwig in der Süddeutschen Zeitung: Auf die Frage nach einem *Gemüse mit P* hatte ein Tagesstättenbesucher geantwortet »Ich hab's nicht so mit Gemüse«, und die Betreuerin hat mit dem Satz »Das ist nicht so ihr Gebiet« ihm damit die Schmach des Nicht-Wissens erspart. Im Spielfilm lässt sich eine solche Szene trefflich ins Bild setzen, vom Erröten der beschämten Person bis zum Niederschlagen ihrer Augenlider, von der plötzlichen körperlichen Anspannung bis zum abrupten Wegdrehen. Schriftsteller müssen derartige Reaktionen beschreiben oder darauf vertrauen, dass sie sich auch ohne explizite Beschreibung in der Vorstellungskraft des Lesers wiederfinden.

Die von Herwig (2016c, S. 191) benannten *literarischen Demenzrepräsentationen* können etwas Tröstliches haben, wenn man liest, wie die Beziehung zwischen Sohn und Vater Geiger eine neue Tiefe erfährt. Sie suggerieren aber keinesfalls, dass diese neuen Qualitäten den Verlust der bisherigen aufwiegen. Andernfalls wären die Schilderungen für die Literaturwissenschaftlerin problematisch:

> Es hat auch etwas Beschönigendes, denn für die allerletzte Phase der Demenz gilt das nicht mehr. Die ist davon geprägt, dass die Beziehungen einseitig werden, zu einseitigen Fürsorgebeziehungen, und dass genau die Reziprozität, die hier im Text von Geiger ansatzweise noch da ist, verloren geht. Und das ist ja auch die Herausforderung für die Pflegenden oder auch nur besuchenden Angehörigen, aushalten zu müssen, dass sie mit der Erinnerung an ihre

Bezugsperson leben und dass ihre Liebe im eigentlichen Sinn nicht mehr auf Gegenliebe stößt. Dass sie gar nicht mehr erkannt werden, dass das Streicheln der Hand genauso gut von einer liebevoll zuwendenden Pflegeperson geleistet werden könnte wie von der Tochter. Das Aushalten-Müssen dieser Einseitigkeit, das ist nachher die Herausforderung in der Spätphase. Davon sprechen die wenigsten Texte, weil die ja auch kaum mehr darstellbar ist.

Es ist somit eine Gratwanderung zwischen der Beschönigung einer schwer aushaltbaren Situation und der Inszenierung eines Horrorszenarios. Dabei dürfte die breite Leserschaft ein gewisses Misstrauen hegen – sofern sie sich überhaupt auf das Thema einlässt –, dass ein Autor etwas Unangenehmes verschweigen könnte, um niemanden zu verschrecken. Einen solchen, vielleicht nur undeutlich erkennbaren Versuch könnten kritische Leser als Manipulation empfinden. Als unangemessen empfänden die es wohl auch, wenn ein Autor allzu demonstrativ seine Aufgeschlossenheit kundtäte. Wahrscheinlich ist es sowieso wirkungsvoller, eher beiläufig eine Haltung zu zeigen, als die Leser mit guten Absichten zu belehren.

In der Darstellung eines Lebens mit Demenz im Film ist die Gefahr eventuell noch größer, »dass die Krankheit ›vereinfacht, verfremdet, romantisiert, verdammt und stets für ästhetische Zwecke instrumentalisiert‹ wird«.[102] Nun ist einleuchtend, dass eine Figur im Roman oder Film nicht in ihrer ganzen Komplexität dargestellt werden kann. Um auch diejenigen zu erreichen, die sich weder für alle Verästelungen interessieren noch diese einordnen können, sind Autoren – wie auch Journalisten – darauf angewiesen, diese Komplexität zu reduzieren und einen Sachverhalt auf den Punkt zu bringen.

Aber ich kann das trotzdem noch auf unterschiedliche Art tun. Wenn ich es sentimentalisierend tue, dann kommen Filme wie »The Notebook« oder »Away from Her« dabei heraus.[103] Das sind Filme, die suggerieren, dass am Ende die Liebe über alles siegt. Bis hin zur Utopie des gemeinsamen Liebestods. Und das sind im Grunde Märchen. So verläuft die Krankheit nicht, und soweit reicht normalerweise auch die Aufopferungsbereitschaft von Ehegatten oder Angehörigen nicht. Da wird das Motiv der Erkrankung an Demenz im Grunde benutzt fürs sentimentale Effektbild.

---

102 Herwig 2016b, S. 142. Herwig bezieht sich auf Fellner. M. (2006): Psycho-Movie. Zur Konstruktion psychischer Störung im Spielfilm, Bielefeld: transcript.
103 The Notebook, USA 2004, Auf Deutsch: Wie ein einziger Tag. Away from Her, Kanada 2006. Auf Deutsch: An ihrer Seite.

Aber sentimentale Effektbilder kommen durchaus an, ein bisschen Kitsch, ein bisschen heile Welt trotz des ausbrechenden Chaos, schöne Menschen, die durch das Schicksal auf unerklärliche Weise wieder zueinander finden, und Frauen, die als (Schwieger-)Töchter eigene Ambitionen zurückstecken und sich aufopfern, als hätte es nie so etwas wie Emanzipation gegeben.

Wenn das der Preis ist dafür, dass sich Zuschauer – oder Leser – auf das Thema Demenz einlassen, dann ist dieser Preis zu hoch.

Demenz auf der Bühne

> Das sind alles unglaublich interessante Themen,
> die schreien geradezu nach Theatralisierung.
> *Amelie Deuflhard, Intendantin* Kampnagel

Ein Ort des gesellschaftlichen Diskurses ist das Theater. Zumindest kann es das sein, wenn die Macher den entsprechenden Anspruch haben. Amelie Deuflhard, Intendantin der weit über Hamburg hinaus bekannten Kulturfabrik Kampnagel, hat ihn. Das Selbstverständnis:

> Kampnagel ist ein produktives Labor für Ideenentwicklung, ein Think Tank, Ort für Kontroversen, Tagungen aber auch ein lebendiger Konzertsaal, Music Lounge, Club. Hier wird an neuartigen Formaten gearbeitet, die nach zeitgemäßen Formen von Öffentlichkeit, Kommunikation, Interaktion, Partizipation und Wissensvermittlung suchen. Denn Kampnagel ist nicht nur ein Kunsttempel. Es öffnet sich in die Gesellschaft und in die umgebende Realität. (http://www.kampnagel.de/de/service/kontakt/ 13.05.2018)

Es ist somit eine Institution, in deren Programm auch das Thema Demenz eine Bühne finden kann. Amelie Deuflhard hat Erfahrungen mit Demenz in ihrer Familie und geht offen damit um. In ihrer Kulturfabrik will sie ein breites Publikum unterhalten, erheitern und zum Nachdenken anregen:

> Kann alles passieren, ich finde es wichtig, […] dass wichtige politische und gesellschaftliche Themen, die uns betreffen, auch auf meinen Bühnen verhandelt werden. Und da gibt es Themen, wenn man jetzt mal so die großen Weltthemen nimmt: Klimawandel, Migration, Fluchtbewegungen, Kriege natürlich, Terrorismus, Staaten, in denen Diktaturen herrschen und wo es ganz viel Ausgrenzung gibt und keine Freiheit mehr. Aber in unserer west-

lichen Gesellschaft ist eben auch eines dieser großen Themen durch die Überalterung der Gesellschaft: Demenz.

Nun ist es eine Sache, ein solches Thema für relevant zu halten, erst recht, wenn man eigene Erfahrungen damit gemacht hat, und eine andere, ein Publikum damit ins Theater zu locken.

Normalerweise denkt man natürlich, das Publikum möchte das nicht sehen. Viele Menschen beschäftigen sich nicht so gern mit Themen, vor denen sie eigentlich Angst haben.

Das könnte vor allem das ältere Theaterpublikum abschrecken, das fürchtet, allmählich in die Gruppe derer hineinzuwachsen, die gemeinhin als demenzgefährdet gelten. Bei Kampnagel haben sie die Erfahrung gemacht mit einem Stück übers Altern, inszeniert von einem bekannten Regisseur, der stets die Häuser füllt. Aber damals kam nur die Hälfte der erwarteten Zuschauer.

Und für mich war noch interessanter, dass ganz viele Menschen, also gerade ältere Menschen aus unserem Publikum, mir danach gesagt haben, sie haben sich eigentlich intensiv damit beschäftigt, aber sich dann doch nicht aufraffen können hinzugehen, weil sie Angst vor dem Thema haben.

Andererseits ist es vorgekommen, dass bei Themen, die nur unter Schwierigkeiten ihr Publikum finden, von den Theatermachern aber für wichtig gehalten werden, auf einmal das Haus voll war. Es ist eben schwer einzuschätzen.

Ich arbeite nicht so, dass ich denke, ich gehe nur an Themen ran, bei denen ich sicher bin, dass viele Menschen kommen. Ich liebe natürlich wie alle Theatermacher, wenn es voll ist, […]. Aber ich finde nicht, dass man den ganzen Spielplan so strukturieren darf. Man muss über das Jahr, über die Spielzeit ein Programm machen, zu dem dann insgesamt genug Leute kommen. Ich glaube aber, man muss sich gerade so einem Thema wie Demenz immer mal wieder zuwenden, das wieder aufgreifen. Dann ist es die Erfahrung, dass das Interesse wächst.

Das ist auch nötig. Für das Thema sowieso, aber auch für die Häuser, die es auf die Bühne bringen. Die Zeiten, in denen man, wenn keiner kam, trotzig darauf hinwies, es sei eben Kunst, dürften wohl vorbei sein. Gut ist es, wenn das Stammpublikum sich auch auf ein solches Thema einlässt, im Vertrauen darauf, in *seinem Theater* nicht enttäuscht zu werden. Darüber hinaus werden idealerweise Zuschauer angelockt, die gezielt des Themas wegen kommen. Dass solche Stücke auf die Bühne gehören und auch ihr Publikum finden, ist klar. Es kommt auf die Aufbereitung des Stoffes an und auf die Inszenierung.

> Man muss natürlich aus meiner Sicht ästhetisch die richtige Form finden. Persönlich finde ich es ein bisschen problematisch, wenn Nicht-Demente Demente spielen; das funktioniert nur in Ausnahmefällen auf der Theaterbühne. Aber es gibt auch Ansätze, das ist dann die Frage des Demenz-Grades, dass auch Menschen mit Demenz mit auf der Bühne sein können. Da gibt es biographische Ansätze, dokumentarische Ansätze am Theater.

Wir kennen die Diskussion, wenn es um Menschen mit Behinderung auf der Bühne geht. Sollen sie Menschen mit Behinderung spielen? Oder ist es ein Zeichen der viel beschworenen Inklusion, wenn sie gerade andere Figuren verkörpern, also nicht sich selbst darstellen, sondern als ernst genommene Schauspieler in eine andere Rolle schlüpfen? Deuflhard sieht zwei Möglichkeiten:

> Man macht dokumentarisches Theater mit den Akteuren, die quasi Spezialisten für ihr Leben sind, das würde bedeuten, man arbeitet mit dementen Menschen. Die zweite Möglichkeit ist: Man arbeitet mit Schauspielern und lässt die das Thema spielen, wie auch immer. […] Ich persönlich würde eher so einen dokumentarischen Ansatz bevorzugen, mit den Experten, also mit einer Mischung aus dementen und nicht dementen Menschen. Das Theater muss ja auch nicht das Leben genau nachspielen, man kann auch über Fiktionalität vieles von dem darstellen, was in Wirklichkeit ist.

Das ist ja auch das eigentlich Reizvolle. Wenn ich als Besucher ins Theater gehe, weil mich ein bestimmtes Thema interessiert, zu dem ich ein gewisses Wissen habe, langweilt es mich, wenn ich nur mit einigen Fakten konfrontiert werde, die über dieses Wissen nicht hinausgehen. Abgesehen davon, dass ich nach Fakten eher woanders suche als ausgerechnet im Theater. Es muss das hinzukommen, was Henriette Herwig in der Literatur als den besonderen ästhetischen Reiz sucht: etwa die künstlerisch aufbereitete fiktionale Darstellung der Realität. Die hat die Chance, neue Perspektiven zu eröffnen. Deuflhard nennt als ein Beispiel die mit einer Demenz einhergehende Orientierungslosigkeit in Raum und Zeit, wenn Menschen sich für wesentlich jünger halten als sie tatsächlich sind oder sich in einer ihnen bisher vertrauten Umgebung verlieren.

Bei solchen Thematiken von Orientierungslosigkeit, gerade im Raum, kann man mit Tanz sehr gut arbeiten: Was bedeutet es eigentlich, wenn man den Raum nicht mehr fassen kann, in dem man sich bewegt, […], was bedeutet es, wenn alle Zeitebenen des Lebens sich verlagern und durchmischen? Das sind ja alles unglaublich interessante Themen, die schreien geradezu nach Theatralisierung.

Aber nicht nur danach. In einem solchen Kulturprojekt, in dem die Macher mehr wollen als ihr Publikum nach zwei Stunden nachdenklich oder erheitert, beschwingt oder irgendwie betroffen nach Hause gehen zu lassen, gibt es schließlich noch andere Möglichkeiten des Ausdrucks als allein das Darstellende Spiel:

> Man macht ein Symposium oder einen Kongress oder eine *Lange Nacht,* wo man viele unterschiedliche Stimmen aus unterschiedlichen Bereichen hören kann. […] Ich glaube, man muss tatsächlich eine Mischform machen, dass man sagt, es gibt Diskussionen, es gibt Diskurse, es gibt Erfahrungsaustausch oder eben so etwas wie eine *Lange Nacht:* 100 Menschen reden über ihre Erfahrungen. Das kann man dann zusammensetzen, vielleicht mit einem Theaterstück oder einer kleinen Ausstellung.

Das ist sehr ambitioniert und vereint entsprechend dem Selbstverständnis der Kulturfabrik Kampnagel die *zeitgemäßen Formen von Öffentlichkeit, Kommunikation, Interaktion, Partizipation und Wissensvermittlung.* Ein hoher Anspruch, den viele Theatermacher sicherlich haben. Ein erster Schritt ist, ein entsprechendes Stück auf die Bühne zu bringen, das die Zuschauer emotional anspricht und ihnen eine neue Perspektive auf das Thema Demenz eröffnet. Ich höre geradezu den Einwand, das sei doch wohl zu viel verlangt. Es ist viel, was ich da verlange, aber nicht zu viel. Ein solches Stück habe ich zu meiner Überraschung gesehen.

Der verwirrte Theaterbesucher. Eine tragische Farce

> Das war komisch und das war richtig böse und die Leute haben gelacht.
> *Ulrich Waller, Intendant St. Pauli-Theater*

Der Vorhang hebt sich, auf der Bühne steht ein alter Mann auf einem Sessel und dirigiert hingebungsvoll ein imaginäres Orchester, das ziemlich laut spielt – bis eine junge Frau dazu stürzt, »Papa!« ruft, in der Kulisse verschwindet und die Musik stoppt. Sie setzt sich zu ihm auf einen zweiten Sessel und es beginnt, was ein Teil des Publikums vielleicht kennt und der Rest sich vorstellen kann: »Was ist passiert?«, will die aufgebrachte Tochter wissen und der alte Mann, der nicht greisenhaft wirkt, aber vielleicht ein bisschen seltsam, hat nicht den Schimmer einer Ahnung, was Anne, die Tochter, wohl meinen könnte. Es geht irgendwie um ein *Mädchen,* das er wohl nicht dahaben wollte und das sie bestellt hatte, um ihm zu helfen. Natürlich braucht er keine Hilfe, sondern kommt sehr gut allein zurecht – nach seiner Einschätzung. »Schlampe« soll er dieses Mädchen genannt und mit einer Gardinenstange bedroht haben – was er für einen Ausdruck überbordender Phantasie hält. Die »Schlampe« wiederum habe ihm die Uhr gestohlen, die er – um sie zu überführen – irgendwo hingelegt habe. Wohin, hat er vergessen.

Erste Gluckser im Publikum, dem klar sein dürfte, dass *sie* Recht hat und *er* sich nicht mehr erinnert, die Situation verkennt, oder sie schlicht nicht wahrhaben will. Die Tochter ist verzweifelt, weil sie sich nicht ständig um ihren Vater kümmern kann und der nun schon die dritte Pflegekraft vergrault hat …

Wer so etwas nicht erlebt hat, ist vielleicht amüsiert. Wer es kennt, hat vielleicht die eigene häusliche Situation vor Augen: Streit um die Uhr, die er plötzlich in der Hand hält, weil er sie »gerade noch rechtzeitig versteckt hatte«, woraufhin das Publikum lacht. Und so geht es weiter. Die Tochter ist ihm zu sorgenvoll – wie seinerzeit ihre Mutter – im Gegensatz zu ihrer abwesenden Schwester, die so ganz anders sei und bei deren Erwähnung die junge Frau versteinert dasitzt. »Ich werde wahrscheinlich umziehen, Papa«, eröffnet sie ihm, was er nicht so recht zur Kenntnis nehmen will. Sie habe »jemanden kennengelernt« und das Publikum quittiert seine erstaunte Frage »einen Mann?« wiederum mit Lachen. Er kann sich nicht erinnern, dass sie ihm den jungen Mann – *Antoine,* das Stück spielt in Paris – vorgestellt hat. Er fühlt sich im Stich gelassen von seiner Tochter, die zu ihrem Freund nach London ziehen will.

Das ist nichts Besonderes: Einem vereinsamten alten Mann droht der Verlust seiner offensichtlich einzigen Bezugsperson. Er ist – salopp gesagt – neben der Spur, will das nicht wahrhaben; er beschuldigt Menschen in seinem Umfeld, für das verantwortlich zu sein, was er nicht mehr versteht.

Es ist *Der Vater,* im französischen Original *Le pére, Eine tragische Farce in 15 Szenen* von Florian Zeller, 2014 mit dem französischen Theaterpreis *Moliere* für das beste Stück des Jahres ausgezeichnet, aufgeführt im St. Pauli-Theater in Hamburg. Dessen Intendant Ulrich Waller hatte die Inszenierung in Paris gesehen und war angetan. Der Stoff ist schwer, besonders für ein in die Jahre gekommenes Publikum. Waller hat ihn trotzdem auf die Bühne gebracht. Von Robert Hirsch, Hauptdarsteller der Aufführung in Paris, hat er die Anregung mitgenommen, wie dieses Stück zu spielen sei:

Nämlich, dass man einen Komiker besetzen muss, um von diesem Thema, dass es mehr um Mitleid geht, dass man das so depressiv erzählt, total wegzukommen. Und was Zeller geschafft hat, ist, dass man Menschen zusieht, die darum streiten, wer eigentlich die Deutungshoheit hat über das, was Wirklichkeit ist, und wer eigentlich jetzt richtig tickt. Und das hat der Hirsch grandios gespielt in eine Richtung, die überhaupt weit weg von jedem Mitleid war oder wo man denkt, ja, jetzt beginnt eigentlich nur noch so ein langer Exkurs in Empathie, sondern das war komisch und das war richtig böse und die Leute haben gelacht in Paris, und dann kippte irgendwann die Stimmung und plötzlich wurde es ganz ernst. Dass man das innerhalb von einem Abend schafft, so eine Kurve hinzukriegen, hat mich sehr beeindruckt.

Volker Lechtenbrink spielt hervorragend den alten Mann, der mal bissig, mal verzweifelt ist, eine tragische Figur, die aber auch komisch wirkt. Dazu kommt die schauspielerische Leistung des gesamten Ensembles. Es ist aber nicht das von Amelie Deuflhard bevorzugte dokumentarische Theater. Lechtenbrink zeigt keine Anzeichen von Demenz, ist nicht einer der gern gesehenen *Betroffenen*. Vielleicht ist es nötig, sich das klarzumachen, um an den Stellen lachen zu können, die eigentlich peinlich sind, wenn der alte André sich auf eine Art aufführt, für die das Publikum sich schämen würde. Diese Szenen sind gut dosiert, auch wenn es eine *Farce* ist, die ja von Elementen der Übertreibung lebt. Ulrich Waller verzichtet in seiner Inszenierung auf den Dreh zu viel, der in Boulevard-Stücken mit ihrer übertrieben dargestellten Schrulligkeit der Figuren zeigt, dass der Regisseur kein Vertrauen in die Wirkung der Charaktere und seiner Darsteller hat.

Nach etwa neun Minuten geht das Licht aus, Musik, Umbau auf der Bühne, nächste Szene, derselbe Raum. Nur noch *ein* Sessel steht da, daneben ein Ledersofa, auf dem der Alte sitzt und vor sich hin auf seine Tochter schimpft. Ein junger Mann kommt dazu, fragt »Alles in Ordnung?«, und empört fragt der alte André »Was machen Sie hier?« Der, *Pierre,* macht ihm klar, dass er dort wohnt. »In meiner Wohnung?!« will André mit gesteigerter Empörung wissen. Es geht hin und her. Der junge Mann greift zum Telefon und will Anne anrufen. Auf die erstaunte Frage, ob er die denn kenne, antwortet der: »Ja, ich bin ihr Mann!«

Stille im Publikum. »Und ich bin die Königin von England ...«, reagiert André auf die absurde Situation. Lachen im Publikum. Er versucht, aus der Situation herauszukommen, kann nicht glauben, dass seine Tochter – wie dieser Mann behauptet – seit zehn Jahren mit ihm verheiratet ist, wirft als eine Art Kompromiss ein, er habe gedacht, sie seien getrennt. »Nein!« ist Pierres knappe Antwort. »Sind Sie sicher?« ist Andrés Frage, die – wie nicht anders zu erwarten – das Publikum wiederum zum Lachen bringt. So geht es weiter: Leichte Verunsicherung durch den folgenden Dialog, in dem André erklärt, dass Anne nach London gehen werde, weil sie einen Engländer kennengelernt habe, was sich Pierre nicht vorstellen kann. »Sind Sie nicht auf dem neuesten Stand?« Das Publikum lacht, und André scheint es peinlich zu sein, dass er wohl mit dieser pikanten Enthüllung seine Tochter bloßgestellt hat. Er versucht den widerwilligen Pierre, dessen Name ihm zwischendurch entfallen ist und den er als Antoine anspricht, in ein Gespräch darüber zu verwickeln, dass seine Tochter ihm eine Krankenschwester ins Haus schicke – weil sie ja nach London geht – obwohl er noch topfit sei, was wohl daran liege, dass sie nicht sonderlich schlau sei, was sie von ihrer Mutter habe, und so weiter.

Endlich erscheint die junge Frau, die André nicht erkennt und nach Anne, seiner Tochter fragt …

Irgendetwas stimmt nicht. Der Eindruck verstärkt sich, als der junge Mann die Szene verlassen hat und André allein mit der jungen Frau im Zimmer sitzt. Sie reden darüber, dass er nicht versteht, was gerade vor sich geht, er in Ruhe dort gesessen habe, als plötzlich ihr Mann hereingekommen sei. Erstaunt und verunsichert erklärt sie ihm, seit fünf Jahren geschieden zu sein. »Hast du das vergessen?« Das hat er offensichtlich. Die Wirkung auf die nun auch verunsicherten Zuschauer ist kalkuliert und im Stück angelegt. Waller hat diesen Trick übernommen:

> Man merkte, dass da schon erst mal so ein Erstaunen war. Gut ist auch die Komik, wenn man darüber streitet, was man gerade sieht und was man gerade wahrnimmt, und die einen ihre Wirklichkeit behaupten, also die wir *Normalen* erleben, und er, der außerhalb dieser Normalität steht, behauptet genau dasselbe. Als Zuschauer denkt man für eine Sekunde, weil man das ja gerade miterlebt hat, wie er guckt: Eigentlich hat er auch recht. Und dann wird es spannend.

Der Zuschauer – zumindest mir ging es so – möchte eigentlich aufspringen und rufen, dass der Mann doch eben noch dagewesen und Anne doch irgendwie eine andere Frau in der Kleidung der Anne von vorhin ist. Wie im Kaspertheater, wenn die mitfiebernde Kinderschar die Prinzessin laut vor dem bösen Räuber warnt, der sich mit Schmeicheleien ganz harmlos gibt und sie zu umgarnen versucht.

Florian Zeller hat die Rollen doppelt angelegt: Zwei Frauen spielen die Tochter, zwei Männer den Schwiegersohn – identisch gekleidet und nur bei genauerem Hinsehen nach einer Weile als unterschiedlich erkennbar.

Die Klippe mit den zwei neuen Schauspielern, über die ist niemand einfach so hinweggekommen. Das war für alle eine Zeitlang erst mal verstörend, die verschwinden auch wieder und dann tauchen wieder die alten auf. Das zieht die Schraube ja auch noch mal zusätzlich an.

Es ist das, was Amelie Deuflhard als den spielerischen Umgang mit der Verwirrung eingefordert hat, mit der Orientierungslosigkeit gegenüber Personen und im Raum. Es ist die fiktionale Bearbeitung eines Zustandes, von dem die Zuschauer vielleicht mal etwas gehört haben. Waller hat es in dem Stück so umgesetzt:

> Theater schafft dann eine eigene Wirklichkeit: Man kann etwas erleben, was man wahrscheinlich so noch nicht erlebt hat. Und das haben wir dann zusätzlich noch verstärkt durch das Bühnenbild [...], in dem ja permanent Sachen verschwinden.

Das fängt harmlos an und der Zuschauer registriert kaum, dass statt des einen Sessels im dargestellten Zimmer in der zweiten Szene auf einmal ein Ledersofa steht.

> In dem Stück wird beschrieben, dass er, der Vater, ja denkt, er wohnt zu Hause – und am Schluss ist er schon im Krankenhaus und nimmt das eigentlich nicht wahr oder blendet es aus oder sieht es einfach nicht. Und genau das passiert auch ein bisschen mit dem Zuschauer, weil er auch irgendwann nicht mehr weiß, wo er ist: Bin ich bei der Tochter, bin ich bei dem Vater, wer wohnt da eigentlich?

Es ist geschickt inszeniert, dass nicht eine Figur allein zur Identifikation einlädt, also dem Vater Sympathie und Mitleid zufliegen, weil der sich einer unsensiblen, hartherzigen Tochter erwehren muss. Und die wiederum ist nicht als einzige die Nette, gequält von einem bösartigen alten Mann. Sympathisch sind sie beide. Henriette Herwig hat es als »ein Glanzstück literarischer Repräsentation« bezeichnet, wenn »die Demenz auch die Struktur der Rede über sie erfasst« und der »Leser in das beklemmende Gefühl von Verunsicherung, Zeit- und Wirklichkeitsverlust« hineingezogen wird. Das gilt natürlich umso mehr, wenn die Zuschauer es – fast – hautnah miterleben, wie unterschiedliche Wahrheiten, gar Welten, aufeinanderprallen. Dazu müssen sie bereit sein. Ulrich Waller hat festgestellt, dass Menschen in den Vorstellungen saßen, die Erfahrungen damit hatten, darunter einige, die das Thema aus eigener Anschauung, aus eigenem

Erleben in Familie oder Freundeskreis kannten. Das ist bemerkenswert: Wenn ich es im Alltag habe, es gar noch ein Problem für mich ist, will ich es nicht unbedingt auch noch auf der Bühne sehen. Und wenn ich diese Erfahrung nicht habe, interessiert es mich vielleicht nicht, es sei denn, ich suche die Auseinandersetzung mit einem als gesellschaftlich relevant eingeschätzten Thema. Die Erfahrung des Intendanten mit seinem Publikum ist eine andere:

> Die Menschen waren erst mal erschlagen. Erst mal war Ruhe, und dann haben sie sich das, was sie gerade erlebt haben, über den Applaus vielleicht noch mal weggeklatscht. Aber gleichzeitig ist das auch immer ein Signal, ein Zeichen für das, was man gerade erlebt hat – ob einen das begeistert hat oder nicht. Es ist nicht so, dass die Leute ruhig waren und irgendwie rausgegangen sind und gesagt haben ›Lass mich damit in Ruhe!‹ Nein im Gegenteil: Dass man das so auf eine Bühne stellt und somit auch wieder in den Fokus der Gesellschaft rückt, weil man ja ungern über Krankheiten redet, hatte ich immer das Gefühl, dass Menschen dankbar dafür sind und dass sie das unbedingt wollen und froh sind, dass man endlich anfängt, darüber zu reden. Das Stück von Zeller ist ja sehr viel älter als dieser Film *Honig im Kopf*. Zeller hat dieses Stück 2011 geschrieben, also lange vor dieser Welle, die von diesem Film angestoßen war. In Paris war das ein Riesenerfolg, die haben das monatelang gespielt.

Interessant ist, wie das Publikum während der Vorstellung reagiert. Es kann unerträglich sein, wenn etwa im Kino alle in schallendes Gelächter ausbrechen, während Zuschauer mit einem Gespür für die Tragik dessen, was sich gerade abspielt, die Szene nur zum Heulen finden. Das kann ein Zeichen dafür sein, dass diese Szene schwer auszuhalten ist und sich dieses Gefühl im Lachen Bahn bricht. Andererseits können Autoren und Regisseure an bestimmten Stellen durch Slapstick-Effekte oder andere Formen von Komik Lachen provozieren, um so für eine Entlastung zu sorgen. Ulrich Waller legt Wert darauf, das bei seiner Inszenierung nicht getan zu haben:

> Das ist einfach durch den Text vorgegeben. Der Text ist, wenn man ihn ernst spielt – und wir haben nichts gestrichen – genauso, wie er bei Zeller steht. Das ist auch ausprobiert durch eine lange Serie von Vorstellungen in Frankreich. Die Lacher sitzen in der deutschen Sprache natürlich immer ein bisschen woanders als im Französischen. Die Menschen lachen ja über Situationen und über etwas, was sie wiedererkennen an Konstellationen.

Wichtig ist dem Hamburger Theatermacher, nicht nur den Text, sondern vor allem die Figuren ernst zu nehmen, sie spielen zu lassen und abzuwarten, wie das wirkt. Damit vertraut der Regisseur darauf, dass sich eine emotionale Reaktion bei den Zuschauern einstellt. Er will keine Gefühle provozieren, etwa durch Hinweise, dass es nun ganz besonders traurig oder tragisch wird.

> In dem Moment, in dem man Figuren nicht verrät oder dem Publikum nicht versucht, die ganze Zeit zu erklären, wie man sich diesen Figuren nähern soll, sondern die einfach direkt aufs Publikum loslässt und die Menschen die Chance haben, direkt auf das zu reagieren, was sie sehen und was sie erzählt bekommen, funktioniert das.

Dazu gehört auch, dass es kein alle miteinander versöhnendes Ende gibt, an dem etwa die Tochter dem Vater zuliebe ihren Plan aufgibt – falls sie den tatsächlich hatte –, nach London zu ihrem Freund zu ziehen, dass sie den Alten einfach mitnimmt oder der seinen Frieden mit der verwirrenden Umwelt macht. Sie opfert sich nicht auf. Der Theaterautor Zeller lässt sein Stück nicht in einer Idylle enden, die das Publikum zwar für den Moment beruhigt entlassen könnte, aber auch mit dem Gefühl, ein Märchen gesehen zu haben, in dem sich wie in längst vergangenen Zeiten, als das Wünschen noch geholfen hat, alles zum Guten wendet. Das Faszinierende an dem Stück und der Inszenierung ist, als Zuschauer in die Verwirrtheit und die Auseinandersetzung darum einbezogen zu sein. Vielleicht kann das offener für die Situation von Menschen mit Demenz machen als eine sachliche Erklärung. Intendanten und Regisseuren kann ich nur zurufen: Mehr davon! Die es gewagt haben, wie der Intendant des Hamburger St. Pauli-Theaters und sein Ensemble, haben ihr Publikum gefunden. Das Haus war voll.

Als Oma seltsam wurde

> Die haben ja eine Krankheit, die heißt Demenz.
> Und da ist das ja normal, dass sie unsere Namen vergessen.
> *Leyla, Schülerin, 3. Klasse*

Verständnis für Menschen mit Demenz und ihre Situation zu wecken, ist eine gesellschaftliche Aufgabe. Erforderlich ist es auch, Berührungsängste abzubauen. Und das kann man durchaus wörtlich nehmen. Das fängt damit an, bereits Kinder mit dem Thema vertraut zu machen, also etwa in kindgerechter Weise ein Stück zu inszenieren, in dem sie ähnliche Erfahrungen machen können wie die Erwachsenen in der tragischen Farce *Der Vater*. Ein weiterer Schritt ist es dann, für Möglichkeiten der Begegnung zu sorgen. In zahlreichen Einrichtungen treffen Kindergartenkinder auf die Bewohner benachbarter Altenheime. Das erfreut – so wird berichtet – die Alten. Was es für die Einstellungen der Kinder später gegenüber Menschen mit Demenz bringt, vermag ich nicht einzuschätzen. Für vielversprechend halte ich ein Projekt, in dem Grundschüler mit verwirrten alten Menschen gemeinsam Theater spielen.

Ohnsorg-Theater in Hamburg, *das* Haus für niederdeutsche Stücke. Die Erinnerung an die Altvorderen halten sie hoch, an die bisweilen schrullige Heidi Kabel und den kauzigen Henry Vahl, der so trefflich den Alten spielte, meist ein wenig überdreht. Schulvorstellung im kleinen Saal, der Studiobühne, auf der die Theatermacher Stücke präsentieren, die nicht das ganz große Publikum finden müssen. Die Zuschauer kommen an diesem Vormittag aus Hamburger Grundschulen, dritte Klassen. Voller Erwartung, auch ein bisschen aufgeregt, rutschen die Kinder auf ihren Stühlen hin und her. Kein Vorhang trennt sie von der Bühne, liebevoll ausgestattet mit allerlei Gegenständen, die sie wohl eher aus Filmen und Bilderbüchern kennen als von ihren Großeltern. Es ist die Wohnung von Oma; das Interieur vielleicht ein wenig verwirrend – genauso wie Oma selbst. Denn die ist *Tüdelig in'n Kopp*. So heißt das Stück nach einem Bilderbuch des schwedischen Schriftstellers Ulf Nilsson mit dem Untertitel *Als Oma seltsam wurde*. Cornelia Ehlers hat eine Fassung in einer Mischung aus Hoch- und Plattdeutsch auf die Bühne gebracht:

> Es ist ein ernstes Thema, was aber auch viele humorvolle Seiten hat und was auch ein Teil unseres Lebens ist, auch ein Teil der Lebenswelt der Kinder. Viele kennen das von ihren Großeltern, dass die vielleicht auch mal ein bisschen tüdelig sind, einige haben sogar auch schon Erfahrung mit Demenz, mit Demenzkranken gemacht, und von daher scheuen wir uns nicht, gerade auch diese Themen, die relevant sind, anzusprechen. Das kommt sehr gut an bei den Kindern, die gehen da ein bisschen leichter mit um als Erwachsene vielleicht. Aber sie empfinden ein sehr starkes Mitgefühl – das erfahren wir immer wieder in den Nachgesprächen, wenn die Kinder den beiden Schauspielern Fragen stellen, dann merkt man, sie gehen mit und sie merken, mit Oma stimmt was nicht, und stellen die entsprechenden Fragen.

Die alte Großmutter vergisst etwas, verwechselt Dinge, wird misstrauisch, holt ihr Geld von der Bank, versteckt es in der Wohnung und sucht es anschließend – wobei das Publikum mit lautem Zurufen hilft. Der Einzige, dem sie traut, ist ihr Enkel, gespielt von Christopher Weiß. Der lädt die Kinder zur Identifikation ein:

Wenn sich das herstellt, sind wir natürlich sehr froh, vor allem, weil ich nicht sechs bin. Wichtig war für uns, dass der Junge mit dieser Krankheit auch spielerisch umgehen darf. Und es nicht gleich bewertet – zwar spürt, da ist irgendwas nicht in Ordnung, aber es nicht benennen kann, es eher intuitiv wahrnimmt und sich dann auch ein bisschen auf das Spiel der Oma einlässt. Und durch das Spielerische kann man ganz lange auch 'ne Leichtigkeit in dem Stück entwickeln, wo man dann eher andockt, als wenn es gleich sehr problematisch wird.

Dabei ist es durchaus problematisch, wenn die Großmutter den Enkel nicht mehr erkennt – oder ihn vielmehr mit dem Namen seines Vaters, ihres Sohnes, anspricht. Die Schauspielerin Edda Loges will die Szene durchaus realistisch darstellen, sie dabei aber nicht dramatisieren:

Ich denke, Kinder, die so klein sind, die wollen auch gern wissen, was mit der Oma passiert. Und in den nächsten Jahren wird ja viel mehr auf uns zukommen, und dass die Kinder dann auch damit umgehen können und merken, dass es nicht ganz so schlimm ist im Anfang.

Das haben zumindest einige der Kinder bereits bemerkt – die aus der dritten Klasse der Hamburger Grundschule Arnkielstraße. Sie erarbeiten gemeinsam mit den Bewohnerinnen und Bewohnern eines Pflegeheims im Stadtteil eine Theater-Aufführung und kennen die Schwierigkeiten:

Die haben auch ganz viel vergessen. Wenn wir's geübt haben, dann war es nicht immer so, dass sie es dann wussten.
Also am Freitag üben wir immer mit denen so ein Theaterstück und – zum Beispiel – wenn wir dann am nächsten Freitag wiederkommen, dann haben die meisten auch vergessen, wer wir sind und wie wir heißen.

Sie können das Phänomen einordnen und haben eine Erklärung dafür. Die Dramaturgin Cornelia Ehlers knüpft im Nachgespräch mit den Kindern an dem an, was die Lehrerinnen mit ihnen zuvor bereits erarbeitet haben:

Ehlers: Was war denn da los mit Oma, mit ihrem Kopf?
Kinder: Ich glaub, das ist irgendeine Krankheit, wo sich die Menschen dann verändern. Die werden dann ganz schön vergesslich.
Ehlers: Die Krankheit heißt Demenz. Hängt auch mit Alzheimer zusammen.

Und einige der Kinder berichten auch von Erfahrungen mit den eigenen Großeltern.

> Meine Oma, die ist auch schon ziemlich alt, die ist 82, und manchmal stellt
> sie irgendwas irgendwo hin und vergisst dann, wo das war.
> Ehlers: Ja, das ist auch ein guter Punkt, den du gerade ansprichst, denn nicht
> alle Menschen, die was vergessen, haben gleich Demenz. Ich vergess' auch
> ganz oft Sachen, muss ich sagen. Und ihr auch, ne? … Und eure Eltern wahr-
> scheinlich auch. … Und eure Lehrerinnen vielleicht auch?

Was die Kinder vielstimmig mit »Ja!« beantworten. Dabei geht es nicht nur um
das Thema *Vergessen*. Die Kinder erarbeiten sich im Unterricht ein Gefühl dafür,
im Alter körperlich eingeschränkt zu sein:

> Ja, wir haben 'ne Brille, die haben wir mit Creme eingeschmiert, da hatten
> wir auch dicke Handschuhe, da mussten wir 'ne Schleife machen. Das war
> so doof.
> Aber wir haben's geschafft, ja. Also, wir beide haben's geschafft. Ich auch.
> Ich auch! – Das war gar nicht so leicht.

Aber das Charakteristische der Situation ist eben doch die Tatsache des Vergessens und die Möglichkeit, damit umzugehen – ganz pragmatisch und durch
gegenseitige Hilfe:

> Wir spielen mit denen Theater und beim Theaterspielen können sie sich an
> immer mehr Sachen erinnern, und so trainieren wir auch irgendwie das
> Gehirn. Wir müssen für uns und für die mitdenken. Das sind sozusagen
> zwei Gehirne, und wir helfen denen, wenn die mal den Text vergessen haben,
> flüstern wir denen das noch mal zu.

Cornelia Ehlers hat es erlebt. Die Klasse hatte sie damals zu ihrer Vorführung
eingeladen. Die Dramaturgin greift die Erfahrungen der Kinder auf:

> Und in eurer Premiere, haben die da auch Sachen vergessen?
> Kinder: Ja, manchmal. Und dann haben wir denen das zugeflüstert. Ja, ich
> habe Brigitte manchmal zugeflüstert. Und wenn sie so nicht richtig wusste,
> was ich mein, dann hab ich gesagt ›Du kannst improvisieren!‹ Dann hat sie
> irgendwas gesagt. Und die Leute wissen ja nicht, ob das dazugehört, und
> deswegen ist das ja kein Problem.

Ehlers: Genau. Man hatte das Gefühl, das gehört auch mit zum Theaterstück dazu, dass ihr sie fragt und dass sie euch manchmal fragen ›Wie heißt das jetzt?‹ Oder ›Was soll ich sagen?‹ Da habt ihr euch 'ne super Idee ausgedacht.

Es ist das Gefühl der Kinder für Beschämung und ihr Wunsch, sie ihren *Senioren,* wie sie die Alten nennen, zu ersparen. Auch und gerade dann, wenn nicht erkennbar ist, warum sie so handeln, wie sie handeln:

> Dann lacht Emmi immer – das ist eine von den Senioren und die lacht halt ganz viel, und man soll die nicht auslachen, sondern immer mit denen lachen. Ja.

Diese starken Kinder, die alte Erwachsene vor der Beschämung des Vergessens bewahren, erleben andererseits, dass die auch durchaus hilfreich sein können. Ein Mädchen berichtet, es sei krank gewesen und eine Seniorin habe ihm danach gesagt, was zu tun sei.

Die Kinder machen nicht nur die Erfahrung des Vergessens bei den Alten, sondern sehen auch deren Schwierigkeiten, sich in das gemeinsame Spiel überhaupt hineinzufinden, berichten ein Junge und ein Mädchen:

> Aufstehen, das tun sie nicht immer sofort. Aber mein Partner, den ich hatte bei der Aufführung, der ist immer sofort aufgestanden, auch wenn er nicht musste.
> Also meine Partnerin, die hat das auch immer gemacht. Und immer, wenn ich sie angeguckt hab, dann hat sie immer, dann hat sie auch Tränen bekommen, oder wenn ich gekommen bin, dann hat sie mich immer umarmt und hat auch gesagt ›Ich hab dich vermisst‹ – aber sie wusste gar nicht, wer ich eigentlich bin. Und dann musste ich jeden Tag meinen Namen ihr sagen, wer ich bin und wie ich heiße.
> Ehlers: Und findet ihr das schlimm?
> Nein! Die haben ja eine Krankheit, die heißt Demenz. Und da ist das ja normal, dass sie unsere Namen vergessen. Und manchmal denken die ja auch da dran.

Bei aller Kenntnis und Erfahrung dessen, was für gewöhnlich als das Hauptproblem einer Demenz angesehen wird – das Vergessen – reduzieren die Kinder *ihre Senioren* nicht auf diese vermeintlichen oder tatsächlichen Defizite, sondern nehmen sie differenziert wahr mit ihrem Bedarf an Unterstützung und der Möglichkeit, die wiederum auch selbst zu leisten:

Die wohnen ja eigentlich auch im *Stadt-Domizil,* weil ich glaub, würden die nicht da wohnen, wär es auch wie hier beim Theaterstück, dann würden die bestimmt auch ganz viel vergessen, hätten vielleicht auch Angst in der eigenen Wohnung. Und zum Beispiel im *Stadt-Domizil,* da wird denen auch so geholfen, zum Beispiel bei der Jacke ausziehen oder wenn die rausgehen möchten, da werden die meistens auch begleitet. Wir üben mit denen ja auch immer wieder Theater und da stehen wir meistens auf und da helfen die uns auch ganz oft – also nicht nur wir denen, die helfen uns auch ganz viel, wenn wir zum Beispiel auch mal was vergessen.

Es ist auch für mich immer eine Freude, wenn die da sind, weil, das macht mich auch irgendwie glücklich, mit den Senioren Theater zu spielen. Das ist irgendwie schön so …

Das sagt auf eine erstaunlich abgeklärte Art eine der Schülerinnen der dritten Grundschulklasse.

Freitagmorgen halb elf, Theatersaal des *Bürgertreffs Altona-Nord.* Direkt nebenan liegt die *Grundschule Arnkielstraße,* das *Stadt-Domizil* – Seniorenresidenz und Pflegeheim – ein paar hundert Meter weiter im benachbarten Quartier (http://www.stadtdomizil.com/). Acht Bewohnerinnen und Bewohner mit Demenz treffen ebenso viele Schüler aus der dritten Klasse. Unter dem Titel *Vier verschiedene Fröhlichkeiten* wollen die ihren Mitschülern zeigen, was sie sich mit *ihren Senioren* erarbeitet haben. Klassenlehrerin Jutta Wilhelm und Theaterpädagogin Katharina Irion leiten das *Projekt Lebenslust für Jung und Alt.*

Die Schule mit Ganztagsbetrieb ist als UNESCO-Projektschule eingebunden in das weltweite Netzwerk der Bildungsorganisation der Vereinten Nationen. Das ist keine Frage der Ausstattung, sondern der Haltung – im Schulalltag gelebt (http://www.schule-arnkielstrasse.de/unesco-projektschule/). Schulleitung und Kollegium betonen ihr Engagement für Inklusion. Auf der Website heißt es:

> Das Grundprinzip der Inklusion ist das gemeinsame Lernen aller Kinder, und so finden sich in unseren Regelklassen Schülerinnen und Schüler, die alle höchst unterschiedlich sind – in Hautfarbe, Herkunft, Religion, Geschlecht, aber auch in ihren sozialen, kreativen, sprachlichen und intellektuellen Fähigkeiten und Fertigkeiten. (http://www.schule-arnkielstrasse.de)

Dem entspricht auch das Theaterprojekt in der dritten Klasse mit dem Altenheim im angrenzenden Stadtteil. Dem Anspruch nach ist es nicht so etwas wie schmückendes Beiwerk, sondern gehört zur kulturellen Bildung und ist damit elementarer Bestandteil des Bildungsauftrags der Schule. Die stellt sich der Herausforderung, den Kindern »Schlüsselqualifikationen wie Kreativität, Identifikation, Integration und Kommunikation« zu vermitteln.

> *Kulturelle Bildung* ist nachgewiesenermaßen in besonderer Weise geeignet, junge Menschen darin zu unterstützen, diese *Schlüsselkompetenzen* auszubilden und/oder zu verstärken.
> Sie hilft Kindern, ihre *Wahrnehmungsfähigkeit* zu schulen, ihre *Ausdrucks- und Gestaltungsmöglichkeiten* zu verfeinern, ihre *Persönlichkeit* zu entwickeln und ihr *Selbstbewusstsein* zu stärken sowie sich als *sozial handelndes Wesen* in einer vielfältigen Gesellschaft einen soliden Platz zu erobern, und das alles auf ganz individuellem, von jedem einzelnen Kind passend ausgewählten und für jedes Kind passend zugeschnittenen Weg. (Hervorhebung im Original)

Ein solches Projekt mit den Schülern zu realisieren, ist somit nicht das Steckenpferd einer sozial besonders engagierten Lehrerin – das mag sie durchaus sein –, sondern das Feld, auf dem sie die Herausforderung der kulturellen Bildung annimmt. Die wiederum ist mehr als ein im bildungsbürgerlichen Sinne kulturelles Attribut. Das Ziel ist weiter gesteckt: Es geht schließlich darum, nicht nur Wissen zu vermitteln, sondern auch Werte – und das zivilgesellschaftliche Engagement zu fördern.

> Zivilgesellschaftliches Engagement von Kindern und Jugendlichen schafft Begegnung mit anderen Welten, macht selbstbewusst, weckt den Sinn für demokratische Verfahren und schult Teamgeist, Konflikt- und Kommunikationsfähigkeit.
> Mit der Verknüpfung von Unterricht und Engagement stärken wir als Schule nicht nur das zivilgesellschaftliche Selbstbewusstsein der Schüler, sondern beleben und vertiefen auch fachliche Inhalte durch praktische Erfahrungen.

Es wäre interessant zu untersuchen, ob in zwanzig Jahren ein überdurchschnittlicher Anteil dieser Schüler die Altenpflege als beruflichen Weg gewählt haben wird – oder ob sie als dann junge Erwachsene einfach sozial eingestellt sein und vorurteilsfrei und unbefangen mit Menschen umgehen werden, die wir allgemein als *abgedreht* betrachten. Bei den Grundschulkindern, die in der Regel bisher keine Berührung mit Menschen mit Demenz in ihrem Umfeld hatten, scheint das zu gelingen.

Gespannt sitzen die Alten neben den Jungen auf Stühlen im Kreis, die anderen Kinder hinter ihnen auf Polstern auf dem Boden. Das aufgeregte Gemurmel wird leiser. Stille. »Ich habe heute die Ehre …« begrüßt Jutta Wilhelm die Zuschauer und lässt Kinder und Erwachsene erst einmal miteinander warm werden. Jede und jeder nennt seinen Vornamen, überlegt sich ein Tier mit demselben Anfangsbuchstaben und macht eine mehr oder weniger charakteristische Bewegung dazu. Im nächsten Schritt finden sich die Teams: Jedes Kind zieht ein Kärtchen mit einem Symbol und ordnet sich dem Erwachsenen zu, der dasselbe Symbol gezogen hat.

Dann das Theaterstück: Die Lehrerin führt kurz in die Geschichte ein: Frederik, die Maus, und die Mit-Mäuse sammeln für die dunkle Jahreszeit, was man nicht anfassen kann: Sonnenstrahlen, Töne, bunte Bilder. Die Kollegin am Klavier setzt ein und textsicher singen Kinder und Alte *Jeden Morgen geht die Sonne auf …* Erste Szene: *Der Frühling* – Vivaldi von der CD, die Kinder schwingen bunte Tücher, geben sie an ihre Senioren, die sie weiterbewegen. Einige mit erkennbaren Schwierigkeiten. Henry hilft.

> Ich war mit Renate ein Team, und meine Aufgabe war halt, Renate zu unterstützen, weil sie hatte 'nen Schlaganfall und hat seitdem schwere Probleme, und dann sollte ich ihr halt helfen, wenn sie zum Beispiel aufstehen muss. Deswegen war ich mit ihr zusammen, also ein Team, weil ich sie dann unterstützen sollte. Sie dachte, dass ich das gut kann.

Dabei achten die Unterstützer darauf, nicht mehr zu tun als unbedingt erforderlich. Was bei Pflegekräften als Ausdruck fortgeschrittener Professionalität gilt, ist bei den Grundschülern so etwas wie das Gefühl für das rechte Maß.

Applaus. Die Kinder rufen die nächste Jahreszeit aus und dazu ihre Assoziationen: »Sommer! Badehose! Eis!« Aufmunternd geben sie wieder bunte Tücher an die Alten, reichen denen Klangschalen, die sie anschlagen sollen, flüstern ihnen zu, wenn die nicht wissen, was gerade zu tun ist.

> Ja, also manchmal war es schon anstrengend, wenn man öfters was erklären musste, aber sonst war es eigentlich ganz gut.

So schätzt die achtjährige Leyla hinterher die Zusammenarbeit ein.

> Die sind ganz lieb und so, aber manchmal sprechen sie ein bisschen leise, dann versteht man sie nicht. Aber eigentlich sind sie auch ganz lieb.

Offensichtlich fühlen auch die Alten sich wohl in der mitspielenden Kinderschar. Eine der Damen ist angetan von diesem Vormittag – wie sie mir erklärt:

Das macht immer Spaß, hier zu sein und mit uns allen, das macht mir immer Freude. Das lebt auf, nicht? Ja.

Und geht das mit den Kindern?

Die sind merkwürdigerweise auch immer hier sehr, sehr, ... leben hier direkt dafür. Schön! Und das spüren wir ja, ne. Man darf das nicht sagen, aber wir spüren das. Dankeschön!

Und dabei lacht sie herzhaft und lässt mich etwas ratlos zurück.

Jutta Wilhelms Ziel in diesem Projekt ist, dass ihre Schüler eventuell vorhandene Hemmungen überwinden, mit den verwirrten Alten umzugehen. Zugleich lernen sie, Verantwortung zu übernehmen. Damit erleben sie sich anders wirksam als sonst in der Rolle als Kind. Die Lehrerin ist zufrieden:

> Es ist sehr gut gelaufen. Die Bedingungen waren heute noch schwieriger als sonst, weil, sagen wir mal, die Realität für die Senioren sich verändert hat, weil sie schon drei Jahre dabei sind und natürlich die Entwicklung ihrer Demenz sich auch verändert. Wobei sie noch unglaublich wach dabei sind und unglaublich konzentriert mitarbeiten, weil die Kinder sie immer wieder rausholen aus dieser negativen Energie der Demenz. Und deswegen geht es überhaupt. Aber sie haben natürlich körperlich zunehmend mehr Probleme, müssen unterstützt werden. Das heißt, die Kinder mussten heute sehr viel leisten, aber wir haben sie darauf, glaube ich, gut vorbereitet. Sie haben das toll gemacht.

Ich bin begeistert von diesem Projekt. Es zeigt, dass es möglich ist, das Bewusstsein für das Thema Demenz in dieser Gesellschaft zu ändern: den Blick dafür zu schärfen, Berührungsängste abzubauen und Verständnis für Menschen zu wecken, die irgendwie anders sind als andere.

Zum Schluss wird es noch einmal symbolträchtig: Da singen die Kinder gemeinsam mit den verwirrten Alten *Die Gedanken sind frei*. Das sollen sie auch bleiben. Mit und ohne Demenz.

Da war doch noch was …?

Die Schwäche des Gedächtnisses verleiht den Menschen Stärke.
Bertolt Brecht, Lob der Vergesslichkeit

Zum Schluss ist da die leichte Unsicherheit, ob ich wirklich alles abgehandelt habe. Alles?

Es wäre vermessen, das Phänomen *Demenz* in unserer Gesellschaft des langen Lebens umfassend *erklären* und so etwas wie ein Rezept zum Umgang damit liefern zu wollen. Sowieso hatte ich nicht vor, Ursachen aufzudecken und Maßnahmen zur Beseitigung oder, besser noch, Vermeidung vorzuschlagen. Mein Anspruch war und ist, die gesellschaftliche Herausforderung zu benennen und einen anderen Blick darauf zu werfen als allgemein üblich.

Dieser andere Blick soll dazu beitragen, der Dämonisierung etwas entgegenzusetzen. Nicht, indem ich Demenz verharmlose, die manche als Krankheit definieren und andere als eine mögliche Art, alt zu werden. *Ich* möchte keine Demenz entwickeln – genauso wenig, wie ich auf einen Rollator angewiesen sein möchte, um einigermaßen mobil zu bleiben. Und sollte es doch so kommen, hoffentlich erst spät, dann wird das nicht das Ende meines Lebens sein. Dann, so hoffe ich und vertraue darauf, dass es mich umsorgende Menschen geben wird, die mir helfen, ein Leben in Selbstbestimmung und Würde zu führen. Sie werden mir nicht jeden Wunsch von den Augen ablesen. Das tun sie aber auch jetzt nicht.

Ich hoffe – und weiß, dass es bis zu diesem Verständnis noch ein weiter Weg ist –, dass nicht alle, die mir begegnen, davon ausgehen, dass ich *leide*, nur weil ich abgedreht bin und anders, als sie es von mir aus früheren Jahren gewohnt sind. Ich hoffe auch darauf, dass die Menschen mich nicht meiden und sich nicht von mir zurückziehen. Und auch nicht von denen, die sich um mich kümmern und die anderes brauchen als das Bedauern für die angeblich Verlorenen in einem aussichtslosen Kampf; so werden diejenigen, die sich kümmern, heute noch zu oft dargestellt.

Ich verlange, dass man mir mit Respekt begegnet – den ich vorsorglich auch für den Fall einfordere, dass ich *keine* Demenz entwickle – und dass man in mir nicht nur den vertrottelten Alten sieht, der irgendwie aus der schnelllebigen Zeit gefallen ist.

Ich bestehe darauf, nicht der Kostenfaktor zu sein, den es zu minimieren gilt, mit der Folge, mich möglichst ressourcenschonend unterzubringen und damit zu entsorgen.

Das ist nicht der Wunsch, ein persönliches Schicksal abzuwenden, sondern eine gesellschaftliche Herausforderung, die wir gemeinsam annehmen und bewältigen müssen.

Es sagt sich leicht, wir müssten unser Gemeinwesen demenz-, kinder-, familien-, menschenfreundlich, geschlechtergerecht und selbstverständlich inklusiv gestalten. Einige wenige Beispiele habe ich erwähnt, in denen Menschen mit ihren Aktionen und ihrem Engagement die Nachbarschaft und die Kommune zumindest demenzfreundlich zu gestalten versuchen. Ein Gütesiegel dafür verleihe ich nicht. Es gibt Anregungen, aber keine Rezepte. Viele andere Engagierte, die ich nicht aufgeführt habe, tun es in gleicher oder ähnlicher Weise, sei es in Sportvereinen oder Kirchengemeinden, im Kegelklub oder Kleingartenverein, im Stadtrat oder im Stadtteilcafé. Auf zahlreiche dieser Initiativen haben wir auf der Seite der *Aktion Demenz* zur *demenzfreundlichen Kommune* hingewiesen.

Das ist immerhin ein Anfang. Es zeigt sich darin ein Umdenken, das in Teilen der Kunst, in der Literatur, im Film und auf der Bühne schon weiter gediehen ist. Natürlich können wir uns nicht damit begnügen, uns eine schöne neue Welt zu erträumen, ohne die Probleme der Realität anzupacken. Es wäre zu wenig, wollten wir es uns in unserer kuscheligen Nachbarschaft gemütlich machen, ohne die zunehmende Armut, auch und gerade im Alter, zu sehen. Wir müssen aufpassen, dass Politiker nicht mit dem Hinweis auf das vielfältige zivilgesellschaftliche Engagement der Bevölkerung meinen, damit sei doch genug getan – und sie seien raus aus der Verantwortung. Andererseits sehen wir genau hin, ob sie nicht unsere Phantasie ausnutzen, indem sie unsere Ideen und Aktionen vereinnahmen und in Angebote des Versorgungssystems einarbeiten, die dann auch noch von findigen Sozial- und Gesundheitsunternehmern kommerziell vermarktet werden. Das ist nicht ein Streit um die Urheberschaft, sondern ein Aufbegehren gegen den Versuch, das Wirken oft unbequemer Bürger seines emanzipatorischen Gehalts zu berauben.

Vielleicht ist ja irgendwann selbstverständlich, was die *Aktion Demenz* im Jahr 2008 im *Esslinger Aufbruch* formuliert hat:

Menschen mit Demenz sind Bürger!
Menschen mit Demenz gehören dazu!
Menschen mit Demenz haben Rechte!
Menschen mit Demenz gehen uns alle an!
Menschen mit Demenz brauchen unsere Phantasie!

Das umzusetzen, ist nicht einfach.
Wäre es das, wäre es ja auch keine Herausforderung.

Gesprächspartnerinnen und Gesprächspartner

In diesem Buch verarbeite ich eine Reihe von Interviews, die ich im Laufe der Jahre für Dokumentationen, Diskussionssendungen, Artikel und Berichte, bei Veranstaltungen und speziell für dieses Buch-Projekt geführt habe. Zu Wort kommen Menschen mit Demenz, Angehörige, Passanten bei einer Straßenumfrage, professionell Helfende, Ärzte, Rettungskräfte, Polizisten, ehrenamtlich Engagierte, Lokalpolitiker und Wissenschaftler. Alle Zitate ohne Quellennachweis stammen aus diesen Interviews.

Von den Menschen mit Demenz sind nur die Demenzaktivisten Helga Rohra und Christian Zimmermann namentlich genannt, die anderen bleiben anonym, genauso wie einige der Profis und die Befragten auf der Straße am 23.01.2018 in Hamburg.

Amerongen-Heijer, Yvonne van: Projektleiterin De Hogeweyk, Weesp, Niederlande, 24.06.2015

Deuflhard, Amelie: Intendantin Kulturfabrik Kampnagel, Hamburg, Interview am 11.01.2018

Dörner, Klaus: Prof. Dr. Dr., Arzt und Philosoph, ehemals Leiter der Westfälischen Klinik in Gütersloh für Psychiatrie, Psychosomatik und Neurologie. Veranstaltung am 28.05.2015 im Deutschen Hygienemuseum Dresden: *Das bin immer noch ich. Menschenwürde zwischen Autonomie und Fürsorge.* Im Rahmen der Reihe *Demenz als gesellschaftliche Herausforderung* (zitiert als Dörner Dresden 2015). Interview am 17.09.07 (zitiert als Dörner Interview 2007)

Förstl, Hans: Prof. Dr., Direktor der Klinik und Poliklinik für Psychiatrie und Psychotherapie der Technischen Universität München, Klinikum rechts der Isar. Interview am 02.03.2011 in Gießen

Gerhardt, Volker: Prof. em. Dr., Institut für Philosophie der Humboldt-Universität Berlin, Mitglied im Deutschen Ethikrat 2008–2012, Interview am 28.02.2018 in Hamburg

Gerwin, Marita: Fachstelle Alter der Stadt Arnsberg, Interview am 21.04.2008 in meiner Sendung *Neue Wege suchen – was macht eine demenzfreundliche Kommune aus?* in der Reihe *Das Forum*, NDR-info

Grebe, Heinrich: Institut für Sozialanthropologie und Empirische Kulturwissenschaft der Universität Zürich, Veranstaltung am 21.05.2015 *Lieber tot als dement? Die Angst vor der Demenz und wie man ihr begegnet.* Deutsches Hygienemuseum Dresden

Gronemeyer, Reimer: Prof. Dr. Dr., Professor für Soziologie i. R., Justus-Liebig-Universität Gießen. Interview am 02.03.11 in Gießen (zitiert als Gronemeyer Interview 2011). Interview am 21.04.2008 in meiner Sendung *Neue Wege suchen – was macht eine demenzfreundliche Kommune aus?* in der Reihe *Das Forum,* NDR-info (zitiert als Gronemeyer Interview 2008)

Herwig, Henriette: Prof. Dr., Lehrstuhlinhaberin, Abteilung für Neuere Deutsche Literaturwissenschaft, Heinrich-Heine-Universität Düsseldorf. Interview am 18.08.2017 in Freiburg

Kaplaneck, Michaela: Sozialarbeiterin, ehemals Anleiterin einer Demenz-Selbsthilfegruppe in Kiel, Interview am 28.01.2010 in Stuttgart

Kessler, Eva-Marie: Prof. Dr., Professur für Gerontopsychologie, Medical School Berlin, Interview am 22.11.2017

Klinger, Ulla: *BBT-Stelle,* Dresdner Pflege -und Betreuungsverein e. V., Veranstaltung am 21.05.2015 *Lieber tot als dement? Die Angst vor der Demenz und wie man ihr begegnet.* Deutsches Hygienemuseum Dresden

Laas, Ellen: Stadträtin, Mitglied im Vorstand des Vereins Demenzdorf Bad Bevensen e. V., Interview am 11.05.2015

Lindner, Reinhard: Prof. Dr., Psychiater und Psychotherapeut, Professor für Theorie, Empirie und Methoden der Sozialen Therapie, Universität Kassel, ehem. Oberarzt für Gerontopsychosomatik und Alterspsychotherapie an der Medizinisch-Geriatrischen Klinik Albertinen-Haus, Interview am 20.12.2017

Meierhoff, Heinz: Geschäftsführer DRK Landkreis Uelzen, Interview am 11.05.2015

N. N.: Prof. Dr., Direktor eines Forschungsinstituts. Interview am 09.09.2009 beim Symposion eines Pharma-Herstellers in Berlin

Polizei Uelzen: Oberkommissarin N. N., Oberkommissar N. N., Einsatznachbesprechung aufgezeichnet im Mai 2015 für eine Fernsehdokumentation

Rohra, Helga: Interview am 28.01.2010 beim Kongress *Stimmig* in Stuttgart (zitiert als Rohra Interview 2010). Gespräch am 09.04.2012 in *NDR-info DER TALK Burkhard Plemper im Gespräch mit Helga Rohra* (zitiert als TALK Rohra)

Schützendorf, Erich: Pädagoge, Veranstaltung am 28.05.2015 im Deutschen Hygienemuseum Dresden: *Das bin immer noch ich! Menschenwürde zwischen Autonomie und Fürsorge.* Im Rahmen der Reihe *Demenz als gesellschaftliche Herausforderung*

Simon, Ute: Mitglied im Vorstand des Vereins Demenzdorf Bad Bevensen e. V., Interview am 11.05.2015

Spies, Lothar: Dr., Geschäftsführer Fa. jung diagnostics, Interview am 18.09.2012.

Taylor, Richard: PhD, Psychologe, ›Demenzbetroffener‹, Texas, Interview am 15.04.2011

Vogel, Hans-Josef: Bürgermeister der Stadt Arnsberg, Interview am 21.04.2008 in meiner Sendung *Neue Wege suchen – was macht eine demenzfreundliche Kommune aus?* in der Reihe *Das Forum,* NDR-info

Whitehouse, Peter J.: Psychiater und Neurologe, Case Western Reserve University in Cleveland/Ohio. Interview am 28.01.2010

Wissmann, Peter: Geschäftsführer Demenz-Support Stuttgart, Interview am 28.01.2010

Wojnar, Jan: Dr., Gerontopsychiater, ehemals Heimarzt des städtischen Trägers *Pflegen & Wohnen,* Hamburg. Interview am 10.10.2008 in Erfurt

Wunder, Michael: Dr. Dipl.Psych, Leiter des Beratungszentrums der Evangelischen Stiftung Alsterdorf in Hamburg, Mitglied des Deutschen Ethikrates von 2008–2016. Interview am 12.12.2017

Zimmermann, Christian: Mittelständischer Unternehmer aus München. Interview am 28.01.2010

Literatur

Aktion Demenz (2008): Esslinger Aufruf, online: http://www.demenzfreundliche-kommunen.de/reflexionen/esslinger-aufruf

Aktion Mensch: Barrierefreiheit: https://www.aktion-mensch.de/dafuer-stehen-wir/was-ist-inklusion/barrierefreiheit-bedeutung.html

Arbeitsgruppe »Alte Menschen« im Nationalen Suizidpräventionsprogramm für Deutschland (NaSPro), Deutsche Gesellschaft für Suizidprävention (DGS) (2015), Wenn alte Menschen nicht mehr leben wollen. Situation und Perspektiven der Suizidprävention im Alter. O. O.: http://www.naspro.de/dl/memorandum2015, zitiert als NaSPro 2015

Bartosch, H. (2017): Management, in: Gronemeyer, R./Jurk, Ch. (Hg.), S. 141–144

Bartzsch O./Gertheiss J./Calabrese P. (2015): Wert und Akzeptanz einer Alzheimer-Risikodiagnostik. Nervenarzt. DOI 10.1007/s00115-015-4402-x, S. 1549–1554. (online-Ausgabe): https://link.springer.com/article/10.1007/s00115-015-4402-x - abgerufen am 10.02.2018

Beckmann, J. P. (2017): Autonomie und Selbstbestimmung am Lebensende. Überlegungen aus ethischer Sicht, in: Welsh, C. et al. (Hg.)

Berger, P. L./Luckmann, Th. (²1970): Die gesellschaftliche Konstruktion der Wirklichkeit, Frankfurt/M.: Fischer. Original (1966): The Social Construction of Reality, Garden City, New York: Doubleday

Bernlef, J. (Pseudonym für Hendrik Jan Marsman) (1989): Hirngespinste, München/Zürich: Piper. Original: (1984), Hersenschimmen. Amsterdam: Querido. Neu herausgebracht 2007 als: Bis es wieder hell wird, München: Nagel & Kimche

Bickel, H. (2016): Die Häufigkeit von Demenzerkrankungen, Deutsche Alzheimer Gesellschaft e. V., Informationsblatt 1, Juni 2016. Online: https://www.deutsche-alzheimer.de/fileadmin/alz/pdf/factsheets/infoblatt1_haeufigkeit_demenzerkrankungen_dalzg.pdf - aktualisiert: Juni 2018 - abgerufen am 09.07.2018

Bude, H. (2014): Gesellschaft der Angst, Hamburg: Hamburger Edition HIS

Bundesministerium für Familie, Senioren, Frauen und Jugend (Hg.) (2016): Zweiter Engagementbericht 2016. Demografischer Wandel und bürgerschaftliches Engagement: Der Beitrag des Engagements zur lokalen Entwicklung. Zentrale Ergebnisse. Ausgearbeitet von Klie, Th. et al., Freiburg

Dammann, R./Gronemeyer, R. (2009) Ist Altern eine Krankheit? Wie wir die gesellschaftlichen Herausforderungen der Demenz bewältigen. Frankfurt/M.: Campus

Deutscher Ethikrat (Hg.) (2012): Demenz und Selbstbestimmung. Stellungnahme, Berlin

Dörner, K. (2007): Leben und sterben, wo ich hingehöre. Dritter Sozialraum und neues Hilfesystem, Neumünster: Paranus

Dörner, K. (2012): Helfensbedürftig. Heimfrei ins Dienstleistungsjahrhundert, Neumünster: Paranus

Fink, M. (2012): Von der Initiative zur Institution. Die Hospizbewegung zwischen lebendiger Begegnung und standardisierter Dienstleistung. Ludwigsburg: hospiz

Frances, A. (2013): Normal. Gegen die Inflation psychiatrischer Diagnosen. Köln: Dumont. Original (2013): Saving Normal. An Insider's Revolt Against Out-of-Control Psychiatric Diagnosis, DSM-5, Big Pharma, and the Medicalisation of Ordinary Life. New York: Harper Collins

Gadebusch Bondio, M./Fischer, P. (Hg.) (2016): Literatur und Medizin – interdisziplinäre Beiträge zu den Medical Humanities, Heidelberg: Winter

Geiger, A. (2011): Der alte König in seinem Exil. München: Hanser

Gerhardt, V. (2012): Die Tragödie der Demenz darf nicht verschwiegen werden, Sondervotum, in: Deutscher Ethikrat (Hg.) (2012), Demenz und Selbstbestimmung. Stellungnahme, Berlin

Goffman, E. (1967): Stigma. Über Techniken der Bewältigung beschädigter Identität. Frankfurt/M.: Suhrkamp. Original: (1963), Stigma. Notes on the Management of Spoiled Identity, Englewood Cliffs, New Jersey: Prentice Hall

Grebe, H. (2015): Ein gewisser Zustand des Glücks, Bundeszentrale für politische Bildung. Aus Politik und Zeitgeschichte 2015 | Hochbetagt | Wie Hochbetagte um sich selbst Sorge tragen. Online: http://www.bpb.de/apuz/211748/wie-hochbetagte-um-sich-selbst-sorge-tragen?p=all – abgerufen am 14.02.2018

Gregor, B. et al. (2011): Modellprogramm zur Weiterentwicklung der Pflegeversicherung gemäß § 8 Abs. 3 SGB XI. Entwicklung qualitätsgesicherter häuslicher Tages- und Kurzzeitpflege im Main-Kinzig-Kreis 01.07.2006 bis 30.06.2011, für den Main-Kinzig-Kreis, Leitstelle für ältere Bürger, Gelnhausen, und iso Institut für Sozialforschung und Sozialwirtschaft e. V., Saarbrücken im Auftrag des GKV Spitzenverbandes. https://www.gkvspitzenverband.de/pflegeversicherung/forschung/modellprojekte/pflege_abgeschlossene_projekte_8/entwicklung_qualitaet.jsp – abgerufen am 08.04.2018

Gronemeyer, R. (2007): Sterben in Deutschland. Wie wir dem Tod wieder einen Platz in unserem Leben einräumen können, Frankfurt/M.: Fischer

Gronemeyer, R./Wißmann, P. (2008): Demenz und Zivilgesellschaft – eine Streitschrift, Frankfurt/M.: Mabuse

Gronemeyer, R. (2013) Das 4. Lebensalter. Demenz ist keine Krankheit. München: Pattloch

Gronemeyer, R. (2014): CONTRA Demenzdörfer: Ausgrenzende Scheinwirklichkeit, in: Dr. Med. Mabuse 209, Mai/Juni 2014, S. 19

Gronemeyer, R. (2015), Die Demenzfreundliche Kommune – das Wagnis, in: Rothe et al. (2015), S. 17–42

Gronemeyer, R./Jurk, Ch. (Hg) (2017), Entprofessionalisieren wir uns! Ein kritisches Wörterbuch über die Sprache in Pflege und sozialer Arbeit, Bielefeld: transcript

Habich, I. (2015): Demenz-Frühtest. Fragwürdiges Geschäft mit der Alzheimer Angst, SPIEGEL ONLINE, 24.06.2015, 13:38

Hakeem, M. (1979): Eine Kritik des psychiatrischen Ansatzes, in: Sack, F./König, R. (Hg.): Kriminalsoziologie, Wiesbaden: Akademische Verlagsgesellschaft. Original: Hakeem, M. (1958), A Critique oft the Psychiatric Approach, in: Roucek, J.-S. (Hg.), Juvenile Delinquency, Freeport, N.Y.: Books for Libraries

Hallauer, J. et al. (2005): SÄVIP – Studie zur ärztlichen Versorgung in Pflegeheimen, Hannover: VINCENTZ NETWORK Marketing Service

Hartmann, J./Kurz, A. (2010): Demenz und Selbsttötung, in Alzheimer info 1/10, online: https://www.deutsche-alzheimer.de/unser-service/archiv-alzheimer-info/demenz-und-selbsttoetung.html – abgerufen am 05.03.2018

Haubner, T. (2016): Die Ausbeutung der sorgenden Gemeinschaft. Laienpflege in Deutschland, Frankfurt/M.: Campus

Herwig, H. (Hg.) (2014): Merkwürdige Alte. Zu einer literarischen und bildlichen Kultur des Alter(n)s, Bielefeld: transcript

Herwig, H./von Hülsen-Esch, A. (Hg.) (2016): Alte im Film und auf der Bühne. Neue Altersbilder und Altersrollen in den darstellenden Künsten, Bielefeld: transcript

Herwig, H. et al. (2016a): Film- und Bühnenkunst aus der Sicht kulturwissenschaftlicher Alter(n)sforschung, in: Herwig, H./von Hülsen-Esch, A. (Hg.) (2016)

Herwig, H. (2016b), Demenz im Spielfilm, in: Herwig, H./von Hülsen-Esch, A. (Hg.) (2016)

Herwig. H. (2016c), Literarische Demenznarrative und ihr Wert für die Medical Humanities, in: Gadebusch Bondio, M./Fischer, P. (Hg.) (2016), S. 177–192

Hurt, S. (2014), Wohnform Demenz(Quartier) – Zuhause für Vergessende. Masterthesis im Studiengang Stadtplanung an der Hochschule für Technik in Stuttgart, Fakultät Architektur und Gestaltung

Hüther, G. (²2017): Raus aus der Demenzfalle. Wie es gelingen kann, die Selbstheilungskräfte des Gehirns rechtzeitig zu aktivieren. München: Arkana

Jens, T. (2009): Demenz. Abschied von meinem Vater, Gütersloh: Gütersloher Verlagshaus

Jens, I. (2016): Langsames Entschwinden. Vom Leben mit einem Demenzkranken, Reinbek: Rowohlt

Jessen, F. (2016): Eine inakzeptable Studie, in Nervenarzt 2016–87:662–663 DOI 10.1007/s00115–016–0127–8, online publiziert: 24.05.2016 https://www.deepdyve.com/lp/springer-journals/eine-inakzeptable-studie-6uM42 mDLOQ – abgerufen am 10.02.18

Jürgs, M. (2006): Alzheimer. Spurensuche im Niemandsland. München: Random House/Bertelsmann

Kaplaneck, M. (2012): Unterstützte Selbsthilfegruppen von Menschen mit Demenz, Frankfurt/M.: Mabuse

Keckeisen, W. (1974): Die gesellschaftliche Definition abweichenden Verhaltens. Perspektiven und Grenzen des labeling approach. München: Juventa

Kerscher, I. (1977): Sozialwissenschaftliche Kriminalitätstheorien. Eine Einführung, Weinheim/Basel: Beltz

Kessler, E-M. et al. (2012): Dementia worry: a psychological examination of an unexplored phenomenon, in: European Journal of Aging. Social, Behavioural and Health Perspectives, Heidelberg: Springer

Kessler, E.-M. (2015), Altersbilder in den Köpfen und Altersbilder in den Medien – wie beeinflussen sie einander?, in: Vollbracht (2015)

Klie, Th., (2014): Wen kümmern die Alten? Auf dem Weg in eine sorgende Gesellschaft. München: Pattloch

Klie, Th. (2015): Demenz und Recht. Würde und Teilhabe im Alltag zulassen. Hannover: Vincentz

Klie, Th. (2017a): Gutes Leben mit Demenz. Daten, Erfahrungen und Praxis. DAK-Pflegereport 2017. Heidelberg: medhochzwei

Klie, Th. et al. (2017b): Ambulant betreute Wohngruppen. Bestandserhebung, qualitative Einordnung und Handlungsempfehlungen. Abschlussbericht. Hg.: Bundesministerium für Gesundheit, Berlin. http://agp-freiburg.de/downloads/projekte/26/2017_AGP_HWA_Wohngruppen-Studie_BMG.pdf – abgerufen am 23.05.2018

Kollewe, C./Schenkel, E. (Hg.) (2011): Alter: unbekannt. Über die Vielfalt des Älterwerdens – Internationale Perspektiven, Bielefeld: transcript

Kreutzner, G. (2015): Zwischen Reflexion und konkretem Tun, in: Rothe et al. (2015), S. 237–278

Kruse, A. (Hg.) (2010): Lebensqualität bei Demenz? Zur Bewältigung einer Grenzsituation menschlichen Lebens. Heidelberg: Akademische Verlagsgesellschaft

Lombroso, C.: L'uomo delinquente, Mailand 1876 Deutsch: Der Verbrecher in anthropologischer, ärztlicher und juristischer Beziehung, Hamburg 1889

Ludwig, K. (2017): Das Herz vergisst nicht, Süddeutsche Zeitung, 19./20. August 2017, Nr. 190, S. 48

medbiz 09: Magazin für Gesundheitswirtschaft der Financial Times Deutschland, Schwerpunkt Vorsorge, Alter, Pflege

medico international (Hg.) 2017: Fit für die Katastrophe? Kritische Anmerkungen zum Resilienzdiskurs im aktuellen Krisenmanagement, Gießen: Psychosozial

Pawletko, K.-W. (2004): Ambulant betreute Wohngemeinschaften für demenziell erkrankte Menschen, hg. vom Bundesministerium für Familie, Senioren, Frauen und Jugend, Bonn: https://www.bmfsfj.de/blob/94866/0015041a002027e2ff5a9b77769f2ecc/prm-23994-broschure-ambulant-betreute----data.pdf – abgerufen am 04.06.2018

Pawletko, K. (2014): PRO Demenzdörfer: Warum eigentlich nicht? in: Dr. Med. Mabuse 209, Mai/Juni 2014, S. 18

Pflanz, M. (1969): Medizinsoziologie, in: Rene König (Hg.), Handbuch der empirischen Sozialforschung, Bd. II, Stuttgart

Pinl, C. (2015): Ehrenamt statt Sozialstaat? Kritik der Engagementpolitik, *Aus Politik und Zeitgeschichte*/bpb.de – by-nc-nd/3.0/ unter https://www.bpb.de/apuz/203553/ehrenamt-statt-sozialstaat-kritik-der-engagementpolitik?p=all – abgerufen am 22.04.2018

Pott, H.-G.: Altersdemenz als kulturelle Herausforderung, in: Herwig, H. (Hg.) (2014), S. 153–202

Pschyrembel. Klinisches Wörterbuch (1998), Berlin/New York: de Gruyter

Rohra, H (2011): Aus dem Schatten treten. Warum ich mich für unsere Rechte als Demenzbetroffene einsetze. Frankfurt/M.: Mabuse

Rothe, V. (2015): Menschen mit Demenz in der Kommune – das Programm, in: Rothe et al. (2015)

Rothe, V./Kreutzner, G./Gronemeyer, R. (2015): Im Leben bleiben. Unterwegs zu Demenzfreundlichen Kommunen. Bielefeld: transcript

Sack, F. (²1979): Neue Perspektiven in der Kriminologie, in: Sack, F./König, R. (Hg.)

Sack, F./König, R. (Hg.) (²1979), Kriminalsoziologie, Wiesbaden: Akademische Verlagsgesellschaft

Samerski, S. (2017): Informierte Entscheidung, in: Gronemeyer, R./Jurk, Ch. (Hg.) (2017), S. 101–108

Schäfer, D. (2015), Der Tod und die Medizin. Kurze Geschichte einer Annäherung, Berlin/Heidelberg: Springer

Schenk, H. (2011), Vorhang auf für die neuen Alten! Vom allmählichen Wandel unseres kulturellen Altersbildes, in: Kollewe, C./Schenkel, E. (Hg.) (2011)

Schützendorf, E. (2017): Meine Lebensverfügung für ein gepflegtes Alter, München: Ernst Reinhardt

Scull, A. T. (1980): Die Anstalten öffnen? Decarceration der Irren und Häftlinge. Frankfurt/M./New York: Campus. Original: (1977), Decarceration. Community Treatment and the Deviant: A Radical View, Englewood Cliffs, New Jersey: Prentice Hall

Simonson, J.et al. (Hg.) (2016): Freiwilliges Engagement in Deutschland – Der Deutsche Freiwilligensurvey 2014. Bundesministerium für Familie, Senioren, Frauen und Jugend. Wiesbaden: Springer VS

Snowdon, D. (2001): Aging with Grace – What the Nun Study Teaches Us About Leading Longer, Healthier, and More Meaningful Lives. New York: Bantam Press

Spanner, E. (2009): Lückenschließer, medbiz 09

Springer, W. (1973): Kriminalitätstheorien und ihr Realitätsgehalt, Stuttgart: Enke

Statistisches Bundesamt (Hg.) (2017): Pflegestatistik 2015: Pflege im Rahmen der Pflegeversicherung. Deutschlandergebnisse. Erscheinungsfolge: zweijährlich. Erschienen am 16. Januar 2017. online: https://www.destatis.de/DE/Publikationen/Thematisch/Gesundheit/Pflege/PflegeDeutschlandergebnisse.html;jsessionid=BDDBE07FA04E81F7E100738E23874BE6.InternetLive1 – abgerufen am 14.02.2018

Stolze, C. (2011): Vergiss Alzheimer! Die Wahrheit über eine Krankheit, die keine ist, Köln: Kiepenheuer & Witsch

Sudnow, D. (1973): Organisiertes Sterben. Eine soziologische Untersuchung, Frankfurt/M.: Fischer, Original (1967), Passing On. The Social Organizing of Dying, Englewood Cliffs, New Jersey: Prentice Hall

Tagesspiegel Nr. 20603 30.04./01.05.2010 S. 16, Margarete Bottin Geb. 1926 – Nachruf

Taylor, R. (²2010), Alzheimer und Ich, Bern: Hans Huber. Original (2007), Alzheimer's from the inside out, Baltimore: Health Professions

Uexküll, Th. (1973): Das Verhältnis der Heilkunde zum Tode. Einleitung zur deutschen Ausgabe, in: Sudnow, D. (1973).

UN-Behindertenrechtskonvention, online: http://www.behindertenrechtskonvention.info/menschen-mit-behinderungen-3755/ – abgerufen am 04.04.2018

Vollbracht, M. (2015): Ein Heim, kein Zuhause? Das Bild von Altenpflege und Senioren in den Medien, in: Vollbracht M. (Hg.) (2015a)

Vollbracht, M. (2015a) (Hg.): Ein Heim, kein Zuhause? Das Medienbild von Altenpflege im Kontext von Altersbildern und Berufsprestige. Im Auftrag der Berufsgenossenschaft für Gesundheitsdienst und Wohlfahrtspflege (BGW), Hanoi – New York – Pretoria – Rapperswill: INNOVATIO

Welsh, C. (2017): Autonomie und Menschenrechtsschutz am Lebensende. Eine Einführung, in: Welsh, C. et al. (Hg.)

Welsh, C. et al. (Hg.) (2017): Autonomie und Menschenrechte am Lebensende. Grundlagen, Erfahrungen, Reflexionen aus der Praxis. Menschenrechte in der Medizin Bd. 3, Bielefeld: transcript

Whitehouse, P. J./George, D. (2009): Mythos Alzheimer. Was Sie schon immer über Alzheimer wissen wollten, Ihnen aber nicht gesagt wurde. Deutschsprachige Ausgabe hg. Müller-Hergl, C./Gerhard, C., Bern: Huber. Original: (2008) The Myth of Alzheimer's, New York: St. Martins

Whitehouse, P. J./George, D. (2014): Alzheimer: Wo steht die Forschung?, in: Dr. med. Mabuse. Zeitschrift für alle Gesundheitsberufe Nr. 209, S. 26–29, Frankfurt/M.

Wißmann, P. (2016): Demenz: Ausschluss aus der inklusiven Gesellschaft? Berlin: Deutscher Vereins für öffentliche und private Fürsorge e. V.

Wojnar, J. (2007): Die Welt der Demenzkranken. Leben im Augenblick, Hannover: Vincentz

Wunder, M. (2016): Handlungsleitfaden Menschen mit Demenz im Krankenhaus. Wahrung der Patientenautonomie in Diagnostik und Therapie, Hg. Ev. Krankenhaus Alsterdorf gGmbH, Hamburg: MS

Zimmermann, Chr./Wißmann, P. (2011): Auf dem Weg mit Alzheimer. Wie sich mit der Diagnose leben lässt. Frankfurt/M.: Mabuse

Nützliche Kontakte

Es gibt inzwischen viele Initiativen, Institutionen, Organisationen und Behörden, bei denen Sie mit Fragen zur Demenz gut aufgehoben sind. Einige wichtige und im Text erwähnte finden Sie hier.

Aktion Demenz e. V.
Karl-Glöckner-Str. 21 E, 35394 Gießen
Telefon: 0641 9923206
Mobil: 01577 2888378
Fax: 0641 9923219
E-Mail: info(at)aktion-demenz.de
Homepage: www.aktion-demenz.de
Die Aktion Demenz ist aus der Initiative *Gemeinsam für ein besseres Leben mit Demenz* hervorgegangen und versteht sich als Bürgerinitiative und Thinktank für Menschen mit Demenz und ihre Angehörigen.

Das Projekt **Unterwegs zu demenzfreundlichen Kommunen** der *Aktion Demenz* hat eine eigene Homepage mit vielen Hinweisen zu Projekten und Aktionen:
http://www.demenzfreundliche-kommunen.de
info(at)demenzfreundliche-kommunen.de

Deutsche Alzheimer Gesellschaft e. V. Selbsthilfe Demenz
Friedrichstr. 236, 10969 Berlin
Tel: 030 25937950
Fax: 030 259379529
www.deutsche-alzheimer.de

Die Hotline **Alzheimer-Telefon** 030 259379514 oder 01803 171017
ist aus dem Festnetz zu erreichen Montag bis Donnerstag von 9–18 Uhr, Freitag von 9–15 Uhr.
Die Deutsche Alzheimer-Gesellschaft ist die Institution für die Belange der Menschen mit Demenz und ihrer Angehörigen. Auf der Homepage gibt es zahlrei-

che Informationen, Tipps für ein Leben mit Demenz und Hilfeangebote, u. a. ein Verzeichnis von Selbsthilfegruppen Anlauf- und Beratungsstellen, die Sie über Ihre Postleitzahl suchen können.

Demenz Support Stuttgart gGmbH. Zentrum für Informationstransfer
Hölderlinstraße 4, D 70174 Stuttgart
Telefon 0711 99787-10
Telefax 0711 99787-29
www.demenz-support.de
Demenz Support ist vielfältig im Bereich Demenz aktiv, u. a. mit Begleitforschung, der Organisation von Fachtagen und Kongressen, Veröffentlichungen usw.

De Hogeweyk
Homepage der Einrichtung im holländischen Weesp bei Amsterdam:
https://hogeweyk.dementiavillage.com/en/

Elisabeth Alten- und Pflegeheim der Freimaurer von 1795 e. V.
Dies ist das Heim, das ich besucht habe. Info: http://www.elisabeth-altenheim.de

Deutscher Ethikrat
Stellungnahmen zum Thema Demenz:
http://www.ethikrat.org/themen/medizin-und-pflege/demenz

Hamburger Koordinationsstelle für Wohn-Pflege-Gemeinschaften
http://www.koordinationsstelle-pflege-wgs-hamburg.de/index.php/kontakt.html
In der Koordinationsstelle erhalten Sie Informationen zum Thema Wohn-Pflege-Gemeinschaften.

So wie daheim
Informationen über Betreuungsangebote für Menschen mit und ohne Demenz der Leitstelle für ältere Bürger des Main-Kinzig-Kreises finden Sie unter
https://www.mkk.de/de/mkk_de/buergerservice/lebenslagen_1/behinderung_pflege_und_alter/leitstelle_aeltere_buerger/naehere_informationen/naehere_informationen.html

STATTHAUS Offenbach der Hans und Ilse Breuer-Stiftung
Die Breuer-Stiftung ist Vermieter der Wohngemeinschaft STATTHAUS OFFENBACH, unterhält eine Beratungsstelle und unterstützt zahlreiche Aktivitäten.

Die WG finden Sie unter
http://www.breuerstiftung.de/statthaus-offenbach/

Informationen über die **Station DAVID – ein geschützter Ort für Patienten mit Demenz**
des Evangelischen Krankenhauses Alsterdorf in Hamburg:
http://www.evangelisches-krankenhaus-alsterdorf.de/fachbereiche/innere-medizin/station-david/